ERGEBNISSE DER INNEREN MEDIZIN UND KINDERHEILKUNDE

HERAUSGEGEBEN VON

L. HEILMEYER
FREIBURG I. BR.

A. SCHITTENHELM
ROTTACH A. TEGERNSEE

R. SCHOEN
GÖTTINGEN

E. GLANZMANN
BERN

B. DE RUDDER
FRANKFURT A. M.

NEUE FOLGE

VIERTER BAND

SONDERABDRUCK

KARL H. BUTZENGEIGER

DIE PANMYELOPHTHISE UND VERWANDTE ZUSTÄNDE DER KNOCHENMARKSINSUFFIZIENZ

MIT 17 ABBILDUNGEN

NICHT IM HANDEL

Springer-Verlag Berlin Heidelberg GmbH

1953

ISBN 978-3-662-24007-6   ISBN 978-3-662-26119-4 (eBook)
DOI 10.1007/978-3-662-26119-4

IV. Die Panmyelophthise
und verwandte Zustände der Knochenmarksinsuffizienz.

Von

KARL H. BUTZENGEIGER-Mülheim (Ruhr).

Mit 17 Abbildungen.

Inhalt.

Literatur.

ABDERHALDEN, E., u. G. ROSKE: Die Bedeutung der Milz für Blutmenge und Blutzusammensetzung. Pflügers Arch. **216**, 308—321 (1927).

ABELS, J. H., and C. P. RHOADS: Hemolysine in urine in aplastic anemia. Proc. Soc. Exper. Biol. a. Med. **38**, 849—853 (1938).

ABICHT, I., u. E. STEPHAN: Die Agranulocytose im Wochenbett. Med. Klin. **1938** II, 1549—1552.

ABRAMI, P.: L'équilibre cytologique de la moëlle osseuse. A propos de l'anémie de BIERMER. Sang **15**, 315—327 (1943).

ACHENBACH, W.: Beitrag zur Frage der osteosclerotischen Blutkrankheiten. Dtsch. med. Wschr. **1949**, 18.

ADAMS, E. B.: Aplastic anaemia. Review of twenty seven cases. Lancet 1951 I, 657.
ADLER-HERZMARK, J.: Periodische Untersuchungen von Arbeitern. III. Periodische Untersuchungen von Wiener Arbeitern, die mit benzol-, toluol- und xylolhaltigen Materialien beschäftigt sind. Arch. Gewerbepath. 4, 486 (1933).
ALBERS-SCHÖNBERG: Fortschr. Röntgenstr. 11, 261 (1907).
ALBERTINI, A. v., E. GASSER u. F. WUHRMANN: Studien zur lymphatischen Reaktion nach verschiedenartiger exogener Schädigung. Fol. haemat. (Lpz.) 54, 217—247 (1936).
ALBRECHT, A., u. O. GEISER: Beitrag zur Marmorknochenkrankheit (ALBERS-SCHÖNBERG). Ann. paediatr. (Basel) 153, 84—103 (1939).
ALDER, A.: Die Urämie als Ursache ungeklärter Anämien und Myelopathien. Dtsch. med. Wschr. 1952, 536.
ALTHOFF, H.: Zur Panmyelopathia FANCONI als Zustandsbild multipler Abartungen. Z. Kinderheilk. 72, 267—292 (1953).
DE ANDRUS, W. and C. W. HOLMAN: Splenectomy in various blood disorders. Ann. Surg. 109, 64—83 (1939).
ANNONI, G.: Riforma med. 1941, 1061.
ANSCHÜTZ, W.: Milzexstirpation bei Thrombopenien mit besonderer Berücksichtigung der akuten Fälle. Beitr. klin. Chir. 142, 1—35 (1928).
APITZ, K.: [1] Zbl. Path. 71, Erg. H., 486 (1939).
— [2] Allgemeine Pathologie der menschlichen Leukämie. Erg. Path. 35, 1—104 (1940).
— u. U. HÜHN: Über die Thrombopenie bei Benzolvergiftung der Ratte. Z. exper. Med. 111, 540—553 (1942).
APPEL, W.: Über Myelofibrose und Osteomyelosklerose. Ärztl. Wschr. 1952, 341.
ARINKIN, M. J.: Die intravitale Untersuchungsmethodik des Knochenmarks. Fol. haemat. (Lpz.) 38, 233 (1929).
ARNETH, J.: [1] Die speziellen Blutkrankheiten. Münster: Stenderhoff 1930.
— [2] Qualitative Blutlehre und Blutkrankheiten (einschl. der Verhältnisse bei den Blutplättchen). Leipzig: J. A. Barth 1942.
— [3] Qualitative Blutbefunde bei der Marmorknochenkrankheit, bei allgemeiner Knochencarcinose, sowie bei der carcinomatösen „Myeloischen Reaktion" des Knochenmarks, Erythroleukämie, akute und chronische Erythroblastose, Krypterythroblastose. Dtsch. Arch. klin. Med. 188, 225 (1941).
— [4] Zur chronischen kleinzelligen lymphatisch-leukämischen Reaktion vom qualitativen Standpunkt aus, sowie zur Myeloblastenleukämie. Med. Klin. 1942 II, 924.
— [5] Die qualitative Blutlehre. Med. Klin. 1947, 793.
ARNOLD, O.: Über die Wirkung des synthetischen Brunststoffes Diäthylstilböstrol auf das Knochenmark und Blut des Hundes. Klin. Wschr. 1939 I, 891.
— H. HAMPERL, F. HOLTZ, K. JUNKMANN u. H. MARX: Über die Wirkung des Follikelhormons auf Knochenmark und Blut bei Hunden. Naunyn-Schmiedebergs Arch. 186, 1—24 (1937).
ARNOLD, W., u. ST. SANDKUHLER: Zur Pathologie der Knochenmarkscirrhose und Osteosklerose. Virchows Arch. 320, 37—42 (1951).
ASCHKENASY, A.: Problèmes biochemiques de l'hématopoïese. Sang 1946, 562.
ASKANAZY, M.: [1] Verh. dtsch. path. Ges. 7, 58 (1904).
— [2] Knochenmark. In HENKE-LUBARSCH, Handbuch der speziellen pathologischen Anatomie und Histologie, Bd. I/2, 775. Berlin: Springer 1927.
— [3] Leukämie und Tumoren. Schweiz. med. Wschr. 1940 I, 1 u. 29.
ASSMANN, H.: [1] Beiträge zur osteosklerotischen Anämie. Beitr. path. Anat. 41, 565 (1907).
— [2] Zur osteosklerotischen Anämie und Leukämie unter Hinweis auf die Arbeit von TISCHENDORF u. NAUMANN. Dtsch. Arch. klin. Med. 194, 265 (1949).
ASTWOOD, E. B.: Primary aplastic anaemia; case with apparent recovery. Canad. Med. Assoc. J. 34, 501—505 (1936).
AUBERTIN, CH.: [1] Fol. haemat. (Lpz.) 6, 31 (1908).
— [2] Presse méd. 20. 6. 1925.
— [3] Anémies graves. Nouveau traité de medicine IX. (Sang). Paris: Masson & Cie. 1927.
— et col.: Deux cas d'agranulocytose chez des syphilitiques traités par l'acétylarsen et le bismuth. Bull. Soc. méd. Hôp. Paris 45, 678—682 (1929).
AUER, A.: Ein weiterer Fall von Salvarsan-Agranulocytose bzw. -Panmyelophthise. Med. Wschr. 1949, 61.
AXELROD, A. R.: The bone marrow in hyperthyroidism and hypothyroidism. Blood 6, 436—453 (1951).
— and associates: Treatment of leukopenia and granulopenia in rats receiving sulfaguanidine in purified diets. J. of Biol. Chem. 148, 721—722 (1943).
BAADER, E. W.: Die Gewerbekrankheiten. 1943.
BAISCH, A.: Aleukie nach Polyarthritis. Z. Kinderheilk. 45, 514—529 (1928).

BAKALOS, D., u. S. THADDEA: [1] Über Agranulocytose mit Blutmonocytose. Klin. Wschr. 1940 II, 741—742.
— — [2] Klinische Beobachtungen über den Mechanismus der Leukocytenreaktion. Münch. med. Wschr. 1941 I, 42—44.
— — [3] Über Beziehungen zwischen Agranulocytose, Panmyelopathie und myeloischer Leukämie. Die gewerbliche und experimentelle Benzolvergiftung nebst Bemerkungen über die weißen Zellen des Kaninchens. Z. klin. Med. 142, 23 (1943).
— — [4] Das Knochenmark als Organ. Erg. inn. Med. 63, 303 (1943).
BALZAR e GIOVANNI: Probl. aliment. (It.) 6, 29 (1936).
BANNES, N.: Therapie der Anämien. Med. Klin. 1947, 725.
BANTI: [1] Dell' Anemia splenica. Firenze 1882.
— [2] Beitr. path. Anat. 24, 21 (1898).
BARBERIS: Riforma med. 1908, Nr. 31.
BARTA, I.: Die Bedeutung der Sternalpunktion bei Anämien und über die Beeinflussung des Knochenmarks durch Leberbehandlung. Dtsch. Arch. klin. Med. 171, 565 (1931).
— u. G. ERÖS: Sepsis und Blutbildung. Virchows Arch. 272, 313—324 (1929).
BARG, E. H., and J. W. DULIN: Splenectomy in treatment of BANTIs syndrome. Arch. Surg. 41, 91—95 (1940).
BATEMANN, J. C., C. T. KLOPP and J. K. CROMER: Haemolytic effects of regional nitrogen mustard therapy. Blood 6, 26 (1951).
BATTISTONI, L.: Compartamento del sangue e del midollo osseo nelle trasfusioni endosternali. Policlinico, Sez. prat. 1942, 1723.
BAUER, R.: Untersuchungen über die Einwirkung unterschiedlich verabfolgter Röntgenstrahlung auf das Knochenmark und seine Zellelemente, zugleich ein Beitrag zum Zeitfaktorproblem. Strahlenther. 67, 424—501 (1940).
BAUMANN, E.: [1] Über die Heilung einer schweren Granulocytopenie durch Injektion von rotem Knochenmarksextrakt. Münch. med. Wschr. 1938 I, 204—206.
— [2] Über einen leukocytensteigernden Wirkstoff. Klin. Wschr. 1939 I, 14—19.
BAUMANN, TH.: Konstitutionelle Panmyelophthise mit multiplen Abartungen. Ann. paediatr. (Basel) 177, 142—174 (1951).
v. BAUMGARTEN: Arb. path.-anat. Inst. Tübingen 2, 469 (1899).
BAYER, O.: Zur Behandlung der Agranulocytose und verwandter Zustandsbilder. Fortschr. Ther. 18, 228—237 (1942).
BECHER, E.: [1] Vorkommen und Ursachen der Anämie bei Nierenkrankheiten. Münch. med. Wschr. 1930, 1657—1659.
— [2] Nierenkrankheiten. Bd. I, S. 557 ff. Jena: G. Fischer 1944.
BECK, A.: Benzolleukopenie und Agranulocytose. Inaug.-Diss. Tübingen 1949.
BECK, R. C.: Benign and malignant neutropenia; present status of knowledge of this condition, with report of 4 cases. Arch. Int. Med. 52, 239—287 (1933).
BECK, S. P., and W.A. MEISSNER: Radiation effects of atomic bomb among natives of Nagasaki, Kyushu. Amer. J. Clin. Path. 16, 586—592 (1946).
BEGEMANN, H.: [1] Über eine isolierte aplastische Anämie mit vollständigem Fehlen der Erythroblasten (Erythroblastophthise). Klin. Wschr. 1947, 850—853.
— [2] Über eine osteosklerotische Anämie. Med. Klin. 1947, 547—549.
— [3] Die Therapie der Anämien. Verh. dtsch. Ges. inn. Med. 58, 639 (1952).
BEHR, C. H.: Panmyelophthise und Agranulocytose. Z. klin. Med. 131, 423—434 (1937).
BEILICKE, G.: Über die Wirkung von Eisen (Ce-Ferro) auf Blut und Knochenmark von Kaninchen. Naunyn-Schmiedebergs Arch. 189, 298—310 (1938).
BENDA, C.: Verh. Kongr. inn. Med. 15 (1897).
BENECKE, E.: [1] Ther. Gegenw. 1917, 418.
— [2] Fol. haemat. (Lpz.) 21, H. 3 (1917).
BENEDETTI, G., e P. MERLO: Ricerche su l'anemia da malaria. Riv. Clin. med. 41, 279, 362 (1941).
— e B. NUTI: [1] Modificazioni del quadro ematico midollare e periferico nell'infezione luetica. Rass. Fisiopat. 14, 49 (1942).
— — [2] Il quadro ematico midollare e periferico nell'infezione luetica. Giorn. Clin. med. 23, 1055, 1065, 1075, 1148 (1942).
BENHAMOU: L'exploration fonctionelle de la rate. Paris: Masson & Cie. 1933.
BERGHE, L. VAN DEN: Six cas de granulocytopenie grave (agranulocytose), nature et traitement du syndrome. Sang 17, 491—498 (1946).
BERLIN, R.: Behandlung maligner Granulocytopenie mit gelbem Knochenmark. Sv. Läkartidn. 1942, 2821.
BERMIER: Zit. n. HEILMEYER.
BERNARD, J.: Leucémie aiguë: Essai de traitement par les injections intramédullaires de colchicine. Modifications médullaires et sanguines. Sang 10, 434—437 (1939).

BERNARD, J., et M. BESSIS: Réflexions sur le traitement des leucoses aiguës par l'exsanguino-transfusion. Sang 19, 45—50 (1948).

BERNARD-PICHON, A.: Incertitudes et difficultés de la prévention du benzolisme par la surveillance hématologique systématique. Sang 15, 340—343 (1943).

BERNING, H.: [1] Zur Klinik von Ödemzuständen bei Resorptionsstörungen und falscher Ernährung. Z. klin. Med. 143, 1 (1943).

— [2] Die Eiweißmangelanämie. Klin. Wschr. 1947, 585.

BESSIS, M., et J. BERNARD: [1] Remarquables résultats du traitement par l'exsanguino-transfusion d'un cas de leucémie aiguë. Bull. Soc. méd. Hôp. Paris 1947, 871—877.

— — [2] Rev. d'Hématol. 3, 118 (1948).

— et A. DAUSSET: Étude critique des remissions au cours des leucémies aiguës traitées par exsanguino-transfusions (comparaison avec les remissions spontanées et celles induites par les antagonistes de l'acide folique). Rev. d'Hématol. 5, 188—225 (1950).

BEST, W. R., and J. T. PAUL: Severe hypoplastic anemia following anticonvulsant medication, review of literature and report of case. Amer. J. Med. 8, 124—130 (1950).

BETKE, K.: Anämien (Aussprache). Verh. dtsch. Ges. inn. Med. 58, 715 (1952).

BIAVA, L., e G. DUCREZI: Considerazioni su un caso di mielosi globale aplastica. Riforma med. 1941, 731.

BICHEL, J.: Acute leukemia and "achrestic" anemia in brother and sister. Case reports, theoretical and experimental studies. Acta med. scand. (Stockh.) 104, 578—588 (1940).

BICKEL, G., et H. DUBOIS-FERRIÈRE: Agranulocytose et traitement sulfamide. Rev. méd. Suisse rom. 68, 130 (1943).

BIERICH, R.: Über Skorbut. Dtsch. Arch. klin. Med. 130, 151 (1919).

BIGALKE, G.: Über einen Fall von Milzatrophie mit Anämie perniciosa-ähnlichen Charakters nebst Vergleich von anderen in der deutschen medizinischen Literatur näher dargestellten Fällen von Milzatrophie. Fol. haemat. (Lpz.) 4, 157—177 (1932).

BILLIGHEIMER, E.: Über die Wirkungsweise der probatorischen Adrenalininjektion. Dtsch. Arch. klin. Med. 136, 1—32 (1921).

BINDER, L.: Panmyelophthise mit akuter Myelose. Klin. Wschr. 1937 I, 538.

— u. O. RIEDL: Beiträge zur Diagnostik der osteosklerotischen Anämie. Münch. med. Wschr. 1942 I, 519.

BIRK, W.: Über die Heilung einer aplastischen Anämie. Münch. med. Wschr. 1930 I, 575.

BLACKBURN, C. R. B.: The indications for splenectomy: A discussion of some mechanisms involved in splenopathies. Med. J. Austral. 1950, 641.

BLAIN, A. W., and A. BLAIN III: Ligation of splenic artery, operation of choice in selected cases of portal hypertension and BANTIS syndrome. Ann. Surg. 131, 92—99 (1950).

BLOCK, M., and L. O. JACOBSON: Myeloid metaplasia. J. Amer. Med. Assoc. 143, 1390—1396 (1950).

BLOOM, N., J. P. LYNCH and H. BRICK: "Mesantoin" poisoning with aplastic anemia and recovery. J. Amer. Med. Assoc. 138, 498 (1948).

BLUM, J. B.: Contribution à l'étude de la synthèse de l'hémoglobine dans la moëlle osseuse. Rev. méd. Suisse rom. 62, 225—244 (1942).

BLUMENTHAL, R., u. P. MORAWITZ: Experimentelle Untersuchungen über posthämorrhagische Anämien und ihre Beziehungen zur aplastischen Anämie. Dtsch. Arch. klin. Med. 92, 25—53 (1908).

BOCK, H. E.: [1] Über die Pathogenese der Agranulocytose (Typus SCHULTZ) und anderer leukopenischer Zustände. Zbl. inn. Med. 56, 82 (1935).

— [2] Über einen bemerkenswerten Einzelfall symptomatischer Agranulocytose während einer Salvarsan-Bismogenol-Kur. Med. Welt 1935 II, 1629—1632.

— [3] Milz und Knochenmark. Münch. med. Wschr. 1938, 1170.

— [4] Das Hämomyelogramm. Klin. Wschr. 1939 II, 1565—1568.

— [5] Agranulocytose. Stuttgart: F. Enke 1946.

— [6] Anämien (Aussprache). Verh. dtsch. Ges. inn. Med. 58, 718 (1952).

— u. K. FELIX: Der Sauerstoffverbrauch des menschlichen Sternalpunktats. Z. exper. Med. 107, 169—178 (1940).

— u. B. FRENZEL: Splenogene Knochenmarkshemmung (Tierexperimenteller Beweis). Klin. Wschr. 1938, 1315—1321.

— u. K. WIEDE: Zur Frage der leukämischen Retikuloendotheliosen (Monocytenleukämien). Virchows Arch. 276, 553—586 (1930).

BÖHLKE, E.: Das Felty-Syndrom im Bilde der Sepsis lenta. Ein Beitrag zur Pathogenese der Hämatologie. Ärztl. Wschr. 1950, 1001—1004.

BOKELMANN, O.: Beitrag zur Frage der Bedeutung des Blutbildes im mensuellen Zyklus des Weibes. Arch. Gynäk. 164, 597—606 (1937).

BOMFORD, R. R.: Brit. Med. J. No. 4164, 549 (1940).

BOMFORD, R. R., and C. P. RHOADS: Refractory anaemia, clinical and pathological aspects. Quart. J. Med. 10, 175—234 (1941).
— — Refractory anemia. II. Aetiology and treatment. Quart. J. Med. 10, 235—281 (1941).
BONDUELLE, M.: Paris méd. Suppl. 2, 51 (1949).
BOON, T. H.: Aplastic anemia with complete recovery. Brit. Med. J. 2, 1041—1042 (1938).
— and J. N. WALTON: Quart. J. Med., N. s. 20, 75, 77 (1951).
BORCHARDT, L.: Übergang von Agranulocytose in Myeloblastenleukämie? Med. Klin. 1930 I, 341.
BORCHARDT, W.: Knochenmarksverabreichung und rotes Blutbild. Verh. Kongr. inn. Med. 42, 538—541 (1930).
BORGHI: Gazz. sanit. 1939, Nr. 6.
BORMANN, G.: Zur Diagnose und Therapie der chronischen Benzolvergiftung. Arch. Gewerbepath. 8, 194—205 (1938).
BOWDITSCH, M., and H. B. ELKINS: Chronic exposure to benzene (benzol), industrial aspects. J. Industr. Hyg. 21, 321—330 (1939).
BRANNAN, D.: Extramedullary hematopoiesis in anemias. Bull. Hopkins Hosp. 41, 104—136 (1927).
BRAUN, A.: Zur diagnostischen Bedeutung der hämorrhagischen Aleukie. Kinderärztl. Prax. 1941, H. 12, 4—7.
BRAUNSTEINER, H.: Große Blutaustauschtransfusionen, Physiologie und therapeutische Wirkung. Klin. Wschr. 1951, 435—438.
BREU, W., u. H. FLEISCHHACKER: Über das FELTYsche Syndrom. Wien. klin. Wschr. 1938 I, 1081—1087.
BRUGSCH, H.: [1] Zur Panmyelophthise. Z. klin. Med. 111, 485 (1929).
— [2] Erfolge in der Behandlung der aplastischen Anämie. Fol. haemat. (Lpz.) 46, 291—298 (1932).
BRUINS, SLOT, W. J.: Myeloblastenzunahme im Knochenmark bei Pyramidonagranulocytose. Nederl. Tijdschr. Geneesk. 1941, 19, 25.
BRUMPT, L. C.: Une maladie nouvelle décrite en U.R.S.S. l'aleucie toxic-alimentaire. Presse méd. 54, 375—376 (1946).
BUDING, A.: Kritische Übersicht über den heutigen Stand der Agranulocytoseprobleme. Med. Klin. 1942 II, 733.
BÜCHLER, H.: Das Felty-Syndrom. Brit. Med. J. 1946, June 15.
BÜCHMANN, P.: Die Bedeutung der Serumeisenbestimmung für die Klinik. Erg. inn. Med. 60, 446 (1941).
— u. R. STODTMEISTER: Toxische Knochenmarksschädigung bei chronischer Nephritis. Arch. klin. Med. 190, 487 (1943).
BÜNGELER, W.: Die experimentelle Erzeugung von Leukämie, aleukämischen Myelosen, Lymphadenosen und Lymphosarkom. Klin. Wschr. 1932 II, 1982.
— Die experimentelle Erzeugung von Leukämie und Lymphosarkom durch chronische Indolvergiftung der Maus. Frankf. Z. Path. 44, 202 (1933).
BURKERT, K.: Zur osteosklerotischen Anämie. Z. inn. Med. 1947, 463.
BÜTTNER, H. E.: Über die Beziehungen der Panmyelophthise zu anderen Blutkrankheiten, insbesondere der BIERMERschen Blutarmut mit Bemerkungen über die Leberwirkung und Reticulocytose. Verh. Kongr. inn. Med. 47, 204 (1935).
— u. K. L. SCHMIDT: Zur Differentialdiagnose zwischen Aleukie und aleukämischer Lymphadenose. Klin. Wschr. 1930, 2402.
BUTZENGEIGER, K. H.: [1] Über den therapeutischen Wert der intrasternalen Knochenmarksübertragung. Dtsch. Arch. klin. Med. 196, 371—382 (1949).
— [2] Zur Klinik und Pathogenese der Panmyelophthise. Dtsch. Arch. klin. Med. 197, 32—51 (1950).
— u. M. GAETZ: Zur Frage der Nachweisbarkeit eines leukozytenzerstörenden Stoffes im Blut bei der Panmyelophthise. Klin. Wschr. 1950, 495—497.
— u. J. LANGE: Zur Frage der Existenz der CARNÔTschen Hämopoietine und ihrer Bedeutung bei verschiedenen Anämieformen des Menschen. Klin. Wschr. 1952, 647—650.
CALDWELL, J. E., R. H. SIFFERD, J. D. PORSCHE and F. FENGER: Recent studies on yellow bone marrow extracts. Amer. J. Med. Sci. 209, 717—721 (1945):
CALOW, W. L.: Indications for splenectomy. Med. J. Austral. 1950, 644.
CALTABIANO, D., e S. VASTA: Ricerche sulle anemie sperimentali. Azione dell' indolo e del piramidone associati alla dieta avitaminica P. P. Sperimentale 94, 422 (1940).
DE CANDI, S.: Anemia aplastica con reperto clinico di leucemia mieloide. Riforma med. 1933, 555.
CARERE-COMES: Helvet. med. Acta 16, 348 (1949).
CARNOT et DEFLANDRE: C. r. Acad. Sci. (Paris) 143, 384, 432 (1906).
CARPENTER, G., and C. M. FLORY: Chronic nonleucemic myelosis; report of case with megacaryocytic myeloid splenomegaly, leukoerythroblastic anemia, generalized osteosclerosis and myelofibrosis. Arch. Int. Med. 67, 489—508 (1941).

CARSTENS, M.: Das Hypophysenzwischenhirnsystem bei Blutkrankheiten. Z. inn. Med. 1947, 116.

McCARTHY, F. P., and R. Y. WILSON: Blood dyscrasias following arsphenamines. J. Amer. Med. Assoc. 99, 1557—1563 (1932).

CARTWRIGHT, G. H., and others: Anemia of infections, hypoferremia, hypercupremia and alterations in porphyrin metabolism in patients. J. Clin. Invest. 25, 65—80 (1946).

— — Anemia of infection, experimental production of hypoferremia and anemia in dogs. J. Clin. Invest. 25, 81—86 (1946).

— M. A. LAURITSEN, S. HUMPHREYS, P. J. JONES, I. M. MERILL and M. M. WINTROBE: Anemia associated with chronic infection. Science (Lancaster, Pa.) 103, 72—73 (1946).

— M. WINTROBE and others: Anemia, hypoproteinemia and cataracts in swine fed casein hydrolysate or zein. Comparation with pyridoxin-deficiency anemia. J. Clin. Invest. 24, 268—277 (1945).

DE CASTELLO: Fol. haemat. (Lpz.) 13, (1893).

CASTLE, DRINKER and DRINKER: J. Industr. Hyg. 7, 371 (1925).

CATHIE, I. A. B.: Hypoplastic Anaemia. Proc. Roy. Soc. Med. 1947, 545.

CATTANEO, A.: La splenectomia nella atrofia mieloide progressiva. Haematologica (Pavia) Arch. 24, 995 (1942).

CAUSSADE, L., C. FRANCK et L. PETITDANT-MONNIOT: Note préliminaire sur le traitement des anémies de l'enfant par le sels de cobalt. Arch. franç. Pédiatr. 4, 293—297 (1947).

CAZAL, P.: Les syndromes médullaires topographiquement dissociés et l'interêt des ponctions medullaires multiples. Sang 21, 460—463 (1950).

CHANEY, W. C.: Splenic anemia: A clinical and pathological study of 69 cases. Amer. J. Med. Sci. 165, 856 (1923).

CHAPMANN, E. M.: Osteosclerotic anemia. Amer. J. Med. Sci. 185, 171—177 (1933).

CHAPUIS, J. P., et G. HEMMELER: Quinine et moëlle osseuse. Helvet. med. Acta 11, 195—199 (1944).

CHASSEL, A.: Über hämorrhagische Aleukie. Klin. Wschr. 1929 II, 1962—1963.

CHIEFFI, A.: Mielosi aplastiche e leucemie acute nell' età infantile. Riv. Clin. pediatr. 1946, 44, 513—543.

CICOVACKI, D.: [1] Über einen Fall von Panmyelopathia splenica. Wien. Arch. inn. Med. 34, 251—269 (1941).

— [2] Zur Differentialdiagnose und Entstehung der Panmyelophthise. Wien. Arch. inn. Med. 34, 305—324 (1941).

CISCAR-RIUS, F.: Aplasias mieloides postarseno-benzolicas. Med. clin. (Barcelona) 13, 41—44 (1949).

CLAIRMONT u. SCHINZ: Arch. klin. Chir. 132, 347 (1924).

CLAUDON, D. B., and A. A. HOLBROOK: Aplastische Anämie bei Chloramphenicolbehandlung. J. Amer. Med. Assoc. 149, 912 (1952).

CLERC, A.: In G. M. ROGERS et LÉON BINET, Traité de physiologie normale et pathologique. Paris: Masson & Cie. 1927.

McCLURE, R. D.: J. Amer. Med. Assoc. 1916, 793.

COBET, R., u. V. SCHILLING: Periodisch rezidivierende Neutropenie mit Monocytose. Fol. haemat. (Lpz.) 70, 286—304 (1951).

CONRAD, H. E.: Über osteosklerotische Anämie. Dtsch. med. Wschr. 1938 II, 1404.

CORELLI, F.: [1] Haematologica (Pavia) 16, Tl. VII (1935).

— [2] Emopatie da arsenobenzolo; considerazioni sulle agranulocitosi; terapia, profilassi e patogenesi degli accidenti della chemioterapia. Haematologica (Pavia) 17, 307—351 (1936).

COSTA: Über eine tödlich verlaufene Anämie bei einer mit Röntgenstrahlen behandelten schweren Dermatose nach Art des BOECKschen Sarkoids. Fol. haemat. (Lpz.) 50, 30 (1933).

CRAMER, H., u. H. BRODERSEN: Follikelhormon bei Leukopenie. Münch. med. Wschr. 1941 I, 619.

CRAVEN, E. B. JR.: Splenectomy in chronic arthritis associated with splenomegaly and leucopenia (FELTY's Syndrome). J. Amer. Med. Assoc. 102, 823—826 (1934).

CREMER, J.: [1] Blutbildveränderung bei experimenteller Eisenspeicherung. Z. exper. Med. 107, 467—477 (1940).

— [2] Vergleichende Untersuchungen zum FELTYschen Syndrom. Dtsch. Arch. klin. Med. 187, 269—280 (1941).

— [3] Über die Wirkung des Acetylcholins auf die Erythropoese bei der aplastischen Anämie. Z. klin. Med. 143, 300 (1943).

— [4] Zur Differentialdiagnose der makrocytären Anämien. Med. Klin. 1944, 496.

— [5] Die splenopathische Markhemmung bei hämolytischen Anämien. Sang 21, 271—277 (1950).

CREMER, J.: [6] Fol. haemat. (Lpz.) **70**, 140 (1950).

VAN CREVELD, S.: Splenic hematopenia. Arch. Dis. Childh. **23**, 163—170 (1948).

CRONKITE, E. P.: Hemorrhagic syndrome of acut ionizing radiation illnes produced in goats and swine by exposure of atomic bombs at Bikini 1946. Blood 5, 32—45 (1950).

— Med. Ann. Distr. Columbia **20**, 248 (1951).

CURSCHMANN, H.: Über die Anämie bei Myxödem. Med. Klin. **1941 II**, 842—843.

— u. GAUB: Zit. n. KOELSCH.

CURSCHMANN, HOLBOLL: Acta med. scand. (Stockh.) **89**, 526 (1936).

CURTIS, A. C., and H. M. POLLARD: FELTY's syndrome; its several features, including tissue changes, compared with other forms of rheumatoid arthritis. Ann. Int. Med. **13**, 2265—2284 (1940).

CUSTER, R. P., and F. E. AHLFELDT: Studies on structure and function of bone marrow. J. Labor. a. Clin. Med. **17**, 951 u. 960—962 (1932).

— and W. J. Croker: Myeloleukaemoid blood picture associated with tuberculosis. Fol. haemat. (Lpz.) **46**, 359—366 (1932).

DACIE, J. V., and A. GILPIN: Refractory anaemia (FANCONI type); its incidence in three members of one family, with in one case a relationship to chronic haemolytic anemia with nocturnal haemoglobinuria (MARCHIAFAVA-MICHELI disease or "nocturnal haemoglobinuria"). Arch. Dis. Childh. **19**, 155—162 (1944).

DAMESHEK and COLMES: Zit. n. H. E. BOCK [5].

DAMESHEK, E.: [1] New England J. Med. **1934**, 687—692.

— [2] Blood **5**, 779 (1950).

— [3] Some speculations on the myeloproliferative syndromes. Blood **6**, 372 (1951).

— R. H. SAUNDERS and L. ZANNOS: The use of ACTH in the treatment of acute and subacute leukemia. Bull. New England Med. Cent. **12**, 11 (1950).

DAMESHEK, W., and M. L. BLOOM: Events in hemolytic crisis of hereditary spherocytosis with particular reference to reticulocytopenia, pancytopenia and abnormal splenic mechanism. Blood **3**, 1381—1410 (1948).

DANOPOULOS, E., K. MARATOS, B. ANGELOPOULOS u. G. KATSAS: Über zehnjährige Erfahrung in Bezug auf die Blutkrankheiten in Griechenland. Med. Klin. **1952**, 1530—1534.

DANYSZ (Mme): Quelques résultats hématologiques constatés chez des ouvriers travaillant dans le benzène. Sang **15**, 348—351 (1943).

DARLING, R. C., F. PARKER and H. JACKSON JR.: Pathological changes in bone marrow in agranulocytosis. Amer. J. Path. **12**, 1—12 (1936).

DASSEN, R., et RAY: Semaine méd. **2**, 1152 (1930).

DAVID, W.: Zur Frage der Agranulocytose. Med. Klin. **1925 II**, 1229.

DAVIS, L. J., and L. S. P. DAVIDSON: Proteolysed liver in treatment of refractory anemias. Quart. J. Med. **19**, 53—73 (1944).

DAVIS, P. A.: J. Amer. Med. Assoc. **114**, 7, 553 (1938).

DAVIS, R. R., CH. FISCH and E. P. TISCHER: Pancytopenia due to mesantoin, report of case. New England J. Med. **242**, 863—864 (1950).

DAY, P. L., W. C. LANGSTON and W. J. DARBY: Failure of nicotinic acid to prevent nutritional cytopenia in monkey. Proc. Soc. Exper. Biol. a. Med. **38**, 860—863 (1938).

DEBRAY, M., A. DOMART, P. DANSET et L. FRESSINAUD: Hémopathie benzolique. Action du 693 sur la fièvre. Bull. Soc. méd. Hôp. Paris III, **57**, 608 (1941).

DECOURT, J., R. ANDRÉ et J. GUILLEMIN: Anémie grave fébrile avec aspect de leucose aiguë traitée par la penicilline associée à des transfusions répetées; guérison apparente depuis vingt mois. Presse méd. **1947**, 55, 378—379.

DELORÉ, P., et BERGOMANO: Leucémie aiguë au cours de l'intoxication benzénique. J. Méd. Lyon **9**, 227—233 (1928).

DENECKE, G.: [1] Ein bemerkenswerter Fall von Anaemia aplastica. Dtsch. Arch. klin. Med. **150**, 266—270 (1926).

— [2] Über die vegetative Regulation der Hämopoese. Verh. Kongr. inn. Med. **47**, 243—245 (1935).

— [3] Antwort auf eine Umfrage von TH. NAEGELI: „Milzexstirpation als Behandlungsverfahren bei Blutkrankheiten". Med. Klin. **1938 II**, 1086—1087.

DESA, A. E.: Splenic panhematopenia with report of 3 cases. Indian J. Med. Sci. **4**, 1—7 (1950).

DIECKHOFF, J.: Ein Fall von chronischer Benzolvergiftung durch Verschlucken. Arch. Gewerbepath. **3**, 549—554 (1932).

DIMMEL, H.: Zur Klinik der chronischen Benzolvergiftung. Arch. Gewerbepath. **4**, 414 (1933).

v. DITTRICH, P., u. A. HITTMAIR JR.: Beitrag zu den medikamentösen Knochenmarksschädigungen. Med. Klin. **1952**, 1565—1567.

DOAN, C. A.: [1] Neutropenic state: Its significance and therapeutic rationale. J. Amer. Med. Assoc. **99**, 194 (1932).

DOAN, C. A.: [2] Differential diagnosis and treatment of those nonhemolytic anemic states failing to respond to adequate liver or iron therapy. J. Missouri Med. Assoc. 38, 393—398 (1941).
— [3] Primary splenic panhematopenia. J. Labor. a. Clin. Med. 30, 385—388 (1945).
— [4] Folic acid (synthetic L. casei factor), essential panhematopoietic stimulus; experimental and clinical studies. Amer. J. Med. Sci. 212, 257—274 (1946).
— and C. S. WRIGHT: Primary congenital and secondary acquired splenic panhematopenia. Blood 1, 10—26 (1946).
DOBBERSTEIN: Z. Infekt.krkh. Haustiere 46 (1934).
DOBRINER, K., C. P. Rhoads and L. E. HUMMEL: Excretion of porphyrin in refractory and aplastic anemia. J. Clin. Invest. 17, 125—132 (1938).
v. DOMARUS, A.: [1] Zur Lehre von der Agranulocytose. Klin. Wschr. 1929 I, 779.
— [2] Über Irrtümer bei der Auswertung der Sternalpunktion. Klin. Wschr. 1937 I, 557.
DOMINICI, G., u. G. OLIVA: Über die Bedeutung der siderämischen Werte bei den Hämopathien. Dtsch. Arch. klin. Med. 191, 175 (1943).
DONHAUSEN: J. of Exper. Med. 10, 559 (1908).
DONNER, M.: Über das Felty-Syndrom (zugleich ein Beitrag zur Differentialdiagnose primär-chronischer Gelenkveränderungen). Dtsch. med. Wschr. 1950, 1253—1255.
DOST, F. H.: Hämorrhagische Aleukie bei Milzvenenthrombose. Mschr. Kinderheilk. 81, 206—213 (1940).
DOXIADES, TH.: Über chronische symptomenarme Agranulocytose. Klin. Wschr. 1932 I, 419.
DRAKE, J. R., and H. D. MOON: Atebrine dermatitis and associated aplastic anemia. California Med. 65, 4, 154—156 (1946).
DUBOIS-FERRIÈRE, H., et R. DELLA SANTA: Splénomégalie érythroblastique et myélosclérose. Schweiz. med. Wschr. 79, 830—835 (1949).
DUCUING, MILETZKY et LAPEYRÈRE: Bull. Assoc. franç. Etude Canc. 36, 4 (1949).
DÜPMANN, P.: Normocytäre, aplastische Anämie am Ende der Gravidität. Zbl. Gynäk. 1943, 410.
DUKE, W. E.: Arch. Int. Med. 11, 100 (1913).
DUKE, W. W.: Aplastic anemia. J. Amer. Med. Assoc. 91, 720—722 (1928).
DUNLAP, C. E.: Effects of radiation on blood and hemopoietic tissues including spleen, thymus and lymphnodes. Arch. of Path. 34, 562—608 (1942).
DUVOIR, M., et C. ALBAHARY: Examen anatomo-pathologique d'un cas d'anémie mortelle survenue vingt mois après la cessation du travail dans le benzol. Sang 15, 356—358 (1943).
— et L. DÉROBERT: L'éosinophilie des benzéniques. Sang 15, 241—246 (1943).
— et H. LEROUX: La toxicité comparée du benzène et de ses homologues. Leur action respective sur le sang. Bull. Soc. méd. Hôp. Paris III, 59, 90 (1943).
ECKEL, P.: Ein Fall von Typhobacillose LANDOUZY unter dem Bilde der aleukämischen Mikromyeloblastenleukämie. Med. Klin. 1929 I, 223—225.
ECKEY, P.: Aplastische Anämie auf dem Boden myeloblastischer Knochenmarksumwandlung. Z. inn. Med. 4, 397—401 (1949).
EDDY, J. H. JR.: Aplastic anemia following trinitrotoluene exposure; report of 3 cases. J. Amer. Med. Assoc. 125, 1169—1172 (1944).
EDERLE, W., u. G. ESCHE: Agranulocytose und Leukämie. Fol. haemat. (Lpz.) 52, 179—186 (1934).
EGGERS, P.: Panmyelophthise durch Trinitrotoluoleinwirkung. Ref. Münch. med. Wschr. 1941 II, 793; Verh. Med. Ges. Halle 14. 5. 1941.
EHRLICH, P.: Über einen Fall von Anämie mit Bemerkungen über regenerative Veränderungen des Knochenmarks. Charité-Ann. 13, 300 (1888).
EIMER, K.: Über das Blutbild bei akuter infektiöser Anämie. Dtsch. Arch. klin. Med. 150, 162—169 (1926).
ELLENBECK, H. D., u. Mitarb.: Das Nabelschnurblut — ein biologisch wertvolles Blut für die Transfusion (seine Gewinnung und Verwertung). Münch. med. Wschr. 1942 II, 619.
ELLERMANN und BANG: Z. Hyg. 63, 231 (1909).
ELLMANN, PH., and J. S. LAWRENCE: Agranulocytosis with purpura haemorrhagica following gold therapy with note on prevention of complications. Brit. Med. J. 1935, 622—623.
ELSON and SAMPLE: J. Clin. Invest. 16, 163 (1937).
ENDICOTT, K. M., F. S. DAFT and M. OTT: Bone marrow in "folic acid" deficiency and its response to crystalline Lactobacillus casei factor ("folic acid"). Arch. of Path. 40, 364—372 (1945).
ENGEL, C. S.: Über einen Fall von perniziöser Anämie mit gelbem Knochenmark in den Epiphysen. Z. klin. Med. 40, 17—23 (1900).
ENGELBRETH-HOLM, J.: Ergebnisse der Leukoseforschung der letzten Jahre. Erg. inn. Med. 56, 267 (1939).
ENGELHARDT, W.-E.: Vergleichende Tierversuche über die Blutwirkung von Benzin und Benzol. Arch. Gewerbepath. 2, 479 (1931).

ENGLAND, N. J., and D. MCEACHERN: Acute aplastic anemia during mesantoin therapy. Canad. Med. Assoc. J. 60, 173 (1949).
ENGLMANN: In HOLFELDER, Röntgentiefentherapie. Leipzig: G. Thieme 1938.
EPPINGER: Die hepatolienalen Erkrankungen. Berlin: Springer 1920.
ERF, L. A., and K. E. FRY: Primary splenic neutropenia. Amer. J. Clin. Path. 19, 48 (1949).
— and P. A. HERBUT: Primary and secondary myelofibrosis. Ann. Int. Med. 21, 863 (1944).
— and C. P. RHOADS: Hematological effects of benzene (benzol) poisoning. J. Industr. Hyg. 21, 421—435 (1939).
ESSER, M.: [1] Über congenitale aplastische Anämie. Klin. Wschr. 1940 I, 72.
— [2] Über congenital-aplastische Anämie Typus BENJAMIN. Ann. paediatr. (Basel) 154, 305—316 (1940).
— [3] Heilung eines Falles von congenital-aplastischer Anämie Typus BENJAMIN. Ann. paediatr. (Basel) 157, 366 (1941).
ESTREN, S., and W. DAMASHEK: Familiar hypoplastic anemia of childhood, report of eight cases in two families with beneficial effect of splenectomy in one case. Amer. J. Dis. Childr. 73, 671—678 (1947).
EWALD, O.: Die leukämische Reticuloendotheliose. Dtsch. Arch. klin. Med. 142, 222 (1923).
EWERBECK, H.: Die Milz als Organ des Pfortadersystems und ihr Versagen. Erg. inn. Med. 1, 318—366 (1949).
FAARUP, CH., u. A. S. OHLSEN: Knochenmarksuntersuchungen bei nephrogenen Anämien. Nord. Med. 1941, 2680.
FABRE et BOREAU: Presse méd. 1947, 5.
FALCONER, E. H.: Instance of lymphatic leukemia following benzol poisoning. Amer. J. Med. Sci. 186, 353—361 (1933).
FANCONI, G.: [1] Beiträge zum Chemismus und zur Hämatologie des HERTERschen Infantilismus. Jb. Kinderheilk. 117, 257—280 (1927).
— [2] Die primären Anämien und Erythroblastosen im Kindesalter. Mschr. Kinderheilk. 68, 129—155 (1937).
FARLEY, D. L.: Depressed bone marrow function from arsphenamins, including type of so-called agranulocytosis. Amer. J. Med. Sci. 179, 214—227 (1930).
FEDTKE, H.: Folinsäure (Folic acid) und ihre Wirkung bei makrocytären Anämien. Med. Klin. 1947, 411.
FELLINGER, K.: Zur Diagnose und Pathologie des Frühstadiums der chronischen gewerblichen Benzolschäden. Arch. Gewerbepath. 9, 88—96 (1939).
FELTY: Bull. Hopkins Hosp. 35, 16 (1924).
FERRATA, A.: Fol. haemat. (Lpz.) 9, 549 (1910).
— e A. FIESCHI: Risultati e insegnamenti della splenectomia delle mielosi aplastiche. Haematologica (Pavia) Arch. 23, 979 (1941).
— e E. STORTI: Malattie del sangue. Milano 1946.
FERRIMAN, D. G.: Knochenmarkssklerose. Proc. Soc. Med. Lond. 1948, 41, 1.
FEUCHTINGER, O.: [1] Follikelhormon bei Leukopenie (Bemerkungen zur Arbeit von Prof. HEINRICH CRAMER und HANS BRODERSEN). Münch. med. Wschr. 1941 II, 914—915.
— [2] Follikelhormon und Blutbild. Untersuchungen zur innersekretorischen Regulation der Blutbildung. Naunyn-Schmiedebergs Arch. 196, 644—670 (1940).
— [3] Über die hämolytische Verlaufsform der lymphatischen Leukämie. Ein Beitrag zur Frage des hämolytischen Ikterus. Z. klin. Med. 141, 228—321 (1942).
— [4] Schilddrüse, Ovarium und Blutbildung. Z. exper. Med. 112, 55 (1943).
FEWELL, R. A., E. F. ENGEL and S. L. ZIMMERMANN: Acute thrombopenic purpura associated with administration of propylthiouracil. J. Amer. Med. Assoc. 143, 891—892 (1950).
FIESCHI, A.: [1] Vergangene und moderne Forschungen über die Leukämien im Lichté der ätiopathologischen Probleme. Erg. inn. Med. 51, 386—442 (1936).
— [2] Ricerche cariologiche sui megaloblasti. Haematologica (Pavia) Arch. 18, 125—143 (1937).
— [3] Semiologie des Knochenmarks. Ein Studium klinischer Morphologie. Erg. inn. Med. 59, 382—594 (1940).
— e A. BACCAREDDA: Atrofia mieloide acuta globale susseguente a cura arsenicale. Boll. Soc. med. clin. (Pavia) 46, 723—748 (1932).
FIESSINGER, N., et C. ALBAHARY: A propos d'un cas d'hypoplasie myéloide systématisée. Sang 15, 377 (1943).
— M. GAULTIER et C. M. LAUR: Anémie purpurique tardive avec hypoleucie d'origine radiologique. Sang 11, 313—319 (1937).
— et OLIVIER: Bull. Soc. méd. Hôp. Paris 50, 1193 (1936).
— R. TIFFENEAU et J. TRÉMOLIÈRES: Anémies érythroplasmatiques de carence. Bull. Soc. méd. Hôp. Paris III 59, 21 (1943).
DE FILIPPI, P.: [1] Haematologica (Palermo) 21, 353 (1940).

DE FILIPPI, P.: [2] Mielosi globale aplastice in corso di melitense. Haematologica (Pavia) Arch. **24**, 947 (1942).

FINCK, GIBSON, PEACOCK and FLUHARTY: Blood **4**, 905 (1949).

FITTING, W.: Über die Bedeutung histologischer Knochenmarksuntersuchung. Klin. Wschr. **1950**, 783.

FITZ-HUGH JR., TH., and E. B. KRUMBHAAR: Myeloid cell hyperplasia of bone marrow in agranulocytic angina. Amer. J. Med. Sci. **188**, 104 (1932).

FLEISCHHACKER, H.: Über die Bedeutung der Reticuloendothelien und Plasmazellen des Knochenmarks. Erg. inn. Med. **60**, 508 (1941).

FLORENTIN, P., et C. BINDER: Production experimentelle de leucocytes à corps de KURLOFF chez le cobaye. C. r. Soc. Biol. (Paris) **133**, 130—132 (1940).

FORCONI, A.: Anemia splenica eritromieloide; contributo clinico, biopsistico e anatomico al gruppo delle emopatie eritro-leucemiche splenomegaliche. Riv. Clin. med. **40**, 497—531 (1940).

FORNAROLI, P.: L'émopoiesi e gli elementi morfologici del sangue nella avitaminosi B₁. Arch. di Fisiol. **41**, 276 (1941).

FORSTER, R., and E. FRANKEL: Dis. Nerv. System **10**, 108 (1949).

FOUTS, P. J., and others: Nutritional microcytic hypochromic anemia in dogs cured with crystalline factor I. Amer. J. Med. Sci. **199**, 163—166 (1940).

FOY, H., K. RETTER, CH. DAMKASM, Z. DEPANIAN, V. MITCHELL and R. J. PITCHFORD: Haemoglobin and protein levels and spleen indices in N.Greece: their relation to diet. Brit. Med. J. **1946**, No. 4474, 486—489.

FRAENKEL, E., u. W. ULRICH: Akute Myeloblastenleukämie nach Diphtherieinfektion und Lues. Med. Klin. **1921 I**, 471, 483.

FRANCKE, E.: [1] Beitrag zur Frage der toxischen Zellschädigung bei Panmyelopathien an Hand von Versuchen in vitro und von bioptischen Markbefunden. Z. exper. Med. **104**, 405 (1938).

— [2] Nachweis von Zellgiften im Blut von Myelophthisen und deren Wirkung auf die Hämatopoese. Klin. Wschr. **1940 II**, 1053.

FRANK, C., and J. HOLLAND: Pancytopenia from "mesantoin". Report of 2 cases. J. Amer. Med. Assoc. **138**, 1148—1150 (1948).

FRANK, E.: [1] Aleukia haemorrhagica, aplastische (aregenerative) Anämie, Panmyelophthise. Berl. klin. Wschr. **1915 II**, 961 u. 1062.

— [2] Die hämorrhagischen Diathesen. In: SCHITTENHELM, Handbuch der Krankheiten des Blutes und der blutbildenden Organe, II. Berlin: Springer 1925.

FRANK, R. H., u. H. BREITKREUZ: Beitrag zur osteosklerotischen Anämie. Z. klin. Med. **144**, 89 (1944).

FRANK, W.: Bemerkung zur sog. Ascaridiasis im Kindesalter an Hand 1100 stationär beobachteter Fälle. Gleichzeitig ein Beitrag zu geheilten Panmyelopathien im Kindesalter. Arch. Kinderheilk. **139**, 133 (1950).

FREEMANN, H. E.: Aplastic anemia with thrombopenic purpura agranulocytosis, complicating mapharsen therapy; report of case with pathologic observations. Arch. of Dermat. **50**, 320—322 (1944).

FREUDENBERG, E.: Congenitale aplastische Anämie. Ref. Münch. med. Wschr. **1941 I**, 262; Verh. Med. Ges. Basel 14. 11. 1940.

FREY, W.: Z. exper. Med. **8**, 416 (1914).

FRIEDEMANN, U.: [1] Über die Angina agranulocytotica. Med. Klin. **1923 II**, 1357.

— [2] Angina agranulocytotica. Z. klin. Med. **108**, 54 (1928).

FRIEMANN: Zur Diagnose der chronischen Benzolvergiftung. Arch. Gewerbepath. **7**, 278—283 (1937).

FRUMINA, L. M., u. S. S. FAINSTEIN: Chronische Benzinvergiftung als Ursache von Anämie, Veränderungen des weißen Blutbildes, Funktionsneurose. Slg. Vergiftungsfälle **6** (1935), Lfg. 5 A 89.

FUGAZZOLA, F.: Modificazioni postirradiatorie del quadro ematico nei portatori di iperplasia timica. Scr. ital. Radiobiol. **10**, 27 (1943).

FUKUCHI, S.: Beitrag zur Kenntnis des sog. Morbus Banti. Arch. klin. Chir. **184**, 272—282 (1936).

FULD, H., u. G. LOEHR: Über krankhafte Blutveränderungen in der Gravidität. Z. klin. Med. **122**, 423—435 (1932).

FURTH, J.: Lymphomatosis, myelomatosis and endothelioma of chickens caused by filterable agent; transmission experiments. J. of exper. Med. **58**, 253—275 (1933).

— and O. B. FURTH: Neoplastic diseases produced in mice by general irradiation with x-rays, incidence and types of neoplasms. Amer. J. Canc. **28**, 54—65 (1936).

GAEDE, U., u. K. PALM: Panmyelophthise unter Streptomycinbehandlung. Tuberkulosearzt **5**, 26—30 (1951).

GAENSSLEN, M.: [1] Konstitutionelle familiäre Leukopenie (Neutropenie). Klin. Wschr. 1941 II, 922—925.
— [2] Erbpathologie des Blutes. In Handbuch der Erbpathologie, Bd. IV, 1940.
GALL, E.: Benzene poisoning with bizarre extramedullary hematopoiesis. Arch. of Path. 25, 315 (1938).
GALLENKAMP, F.: Über die Panmyelopathie. Z. klin. Med. 143, 690 (1944).
GARNASCHELLI-RAGGIO, A.: Comportamento della β-glicero-fosfatasemia nelle anemie. Policlinico, Sez. med. 50, 1 (1943).
GARVIN, J. S., and F. GIBBS: Dis. Nerv. System 11, 48 (1950).
GASBARRINI, A.: Anemia splenica tipo GRIESINGER. Rass. clin.-scient. 20, 7 u. 33 (1942).
GASSER, C.: [1] Schweiz. Hämatologentagung, Lugano 1949.
— [2] Akute Erythroblastopenie. Schweiz. med. Wschr. 1949, 838—840.
— u. W. ADANK: Akute Erythroblastopenie mit Auftreten abnormer Riesenproerythroblasten im Knochenmark. Helvet. paediatr. Acta 5, 37—48 (1950).
GAUSTAD, V.: Granulocytopenia and hyperkeratosis in plantae pedis after treatment with "hydantal" (methyldiphenyl-hydantoin). Acta med. scand. (Stockh.) 127, 225—232 (1947).
GAUTIER, SEIDMANN et BAUDOUIN: Bull. Soc. méd. Hôp. Paris III 52, 1194 (1936).
GAVAZZENI, S., e S. MINELLI: Die Autopsie eines Röntgenologen. Strahlenther. 5, 309 (1914).
GENDEL, B. R.: Folic acid in treatment of aplastic anemia. J. Labor. a. Clin. Med. 32, 139—146 (1947).
DE GENNES, L., H. BRICAIRE, J. COURJARET et G. DELTOUR: Résultats obtenus dans 48 cas des maladie de Basedow traités par le propylthiouracile. Bull. Soc. méd. Hôp. Paris 66, 893—897 (1950).
GEORGI, F., u. O. FISCHER: Humoralpathologie der Nervenkrankheiten. In BUMKE u. FOERSTER, Handbuch der Neurologie Bd. VII, 1, S. 21 ff. Berlin: Springer 1925.
GERLACH, W.: Zur Frage der Panmyelophthise. Münch. med. Wschr. 1932 II, 1101.
GERSTENBERGER, H., u. G. LEONHARDI: Beitrag zur Frage der achrestischen Anämie. Z. inn. Med. 2, 168—179 (1947).
GIBSON: Lancet 2, 948 (1926).
GIESEN, J., u. P. P. KOELZER: Chemotherapie mit Amidinen. Ärztl. Forsch. 3, 169—173 (1949 II).
GILG, A.: Ein Streptomycinerfolg bei frischer miliarer Streuung während Schwangerschaft und Puerperium. Schweiz. Z. Tbk. 6, 250—254 (1949).
GIFFIN: Minnesota Med. 4, 132 (1921).
GIFFIN, H. Z., and C. H. WATKINS: Minnesota Med. 21, 62 (1938).
GIMPLINGER, ED.: Über einen Fall von Sepsis mit schwerer Funktionsstörung des hämatopoetischen Apparates. Med. Klin. 1924 II, 1073—1076.
GIRAUD, G.: Les transfusions sternales: la voie sternale en thérapeutique et l'apothérapie médullaire. Brux. méd. 27, 381—390 (1947).
— et TH. DESMONTS: [1] La transfusion médullaire. Son action antihémorragique au cours d'un cas d'aleucie hémorragique. Bull. Soc. méd. Hôp. Paris III 57, 734 (1941).
— — [2] Rev. méd. Suisse rom. 66, 905 (1946).
GLANZMANN, E.: [1] Die reine Agranulocytose (Typus SCHULTZ) im Kindesalter. Schweiz. med. Wschr. 1941 II, 1386.
— [2] Physiologie der Leukocyten nach den Arbeiten von 1929—1940. Erg. Physiol. 44, 473 (1941).
— [3] Panhämocytophthise (Agranulocytose-Syndrom) und Leukämie im Kindesalter. Schweiz. med. Wschr. 1942, 465 u. 485.
GLOOR, W.: [1] Ein Fall von geheilter Myeloblastenleukämie. Münch. med. Wschr. 1930 I, 1096.
— [2] Die Leukämie. Sammelreferat über Arbeiten aus den Jahren 1926—1930. Fol. haemat. (Lpz.) 45, 207—241 (1931).
GOLDECK, H.: Panmyelopathie nach Stickstoff-Lost bei Retotheliose. Dtsch. med. Wschr. 1950, 429.
GÖTZ: Inaug.-Diss. Hamburg 1935.
GOLDWATER, L. J.: Disturbances in blood following exposure to benzol. J. Labor. a. Clin. Med. 26, 957—973 (1941).
GONET, E.: Polygloboulie et Encéphalite. Schweiz. med. Wschr. 1945, 105.
GOODFELLOW, D. R.: Leucocytic variations in radium workers. Brit. J. Radiol. 8, 669 (1935).
GORKE, H.: Das Verhalten der Milz und des Knochenmarks und die Aussichten der Splenektomie bei der aplastischen Anämie. Dtsch. Arch. klin. Med. 136, 143—153 (1921).
GOTTLIEB, R.: Myeloid insufficiency. Ann. Int. Med. 7, 895—902 (1934).
GOUDSMIT, J., and L. M. LEVIE: Relation between aplastic anemia and use of water containing radium emanation. Nederl. Tijdschr. Geneesk. 1937, 1708—1716.

GRAN: Über einen Fall von Berufsvergiftung durch Benzin mit Vorwiegen von Erscheinungen seitens des Blutes. (Ital.) Mailand 1933.

GRASSER: Ein Fall von Marmorknochenkrankheit mit abweichendem Blutbefund. Radiol. Rdsch. 7, 174 (1938).

GREENBERG, S. U., and M. BRUGER: Observations on prolonged medical management of toxic diffuse goiter with thiouracil and propylthiouracil. Amer. J. Med. Sci. 220, 373—380 (1950).

GREENBURG, L., and others: Benzene (benzol) poisoning in rotogravure printing industry in New York City. J. Industr. Hyg. 21, 395—420 (1939).

GREIF, S.: Wien. Z. inn. Med. 29, 108, 147 (1948).

GRETSEL: Ein Fall von Anaemia splenica bei einem Kinde. Berlin. klin. Wschr. 3, 212—214 (1866).

GRIESHAMMER: Osteosklerotische Blutkrankheiten. Zbl. Path. 68, 381 (1937).

GRIFONI, V.: Contributo alla conoscenza degli ipersplenismi combinati. Clinica nuova 7, 333 (1948).

GROEDEL u. LOSSEN: Strahlenther. 42, 532 (1931).

GROSS, R.: Dtsch. med. Wschr. 1951 II, 1565.

GROTE, L. R., u. B. FISCHER-WASELS: Über totale Alymphocytose. Münch. med. Wschr. 1929 II, 2040—2044.

GRUNKE, W.: Der diagnostische Wert der Sternalpunktion. Med. Klin. 1938 II, 1259 u. 1295.

GÜNTHER, G. W.: Hyperchrome megalocytäre bzw. perniziöse Anämie als Folge chronischer Trichloräthylenvergiftung. Med. Welt 1935 II, 1834.

GUICHARD, A., et M. JEUNE: Les anémies spléniques. (Etat actuel de la question.) Bull. méd. 1942, 315.

GYNTELBERG, IB.: Ein Fall von FELTYschem Syndrom, mit Milzentfernung behandelt. Nord. Med. 1942, 927.

GYÖRGY, P., H. GOLDBLATT, F. R. MILLER and R. P. FULTON: Panmyelophthisis with hemorrhagic manifestations in rats on nutritional basis. J. of exper. Med. 66, 579—602 (1937).

HABELMANN, G.: [1] Anämien mit Knochenmarkssperre. Klin. Wschr. 1941 II, 1067—1072.
— [2] Knochenmarkreaktionen nach Transfusionen von Frischblut, Blutkonserve und Blutserum bei Anämien. Klin. Wschr. 1941 II, 1240.

HAEHNER, E.: Die praktische Bedeutung der Folinsäure in der Klinik der Blutkrankheiten. Dtsch. med. Wschr. 75, 580—583 (1950).

HAGEN, J.: [1] Vitamin C-Stoffwechsel und chronische Benzolvergiftung. Arch. Gewerbepath. 8, 541—569 (1938).
— [2] Erfolge mit Vitamin C-Behandlung chronischer Benzolschädigungen bei Tiefdruckern. Arch. Gewerbepath. 9, 698—704 (1939).

HAIZMANN, R., u. D. HOMMEL: Zur Frage schädigender Einflüsse des Streptomycins auf das hämatopoetische System. Med. Klin. 1952, 310.

HALBERKANN, J.: Schädigung bei einer Solganal B-Behandlung. Goldbefund in den Organen. Münch. med. Wschr. 1935 II, 1190—1191.

HAMMON, W. D., and J. F. ENDERS: Virus disease of cats principally charakterized by aleucocytosis, enteric lesions and presence of intranuclear inclusion bodies. J. of Exper. Med. 69, 327—352 (1939).

HAMPERL, H.: Acute und chronische tödliche Strahlenschädigung beim Menschen. Virchows Arch. 298, 376—393 (1936).

HANNEMA, L. S.: Een geval van miltexstirpatie (macrofoli culaire reticulose). Nederl. Tijdschr. Geneesk. 95, 26, 1866 (1951).

HANRAHAN, E. M. JR., and S. R. MILLER: Effect of splenectomy in FELTY's syndrome. J. Amer. Med. Assoc. 99, 1247—1249 (1932).

HANSEN, K.: Arzneimittelallergien. In BERGER u. HANSEN, Allergie. Leipzig: G. Thieme 1940.

HARGRAVES, M. M., ST. D. MILLS and F. J. HECK: Aplastische Anämie bei der Anwendung von Chloramphenicol. Proc. Staff Meet. Mayo Clin. 27, 280 (1952).
— — — J. J. RHEINGOLD and C. L. SPURLING: Chloramphenicol und aplastische Anämie. J. Amer. Med. Assoc. 149, 1293, 1301 (1952).

HARRISON: Guy's Hosp. Rep. 81, 215.

HARRISON, F. F., R. D. JOHNSON and D. AYER: Fatal aplastic anemia following use of tridione and a hydantoin. J. Amer. Med. Assoc. 132, 11—13 (1946).

HART and HUMBLE: Aplastic anemia following neoarsphenamine. Brit. Med. J. No. 4616, 1120—1121 (1949).

HASCHEN, R. J.: Zur Differentialdiagnose der aplastischen Anämie. Fol. haemat. (Lpz.) 70, 326—339 (1951).

HATCH, F. N.: Atrophic arthritis associated with splenomegaly and leucopenia. Ann. Int. Med. 23, 201—202 (1945).

HATZKY, K.: Über einige Fälle von Splenomegalie mit Knochenmarkshemmung. Fol. haemat. (Lpz.) **49**, 211—240 (1933).
HAUSER, F.: Splenopathische Panhämocytopenie. Ann. paediatr. (Basel) **175**, 87—101 (1950).
HAWKINS, L. A., H. LEDERER and B. WOLMAN: Tödliche aplastische Anämie nach Chloramphenicol. Brit. Med. J. **1952**, 423, 426.
HAYHURST, E. R., and B. E. NEISWANDER: Case of chronic benzene poisoning. J. Amer. Med. Assoc. **96**, 269—270 (1931).
HECHMANN, S. G., u. A. P. SALKINA: Veränderungen von Placentarblut bei der Konservierung. Klin. Med. **17** (1939) II, 113 (russ.).
HECKNER, F.: Demonstration zweier Kranker mit aplastischer Anämie bei Panmyelophthise. Ref. Dtsch. med. Wschr. **1947**, 266—267; Verh. med. Ges. Göttingen, 14. 11. 1946.
HEGLER, C.: [1] 3 Fälle von chronischer Benzolvergiftung. Ref. Dtsch. med. Wschr. **1929**, 210; Verh. Ärztlicher Verein Hamburg 27. 11. 1928.
— [2] FRANKsche hämorrhagische Aleukie. Verh. Kongr. inn. Med. **42**, 640—642 (1930).
— u. W. GRIESBACH: Fall von Röntgen-Aleukie, geheilt durch Milzexstirpation. Röntgenprax. **3**, 75—79 (1931).
HEILMEYER, H., u. L. HEILMEYER: Triäthylenmelamin (TEM), ein neuer Stoff zur Behandlung von Leukämien. Klin. Wschr. **1952**, 537—547.
HEILMEYER, L.: [1] Erwiderung auf TH. NAEGELI: „Die Milzexstirpation als Behandlungsverfahren bei Blutkrankheiten. Med. Klin. **1938** II, 1087.
— [2] Erkennung und Behandlung der Anämien. Erg. inn. Med. **55**, 320—437 (1938).
— [3] Ein Fall von Agranulocytose, verursacht durch PFEIFFERsches Drüsenfieber. Med. Klin. **1946**, 579.
— [4] Wodurch kommt die Leukopenie beim Typhus zustande? Dtsch. med. Wschr. **1946**, 186.
— [5] Eisen und Kupfer als Wirkstoffe im Organismus. Ref. Dtsch. med. Wschr. **1947**; 92. Frankf. med. Ges. 7. 8. 1946.
— [6] Über die idiopathische aplastische Anämie und ihre Beziehungen zu Hämoblastosen. Klin. Wschr. **1948**, 486.
— u. H. BEGEMANN: Blut und Blutkrankheiten. In Handbuch der inneren Medizin, Bd. II. Berlin: Springer 1951.
— W. KEIDERLING u. G. STÜWE: Kupfer und Eisen als körpereigene Wirkstoffe und ihre Bedeutung beim Krankheitsgeschehen. Jena: G. Fischer 1941.
— u. H. PLÖTNER: [1] Eisenmangelzustände und ihre Behandlung. Klin. Wschr. **1936** II, 1669.
— — [2] Das Serumeisen und die Eisenmangelkrankheit. Jena: G. Fischer 1937.
— u. W. SCHÖNER: Die chronische reine Erythroblastose des Erwachsenen als leukämieparalleler Prozeß des erythrocytären Systems. Dtsch. Arch. klin. Med. **187**, 225—248 (1941).
— u. R. WESTHÄUSER: Reifungsstudien an überlebenden Reticulocyten in vitro und ihre Bedeutung für die Schätzung der täglichen Hämoglobinproduktion in vivo. Z. klin. Med. **121**, 361 (1932).
HEINE, J.: Beitrag zur Marmorkrankheit. Fortschr. Röntgenstr. **64**, 121 (1941).
HEINEKE, H.: Mitt. Grenzgeb. Med. u. Chir. **14**, 21 (1905).
HEINLE, R. W., and W. D. HOLDEN: Primary splenic panhematopenia. Surg. etc. **89**, 79—91 (1949).
HEINRICH, A.: Technik und Wert der intrasternalen Injektionsmethode. Chirurg **14**, 334—337 (1942).
HEINSEN, H. A., u A. LEZIUS: Über die Behandlung der Panmyelopathie mit Markknochenimplantationen. Dtsch. med. Wschr. **1944**, 208.
— — u. R. WACHTER: Totale Thrombopenie nach einmaliger Salvarsaninjektion. Dtsch. med. Wschr. **1942** II, 1194—1196.
HEITZMANN, O.: Vergleichende pathologische Anatomie der experimentellen Benzol- und Benzinvergiftung. Arch. Gewerbepath. **2**, 515—525 (1931).
HELLER, E. L., U. G. LEWISOHN and W. E. PALIN: Aleukemic myelosis, chronic nonleukemic myelosis, agnogenic myeloid metaplasia, osteosclerosis, leuko-erythroblastic anemia, and synonymous designations. Amer. J. Path. **23**, 327—365 (1947).
HELPAP, K.: Zur Kritik der Sternalpunktion. Klin. Wschr. **1937** I, 558.
HEMMELER, G., et E. JÉQUIER-DOGE: Schweiz. med. Wschr. **1944** II, 1239.
— et A. REYMOND: Panmyélopathie d'un type nouveau. Acta haematol. (Basel) **1**, 34—44 (1948).
HEMMERLING, H., u. H. SCHLEUSSING: Leukämie und Tuberkulose. Dtsch. Arch. klin. Med. **157**, 309—319 (1927).
HENNING, N.: [1] Beobachtungen zur Genese der akuten Myeloblastenleukämie. Dtsch. Arch. klin. Med. **178**, 538 (1936).

HENNING, N.: [2] Die Sternalinjektion als Ersatz für die intravenöse Injektion. Verh. Kongr. inn. Med. 52, 319—320 (1940).
— [3] Über die intrasternale bzw. intraosseale Injektion und Infusion. Dtsch. med. Wschr. 1943, 720.
— u. J. KORTH: Die diagnostische Sternalspülung. Eine neue Untersuchungsmethode des Knochenmarks in vivo. Klin. Wschr. 1934 II, 1219—1220.
— u. H. KEILHACK: Die Ergebnisse der Sternalpunktion. Erg. inn. Med. 56, 372 (1939).
HENSCHEN, C., u. A. JEZLER: Aleukämische Myelose unter dem Bilde der Panmyelophthise. Z. klin. Med. 128, 343 (1935).
HENSHAW, P. S.: [1] Experimental roentgen injury; effects on tissues and blood of C_3H mice produced with single small wholebody exposurs. J. Nat. Cancer Inst. 4, 477—484 (1944).
— [2] Experimental roentgen injury; changes produced with intermediate-range doses and comparison of relative susceptibility of different kinds of animals. J. Nat. Cancer Inst. 4, 485—501 (1944).
— [3] Experimental roentgen injury; tissue and cellular changes brought about with single massive doses of radiation. J. Nat. Cancer Inst. 4, 503—512 (1944).
— [4] Experimental roentgen injury, effect of repeated small doses of x-rays on blood picture, tissue morphology and life span in mice. J. Nat. Cancer Inst. 4, 513—552 (1944).
HERGHT: Zit. n. RACHNER.
HERZ, A.: Die akute Leukämie. In KRAUS-BRUGSCHS Handbuch der speziellen Pathologie und Therapie innerer Krankheiten. Bd. VIII, S. 531. Berlin u. Wien: Urban u. Schwarzenberg 1920.
HERZOG, F.: Virchows Arch. 233, 320 (1921).
— u. ROSCHER: Virchows Arch. 233, 347 (1921); 236 (1922).
HEUCK, G.: Virchows Arch. 78, 475 (1879).
HICKLING, R. A.: Chronic non-leucaemic myelosis. Quart. J. Med. 6, 253—275 (1937).
HIRSCHBOECK, J. S.: Hematologic effects of splenectomy in STILL-CHAUFFARD-FELTY syndrome. Blood 1, 247—255 (1946).
HIRSCHFELD, H.: [1] Fol. haemat. (Lpz.) 5 (1905).
— [2] Berl. klin. Wschr. 1906, 545.
— [3] Fol. haemat. (Lpz.) 6, Nr. 7 u. 8 (1906).
— [4] Über akute myeloide Leukämie. Berl. klin. Wschr. 1907, 772.
— [5] Fol. haemat. (Lpz.) 12, 235 (1911).
— [6] Fol. haemat. (Lpz.) Arch. 12, 347 (1912).
— [7] Berl. klin. Wschr. 1914, 22.
— [8] Fol. haemat. (Lpz.) 26, 108 (1921).
— u. R. KOTHE: Über abnorm hohe Leukocytose bei schweren Infektionen. Dtsch. med. Wschr. 1907, 1253—1255.
— u. E. MÜHSAM: Chirurgie der Milz. In Neue deutsche Chirurgie, Bd. 46. Stuttgart: F. Enke 1930.
HITTMAIR, A.: [1] Megalokaryocytenleukämie und Osteomyelosklerose. Ein einheitliches Krankheitsgeschehen. Klin. Wschr. 1944, 71.
— [2] Betrachtung zur Tumorfrage der Leukosen. Schweiz. med. Wschr. 78, 977—978 (1948).
— [3] Die splenogenen Anämien. Verh. dtsch. Ges. inn. Med. 58, 694 (1952).
DEN HOED, D., B. LEVIE and M. STRAUB: Serious injury of blood in consequence of tele-roentgen-therapy of whole body. Acta radiol. (Stockh.) 19, 151—162 (1938).
HOEGLER, F.: Kommt in unseren Gegenden der Morbus Banti vor? Wien. Arch. inn. Med. 35, 235—248 (1941).
HOENIG, L.: Beitrag zur Kenntnis der aplastischen Anämie im Kindesalter. Z. Kinderheilk. 53, 580—584 (1932).
HOFF, F.: [1] Blut und vegetative Regulation. Erg. inn. Med. 33, 195—265 (1928).
— [2] Die vegetative Regulation des Blutes. Dtsch. med. Wschr. 1928 I, 905—908.
— [3] Über den Einfluß von Bakterienstoffen auf das Blut. Z. exper. Med. 67, 615 (1929).
— [4] Zusammenhänge zwischen Blutmorphologie und den humoral-chemischen Verhältnissen des Blutes. Erg. inn. Med. 46, 1—93 (1934).
— [5] Über die zentralnervöse Blutregulation. Fortschr. Neur. 8, 299—325 (1936).
— [6] Erbpathologische und konstitutionelle Grundlagen der Erkrankungen des myeloischen Systems. Verh. Kongr. inn. Med. 47, 234 (1935).
— [7] Dynamik der Leukocytenregulation. Med. Welt 1938 I, 117—123.
— [8] Antwort auf die Umfrage von TH. NAEGELI: „Milzexstirpation als Behandlungsverfahren bei Blutkrankheiten". Med. Klin. 1938 II, 1087—1088.
— [9] Myeloische Insuffizienz. Z. klin. Med. 140, 128 (1941).
— u. STUART RITTER VON LINHARDT: Über die zentralnervöse Regulation des Blutes. Zur vegetativen Regulation des Blutes. Z. exper. Med. 63, 277—297 (1928).
HOGAN and SCHRADER: Amer. J. Publ. Health 1923, 279.

HOLLER, G.: System der Anämien. Unter Zugrundelegung praktisch-klinischer Gesichtspunkte. Z. klin. Med. **103**, 1 (1926).

HOTZ, A.: Zur Differentialdiagnose: Agranulocytose-Leukämie. Z. Kinderheilk. **62**, 529 (1941).

HOWELL, L.: Treatment of splenic anemia. Lancet **1**, 1320 (1938).

HOYER, K.: Irreparable wahrscheinlich angeborene Anämie bei einem Säugling mit Erythroblastenarmut des Knochenmarks. Nord. Med. **1942**, 1097.

HSÜ, C. L., and W. A. MA: Direct and indirect effects of roentgen radiation on blood-forming organs of rats. Amer. J. Canc. **39**, 319—333 (1940).

HUBER, H.: Stammbaumuntersuchungen bei Panmyelophthisekranken. Klin. Wschr. **1939 II**, 1145.

HUMMEL, H.: Knochenmark und Blutbild in ihrer Beziehung zur aplastischen Anämie. Z. Kinderheilk. **32**, 285 (1922).

HUMPERDINCK, K.: [1] Benzol. Benzolhomologe und aplastische Anämie. Med. Welt **1944**, 520.
— [2] Arch. Gewerbepath. **12**, 289 (1944).

— u. A. ABLER: Untersuchungen des roten Blutbildes bei chronischer Einwirkung von Benzol und Benzolhomologen unter besonderer Berücksichtigung des Erythrocytendurchmessers. Ärztl. Forsch. **1949**, 117.

— u. A. RUMMEL: Klinische Beobachtungen über das Auftreten der basophilen Punktierung der Erythrocyten. Ärztl. Forsch. **1947**, 157.

HUMPHREYS, G. H., and H. SOUTHWORTH: Aplastic anemia terminated by removel of mediastinal tumor. Amer. J. Med. Sci. **210**, 501—510 (1945).

HUNTER, D.: Industrial toxicology (Croonian lectures). Quart. J. Med. **12**, 185—258 (1943).

HUNTER, F. T.: Chronic exposure to benzene (benzol); clinical effects. Hyg. a. Toxicol. **21**, 331—354 (1939).

HURIEZ, C., et R. DUMONT: Agranulocytose au cours d'un traitement arsenico-bismuthique, guérie par une cure de 90 gr. de sulfonamide en 12 jours et une medullotransfusion. Ann. de Dermat. **8**, s. 2, 224—225 (1942).

HURST, A., u. R. M. KARK: Case of aplastic anemia with 290 blood transfusions in cours of 9 years; secondary hemochromatosis. Nord. med. Tskr. **1937**, 1285—1286.

HYNES: Lancet **1929 I**, 1373.

ILLING, TH.: Beitrag zum Krankheitsbild der Panmyelophthise im Kindesalter. Fol. haemat. (Lpz.) **62**, 369—391 (1939).

IMERMAN, S. W., and C. P. IMERMAN: Dinitrophenol poising, with thrombocytopenia, granulopenia, anemia and purpura complicated by lung abscess. J. Amer. Med. Assoc. **106**, 1085—1088 (1936).

INTROZZI: Anat. Rec. **61**, Suppl.-Bd. 28 (1935).

IRGANG: Zit n. S. FISHER, H. L. HOLLEY and G. FEIN, Agranulocytosis, report of 12 cases in which it followed intensive arsenotherapy for syphilis. Arch. of Dermat. **55**, 57—66 (1947).

ISAAC u. MOECKEL: Kongr. inn. Med. **27** (1910).

ISAACS, R.: [1] Fol. haemat. (Lpz.) **37**, 389 (1928).
— [2] Lymphosarcoma cell leukemia. Ann. Int. Med. **11**, 657—662 (1937).

ISRAELS, M. C. G., and J. F. WILKINSON: Haemolytic (spherocytic) jaundice in adult. Quart. J. Med. **7**, 137 (1938).

IWAO, T.: Über die Knochenmarksbefunde bei Fällen von verschiedenen Blutkrankheiten, besonders über den Zusammenhang zwischen der Blutbildung und dem Entwicklungsgrad des Capillarsinus im Knochenmark. Trans. Soc. Path. Jap. **30**, 54—63 (1940).

— T. YOSHIDA and R. KATO: Weitere Untersuchungen über die Blutgefäße des Knochenmarks bei Menschen. Trans. Soc. Path. Jap. **29**, 209—215 (1939).

JACKSON, H. JR.: The differential diagnosis of agranulocytic angina from acute leukemia. Amer. J. Med. Sci. **188**, 604 (1934).

JACOBSEN, E., and C. M. PLUM: [1] Amino acids and tyrosine-like substances as activators of the reticulocyte ripening principle. Acta physiol. scand. (Stockh.) **4**, 278 (1942).
— — [2] The role of the reticulo-endothelial system in the ripening of reticulocytes. Acta physiol. scand. (Stockh.) **5**, 1 (1943).

JAFFÉ, R. S.: Severe anemia of aplastic type associated with sclerosis of thyroid gland. Arch. Int. Med. **61**, 19—25 (1938).

JAGIC, N., u. G. SPENGLER: Myeloische Reaktion ohne Ausschwemmung mit Granulocytenschwund im Blute. Med. Klin. **1923 I**, 421—422.

JAIS: Sang **11**, 550 (1937).

JANUARY, L. E., and W. M. FOWLER: Aplastic anemia. Amer. J. Clin. Path. **10**, 792—799 (1940).

JASINSKI, B.: Schweiz. med. Wschr. **1945**, 273.

JEZLER, A., u. S. SCHEIDEGGER: Akuter Verlauf bei Lymphogranulomatose (mit panmyelophthisischem Blutbild). Schweiz. med. Wschr. **65**, 7—10 (1935).

JOCHUM: Akute Leukämien mit dem Bild der Panmyelophthise. Inaug.-Diss. Freiburg 1947.
JONES, D. P.: Methoin in the treatment of epilepsy. Brit. Med. J. 1951, 64—67.
JONES, O. P.: Anat. Rec. 61, 28 (1935).
JORDAN, H. E.: Extramedullary erythrocytopoisis in man. Arch. of Path. 18, 1—20 (1934).
JOSEFSON, A.: New method of treatment intraosseal injections. Acta med. scand. (Stockh.) 81, 550, 564 (1934).
KADIN, M.: Aplastic anemia following use of neoarsphenamine. Arch. of Dermat. 37, 787—796 (1938).
KAHANE, E.: Sang 1933, H. 9.
KAHLMETER u. GUNNAR: Acta med. scand. (Stockh.) Suppl. 3, 205 (1922).
KAHRS, T.: Agranulocytose etter TbI-Behandlung. Tidsskr. Norsk. Laegefor. 71, 143 (1951).
KALLENBACH: Verein wiss. Heilk. Königsberg 1938.
KARAVANOV, G. G.: A propos de la technique de la ponction de la moelle osseuse pendant la vie. Sang 10, 562—570 (1936).
KARITZKY, B.: Beitrag zur Kenntnis der Panmyelophthise. Zbl. Path. 50, 177—183 (1930).
KAST, H. W.: Leukämoide Reaktionen bei malignen Tumoren. Dtsch. Arch. klin. Med. 188, 173—180 (1941).
KAUFFMANN, F.: Entzündung und Körperverfassung (zur Diagnostik unspezifisch-allergischer [immunbiologischer] Zustandsveränderungen). Klin. Wschr. 1928 II, 1309—1315.
VON KAULLA, K. N.: Synthetische Folsäure bei makrocytären Anämien. Dtsch. med. Wschr. 1947, 87.
McKAY, R. P., and W. K. GOTTSTEIN: Aplastic anemia and agranulocytosis following tridione; fatal case. J. Amer. Med. Assoc. 132, 13—16 (1946).
KAZNELSON, P.: [1] Zur Frage der akuten Aleukie. Z. klin. Med. 83, 18 (1916).
— [2] Diskussionsbemerkung. Verh. Kongr. inn. Med. 34, 461 (1922).
KELLER, P. D.: Clinical syndrome following exposure to atomic bomb explosions. J. Amer. Med. Assoc. 131, 504—506 (1946).
KEMPF, W.: Die parenterale Goldbehandlung des chronischen Gelenkrheumatismus. Dtsch. med. Wschr. 75, 1037—1039 (1950).
KIENLE, F.: [1] Akute Hämocytoblastenleukämien mit totaler Remission und die diagnostische Bedeutung der Sternalpunktion. Dtsch. Arch. klin. Med. 189, 233—238 (1942).
— [2] Über Amitosen und Pseudoamitosen der Erythroblasten. Dtsch. Arch. klin. Med. 189, 239—242 (1942).
— [3] Die Sternalpunktion in der Diagnostik. Leipzig: G. Thieme 1943.
— u. V. MALAMANI: Experimentelle Untersuchungen über die Rolle der Milzkontraktion für das periphere Blutbild. Z. exper. Med. 108, 31—42 (1941).
KIESE, M.: Pharmakologische Untersuchungen über m-Dinitrobenzol, chronische Vergiftung mit m-Dinitrobenzol. Naunyn-Schmiedebergs Arch. 206, 505—527 (1949); 207, 34—35 (1949).
KIKUTH, GÖNNERT u. SCHWEIKERT: Zbl. Bakter. I. Orig. 146, 1 (1940).
KIMURA, S., and K. KUMAGAI: Idiopathic panmyelophthisis with hyperplastic marrow. Case report. Tohoku J. Exper. Med. 39, 380—388 (1941).
KINDRED, J. E.: Histologic changes occuring in hemopoietic organs of albino rats after single injections of 2-chloroethyl vesicants, quantitative study. Arch. of Path. 43, 253 (1947).
KIRKHAM, D., and M. PERLMUTTER: Fatal aplastic anemia following use of marphasen, report of case. Arch. of Dermat. 43, 111—115 (1941).
KIRSCHBAUM, A., W. GARDNER, R. NAHIGIAN and L. STRONG: Differentiation between sarcomatous and leukemic lymphocytes in mice. Yale J. Biol. a. Med. 12, 473—482 (1940).
KIYONO, K., and S. AMANO: Ergebnis der geographisch-pathologischen Nachforschungen über die Anämien in Japan (1931—1936). Acta Scholae Med. Kyoto 19, 321—362 (1937).
KLEIN, R.: Sulfonamidschädigung bei der Behandlung einer Allgemeininfektion. Med. Klin. 1947, 243—244.
KLEIN, W.: Eisenmangelanämie als Ernährungsschaden. Ref. Med. Klin. 1947, 296; Demonstrationsabend der med. Univ.-Klinik Freiburg 12. 11. 1946.
KLEINBERG, W., A. S. GORDON and H. A. CHARIPPER: Effect of cobalt in erythropoiesis in anemic rabbits. Proc. Soc. Exper. Biol. a. Med. 42, 119—120 (1939).
KLEINE-NATROP, H. E.: Agranulocytose, Panmyelophthise und Purpura nach Salvarsan. Med. Mschr. 1949, 597.
KLEINSCHMIDT, H.: Jb. Kinderheilk. 81, 1 (1915).
KLEMPERER, G.: [1] Ther. Gegenw. 1913, 385.
— [2] Metrorrhagien aus Thrombopenie und ihre Behandlung. Mschr. Geburtsh. 75, 35—41 (1927).
KLIMA, R.: [1] Über Anämien und Erythropoese bei leukämischen Erkrankungen. Wien. Arch. inn. Med. 26, 277 u. 391 (1935).
— [2] Über ein neues Behandlungsverfahren bei thrombopenischer Purpura. Klin. Wschr. 1936 I, 935—937.

KLIMA, R.: [3] Gewerbliche Blutschädigungen, ihre Bekämpfung und Verhütung. Wien. med. Wschr. 1943 I, 57.
— [4] Sternalpunktion und Knochenmarksbild bei Blutkrankheiten. Berlin u. Wien: Urban u. Schwarzenberg 1943.
— u. H. SEYFRIED: [1] Lymphatische Leukämien unter dem Bilde der thrombopenischen Purpura, hämolytischen bzw. aplastischen Anämie, und Agranulocytose. boien. Arch. inn. Med. 30, 1—14 (1937).
— — [2] Myeloblastose unter dem Bild einer Agranulocytose, hämorrhagischen Aleukie und schweren hämolytischen bzw. aplastischen Anämie. Med. Klin. 1937 I, 400.
KLOSTER, J.: Über atypische Anämien. Fol. haemat. (Lpz.) 51, 251—260 (1934).
KOCHS, A. G.: Über Salvarsanagranulocytose. Med. Mschr. 1947, 445.
KOELSCH, F.: Schädigungen des Blutes durch physikalische gewerbliche Einflüsse. Arch. Gewerbepath. 7, 607—641 (1937).
KÖNIG u. DRASNAR: Zbl. Chir. 1948, Nr. 27.
KOMIYA: Fol. haemat. (Lpz.) 22, 201 (1926).
KOPPENHÖFER, G. F.: Ablagerung und Verteilung von Gold nach Zufuhr organischer und anorganischer Goldpräparate. Dtsch. med. Wschr. 1936 I, 1011—1012.
KÖRGE, K.: Klinisch experimentelle Untersuchungen über die Insulinleukocytose. Dtsch. Arch. klin. Med. 191, 157—174 (1943).
KOZOL, H. L.: Mesantoin in treatment of epilepsie. Arch. of Neur. 63, 235—248 (1950).
KRACKE, R. R.: Experimental production of agranulocytosis. Amer. J. Clin. Path. 2, 11—30 (1932).
— and W. H. RISER JR.: Problem of hypersplemism. J. Amer. Med. Assoc. 141, 1132—1139 (1949).
KRAEVSKIJ, N. A., u. N. M. NEMENOVA: Klin. Med. (russ.) 28, 11 (1950).
KRANTZ: Inaug.-Diss. Zürich 1916; zit. n. HOLLER.
KRAUS, E. J., u. A. WALTER: Zur Kenntnis der ALBERS-SCHÖNBERGschen Krankheit. Med. Klin. 1925 I, 19.
KRAVITZ, S. C., H. D. DIAMOND and L. F. CRAVER: Blood 7, 729 (1952).
KREBS, C., H. C. RASK-NIELSEN and A. WAGNER: Origin of lymphosarcomatosis and its relation to other forms of leucosis in white mice. Acta radiol. (Stockh.) Suppl. 10, 1—53 (1930).
KREHL, L.: Entstehung, Erkennung und Behandlung innerer Krankheiten. Berlin: Vogel 1933.
KRETZ: Die hämorrhagischen Diathesen. Leipzig: Deuticke 1930.
KRUMBHAAR: [1] J. Amer. Med. Assoc. 72, 39 (1919).
— [2] Amer. J. Med. Sci. 166, 329 (1923).
KRUMMEL, E., u. R. STODTMEISTER: Über die klinische Beurteilung von Knochenmark und Blutbild, Myeloblastenleukämie und myeloische Reaktion. Dtsch. Arch. klin. Med. 179, 268—272 (1936).
KÜMMEL, R.: Augenveränderungen bei Aleukia haemorrhagica (FRANK). Arch. Augenheilk. 102, 688—699 (1930).
KÜPPER, A.: Zur Nosologie und Statistik der Agranulocytose. Klin. Wschr. 1935 II, 1684.
KUHL, J.: Über Salvarsanagranulocytose. Med. Klin. 1947, 233.
KUHLMANN, F., u. R. KNORR: Über die klinische Auswertung des Tb I/698 bei der Lungentuberkulose. Beitr. Klin. Tbk. 102, 69—100 (1949).
KUTSCHE, J. D.: Splenic neutropenia associated with HODGKINS disease. J. Michigan Med. Soc. 48, 469 (1949).
LACHNIT, V.: Knochenmarksschädigung bei Salvarsanbehandlung. Wien. klin. Wschr. 1946, 41.
LACROIX, L.: Azione di un estratto lipoideo degli eritrociti sulla crasi ematica di anemici. Med. contemp. (it.) 7, 64 (1941).
LAINER, F.: Die Behandlung der Agranulocytose mit Fieberbluttransfusionen. Klin. Wschr. 1937 II, 1435.
LAISSLE, H.: Über schwere Anämien mit atypischem und wenig typischem Befund. Dtsch. Arch. klin. Med. 99, 272 (1910).
LAMB, F. H., and R. L. JACKSON: Osteopetrosis (Marble bone disease). Amer. J. Clin. Path. 8, 255 (1938).
LAMPRECHT, W., u. G. RICHARD: Kritische Betrachtung zur Frage der intrasternalen Infusion. Chirurg 1947, 590—595.
LANDAU, A., u. R. BAUER: Eine vorübergehende Lähmung der blutbildenden Organe mit Aleukie und Thrombopenie im Verlaufe einer cavernösen Lungenphthise. Wien. Arch. inn. Med. 24, 41—54 (1934).
LANG, K.: Über die Zusammensetzung des Globulins beim gesunden und anämischen Menschen. Naunyn-Schmiedebergs Arch. 174, 63—68 (1934).

LANG, W.: Knochenmarksschädigung bei Salvarsan-Wismut-Therapie. Ärztl. Wschr. 1949, 325—328.
DE LANGEN, G. D: Die Anämie bei Urämie. Nederl. Tijdschr. Geneesk. 1942, 2325.
LANGSTON, W., O. A. WHITE and J. D. ASHLEY: Splenic neutropenia; report of case with splenectomy. Ann. Int. Med. 23, 667—672 (1945).
LARRABEE, R. C.: Amer. J. Med. Sci. July 1911.
LASKIN, I. C.: The distribution of radiation in the atomic bombing of Nagasaki. Amer. J. Roentgenol. 55, 525 (1946).
LAUBRY, CH., et G. MARCHAL: Sur un cas de leucémie chez un radiologiste. Sang 6, 780—786 (1932).
LAUDA, E.: [1] Normale und pathologische Physiologie der Milz. Berlin: Urban u. Schwarzenberg 1933.
— [2] Über die Bedeutung der Milz für die Blutkrankheiten. Klin. Wschr. 1937 II, 977—982.
— u. E. PFLAUM: Zur Frage der innersekretorischen Funktion der Milz. Wien. klin. Wschr. 43, 1105—1108 (1930).
LAWATSCHEK, R.: Jb. Kinderheilk. 81, 342 (1915).
LAWRENCE, JOHN S.: Leukopenia; discussion of its various modes of production. J. Amer. Med. Assoc. 116, 478—484 (1941).
— and J. T. SYVERTON: Spontaneous agranulocytosis in cat. Proc. Soc. Exper. Biol. a. Med. 38, 914—918 (1938).
LAWSEN, JACKSON and CATTANACH: J. Amer. Med. Assoc. 85, 24 (1925).
LEDIEU, BAUDELOT et BRENET: J. Sci. med. Lille 1946, 64 (n. 9) 133.
VAN LEEUWEN, H. C.: Die hypochrome gastrogene Anämie und die hypochrome enterogene Anämie (zwei Anämieformen). Klin. Wschr. 1933 I, 698—702.
LEGER: Zit. n. HEILMEYER [3].
LEHMANN, J.: Über die Wirkung des Penicillins auf das Blutbild. Dtsch. med. Wschr. 1946, 287—291.
LEHNDORFF: Österr. Z. Kinderheilk. 3, 70 (1949).
LEHNDORFF, H., and O. PITKIN: Splenic cytopenia in childhood. Acta haematol. (Basel) 3, 337—346 (1950).
LEIBER, B.: Mschr. Kinderheilk. 97, 70 (1949).
LEITNER, ST. J.: [1] Beitr. Klin. Tbk. 91, 626, 636 (1939).
— [2] Die klinische Bedeutung der intravitalen Knochenmarksuntersuchung. Untersuchungen mittels der Sternalpunktion. Fol. haemat. (Lpz.) 65, 1—159 (1941).
— [3] Erythroleukämische Reaktion bei Knochenmarkscarcinose. Schweiz. med. Wschr. 1945, 84.
— [4] Die intravitale Knochenmarksuntersuchung. Basel: Benno Schwabe 1945.
McLELLAN, C., and F. A. BURON: Toxische aplastische Anämie (Panmyelophthise). Rev. clin. españ. 9, 22 (1943).
LENOIR et CLAUDE: Bull. Soc. méd. Hôp. Paris 1897.
LEON, A.: Über gangränescierende Prozesse mit Defekt des Granulocytensystems (Agranulocytose). Dtsch. Arch. klin. Med. 143, 118—128 (1924).
LEROY, D.: Hematology of atomic bomb casualties. Arch. Int. Med. 86, 691—710 (1950).
LEROY, G. V.: Medical sequelac of atomic bombs explosion. J. Amer. Med. Assoc. 134, 1143—1148 (1947).
LESCHER, F. G., and D. HUBBLE: Idiopathic aplastic anemia. Lancet 1933 I, 239.
LESZLER, A.: Osteosklerotische Anämie. Fortschr. Röntgenstr. 58, 559 (1938).
LETTERER, E.: Pathologisch-anatomische und differential-diagnostische Untersuchung einer aleucocytären Sepsis. Fol. haemat. (Lpz.) 39, 437—460 (1930).
LEUBNER, H.: Panmyelopathie als Folge einer chronischen Röntgen-Radiumschädigung. Med. Klin. 1950, 1076.
LEWIS, L. A.: Blood picture of adrenalectomized animals treated with different adrenal fractions. Endocrinology (Springfield, Ill.) 28, 821—827 (1941).
LI, M. S.: Über die Pathogenese der Mehlanämie. Z. exper. Med. 112, 127 (1943).
LIBRACH, I. M., and R. G. CRONIN: Case of primary agranulocytic angina. Brit. Med. J. 1946, 897—898.
LICHTENSTEIN, G. A.: Zusammenfassende Darstellung der Agranulocytosen. Acta med. scand. (Stockh.) Suppl. 1932, 49.
LIÈVRE, J. A., et J. MALLARMÉ: Anémie ostéosclerotique. Bull. Soc. méd. Hôp. Paris 64, 1050 (1948).
LIGNAC, G. O. E.: Die Benzolleukämie bei Menschen und weißen Mäusen. Klin. Wschr. 1933 I, 109—110.
LIMARZI, L. R., and others: Sternal marrow in BANTI's syndrome and other splenomegalic states, effect of splenectomy. Amer. J. Clin. Path. 13, 231—248 (1943).

LIND, G.: Über die Bedeutung von Blutveränderungen bei Spritzlackierern. Arch. Gewerbepath. **9**, 141—166 (1939).

LINDEBOOM, G. A.: Über die sog. aleukämische megakaryocytäre Myelose. Acta med. scand. (Stockh.) **95**, 388 (1938).

LINSER u. SELLER: Zit. n. KOELSCH.

LITZNER, ST.: [1] Erkrankungen durch Benzol und seine Homologen. Erg. Med. **17**, 367—388 (1932).

— [2] Über Anämien bei Nierenkrankheiten und ihre Behandlung. Ther. Gegenw. **82**, 298 (1941).

LOCK, W.: Dtsch. Arch. klin. Med. **178**, 589 (1936).

LOCKIE, L. M., B. M. NORCROSS and C. W. GEORGE: Treatment of 2 reactions due to gold; response of thrombopenic purpura and granulocytopenia to BAL therapy. J. Amer. Med. Assoc. **133**, 754—755 (1947).

LOEPER, M., et Mme. LOEWE-LYON: Staphylococcémie avec anémie, leucopénie et hypogranulocytose. Bull. Soc. méd. Hôp. Paris III **54**, 23—27 (1938).

— et J. MALLARMÉ: Leucose aiguë chez un sujet à la fois anciennement intoxiqué par la benzène et traité par les rayons X. Sang **15**, 406—407 (1943).

LOESCHCKE, H. H.: [1] Vortrag Physiol. Kongr. Bonn 1947.

— [2] Über die humorale Steuerung der normalen Erythrocytenbildung. Arch. Vitamin-, Hormon- u. Fermentforsch. **3**, 346—359 (1950).

LOREY u. REYE: Über Marmorknochen (ALBERS-SCHÖNBERGsche Krankheit). Fortschr. Röntgenstr. **30**, 35—43 (1922).

LOTSCH, F.: Indikation und Erfolge der Milzexstirpation. Klin. Wschr. **1925**, 1216—1221.

LOTZ, K.: Der Leukocytenschwund als klinisches Symptom. Med. Klin. **1947**, 274.

LOVISATO, L.: Su un caso di agranulocitosi pura. Haematologica (Pavia) **16**, 635—657 (1935).

LOYD, EARL L.: Aplastic anaemia due to chloramphenicol. Antibiotics a. Chemother. **2**, 1 (1952).

LUBARSCH: In Handbuch der speziellen pathologischen Anatomie und Histologie, Bd. I/2, S. 373. Berlin: Springer 1927.

LUCHSINGER, M.: Beitrag zur Kenntnis der „Panmyelophthise". Inaug.-Diss. Zürich 1942.

LÜBBERS, P.: [1] Über akute Leukämien. Dtsch. Arch. klin. Med. **188**, 420 (1942).

— [2] Untersuchungen zur zentralnervösen Beeinflussung der Blutzellen. Ärztl. Forsch. **1947**, 147.

LÜDIN, H.: Zur Klinik und Hämatologie der Erythromyelosen. Acta haematol. (Basel) **4**, 321—342 (1950).

LÜDTKE: Verh. Kongr. inn. Med. **1910**, 481.

LUNDT: Arch. of Dermat. **1947**.

LUPU, N. CH., et G. C. T. NICOLAU: Observations cliniques, hématologiques et histologiques sur un cas de leucoérythrophthise. Sang **5**, 530 (1931).

— R. BRAUNER et G. MATICA: Contributions à l'étude des anémies d'origine entérique. 1. Anémies expérimentales par le colibacille. Bull. Soc. méd. Hôp. Bukarest **22**, 57 (1940).

MACCIOTTA: Zit. n. HOFF.

MACHELLA, T. E., and G. M. HIGGINS: Effects of sulfanilamide, neoprontosil and sulfapyridine upon erythrocyte count of white rats. Amer. J. Med. Sci. **199**, 157—163 (1940).

MAGNANI, A.: Ricerche sul meccanismo della leucocitosi adrenalinica. Sperimentale **95**, 507 (1941).

MAINGOT, G., L. GIRARD et J. BOUSSER: Poussées leucocytaires transitoires suivies de leucocytose durable et de leucémie myélogène chez un radiologiste. Sang **12**, 569—582 (1938).

MALAN, G. M., and G. G. HARRISON: Mesantoin treatment of epilepsy. South Afric. Med. J. **23**, 516—518 (1949).

MALLARMÉ, J.: [1] Etude du myélogramme normal et pathologique par ponction sternale. Paris: Doin 1937.

— [2] Les splénomégalies neutropéniques. Acta haematol. (Basel) **1**, 109—125 (1948).

MALLORI, T. B., E. A. GALL and W. J. BRICKLEY: Chronic exposure to benzene (benzol); pathologic results. J. Industr. Hyg. **21**, 355—393 (1939).

MANNHEIMER, E., F. PAKESCH, E. E. REIMER u. H. VETTER: Die hämatologischen Komplikationen der Epilepsiebehandlung mit Hydantoinkörpern. Med. Klin. **1952**, 1397.

MANSFELD, G., u. J. ŠOS: Über die Beziehungen der Schilddrüse zur perniziösen Anämie. Klin. Wschr. **1938** I, 386—389.

MARBERG, C. M., and H. O. WILES: Granulocytopoietic fraction of yellow bone marrow. Arch. Int. Med. **61**, 408—429 (1938).

MARCHAL, G., D. MAHOUDEAU et L. FRESSINAUD: Anémie, aleucie hémorragique et ictère hémolytique, complications terminales d'une maladie d'HODGKIN. Sang **14**, 409 (1941).

MARCHAND, F.: Über ungewöhnlich starke Lymphocytose im Anschluß an Infektionen. Dtsch. Arch. klin. Med. **110**, 359—372 (1913).

MARCOLONGO, F., e P. LEONE: Tentativi di riproduzione sperimentale di anemie con ultra-filtrato di siero di uremici. Haematologica (Pavia) 20, 49—80 (1939).
MARKOFF, N.: [1] Über myelogene Osteopathie. Helvet. med. Acta 6, 598—604 (1939).
— [2] Die myelogene Osteopathie. Die normalen und pathologischen Beziehungen von Knochenmark zum Knochen. Erg. inn. Med. 61, 132 (1942).
— [3] Schweiz. med. Wschr. 1943 I, Sonder-Nr. „Chemotherapie".
MARMONT, A., e R. CATALDI: Contributo alla conoscenza del meccanismo di accelerazione della velocita di sedimentazione in talune mielopatie aplastiche. Pathologica (Genova) 41, 6—17 (1949).
MARTINETTI, R., e O. BONGINI: Risposte leucocitarie all' adrenalina e al latte dopo tratta-mento piridin-sulfamidico. Riforma med. 1941, 1253.
MARTLAND, H. S.: Occupational poisoning in manufacture of luminous watch dials. J. Amer. Med. Assoc. 92, 466, 552 (1929).
MASSARA et WEIL: Bull. Soc. méd. Soc. Hôp. Paris 1908, 273.
MATTHES, H. G.: Beitrag zu Ätiologie und Verlauf der Panmyelophthise. Dtsch. Arch. klin. Med. 180, 68 (1937).
MAY, E., R. CATTAN, P. FRUMUSAN et G. BILSKI-PASQUIER: Évolution d'une leucose aigüe traitée par les transfusions répétées et la penicilline. Rev. d'Hématol. 3, 13—28 (1948).
MEIER, M. S.: Zur Therapie der Agranulocytose. Z. klin. Med. 137, 488—498 (1940).
MEINERTZ, J.: Zur Entstehung, Erkennung und Behandlung der perniziösen Anämie und einiger anderer Anämieformen. Med. Klin. 1936 I, 529—533.
MENKIN: Chemical basis of fever with inflammation. Arch. of Path. 39, 28—36 (1945).
MERGONI, G.: Studio morfologico-funzionale del midollo osseo nelle anemie secondarie a nefropatie chroniche. Giorn. Clin. med. 24, 517 (1943).
MERKEL, W.: 2 Fälle von schwerer Agranulocytose als Nebenerscheinungen bei der Behand-lung der Tuberkulose mit TbI/698. Tuberkulosearzt 3, 518—521 (1949).
MERKL: Das Krankheitsbild der Panmyelophthise. Inaug.-Diss. Bonn 1948.
MEUWSEN, L.: Beitrag zur Kenntnis der myeloischen Insuffizienz. Klin. Wschr. 1942 I, 273.
MEYER, E., u. A. HEINEKE: [1] Verh. dtsch. path. Ges. 9, 224 (1905).
— — [2] Über Blutbildung bei schweren Anämien und Leukämien. Arch. klin. Med. 88, 435—492 (1907).
MEYER, L. M., and M. PERLMUTTER: Aplastic anemia due to sulfathiazole. J. Amer. Med. Assoc. 119, 558—559 (1942).
MEYER, S.: Über Blutveränderungen bei gewerblichen Schädigungen. Arch. Gewerbepath. 2, 526 (1931).
— u. A. SCHNEIDER: Periodische Untersuchungen von Arbeitern, laufende Blutuntersuchun-gen bei Benzolarbeitern. Arch. Gewerbepath. 4, 480—485 (1933).
MICHEL, D.: Zur Indikation der Milzexstirpation bei primären und sekundären Blutkrank-heiten. Ärztl. Wschr. 1951, 125—129.
MICHELI: Anemia aplastica da arsenobenzolo. Minerva med. 1940, 1, 249—256.
MILHIT, J., et M. LAMY: Les anémies preleucemiques. Bull. Soc. méd. Hôp. Paris III 51, 1382 (1935).
MILLER, D. K., and C. P. RHOADS: [1] Production in dogs of syndrome similar to sprue by diets deficient in vitamin B_2. Proc. Soc. Exper. Biol. a. Med. 30, 540—541 (1933).
— — [2] Experimental production in dogs of acute stomatitis, associated with leucopenia and maturation defect of myeloid elements of bone marrow. J. of Exper. Med. 61, 173—182 (1935).
MIN-SEN LI: [1] Z. Kinderheilk. 65, 749 (1948).
— [2] Beiträge zur Pathogenese der myeloischen Leukaemie. Z. Kinderheilk. 70, 26 (1951).
MIRICK, G. S.: Idiopathic aplastic anemia with recovery. Ann. Int. Med. 14, 2307—2309 (1941).
MITCHELL, J. S.: Metabolic affects of therapeutic doses of x and gamma radiations. Brit. J. Radiol. 16, 339—343 (1943).
MOBITZ, W.: BANTIscher Symptomenkomplex oder BANTIsche Krankheit. Z. inn. Med. 1947, 93.
MOESCHLIN, S.: [1] Subakute Paramyeloblastenleukämie mit mehrfachen längeren Re-missionen. Dtsch. Arch. klin. Med. 191, 213 (1943).
— [2] Die Leukocytenkurve nach Pyrifer als Knochenmarksprüfung. Schweiz. med. Wschr. 1945, 271.
— [3] Die Milzpunktion. Basel: Benno Schwabe 1947.
— [4] Einige Ergebnisse der Milzpunktion bei Blutkrankheiten. Dtsch. med. Wschr. 1950, 786—790.
— u. K. ROHR: [1] Klinische und morphologische Gesichtspunkte zur Auffassung der Myelose als Neoplasma. Erg.inn. Med. 57, 723 (1939).
— — [2] „Aplastische Anämie" mit jahrelangem vollständigem Fehlen der Erythroblasten (Erythroblastophthise). Dtsch. Arch. klin. Med. 190, 117 (1943).

Moeschlin, S., u. K. Wagner: Leukocytenagglutinine als Ursache von Agranulocytosen (Pyramidon usw.). Verh. dtsch. Ges. inn. Med. 58, 673—679 (1952).
Mondon, H., et J. J. L. André: Maladie de Vaquez et intoxication benzolique. Presse méd. 1941 II, 989—991.
— R. Pirot et J. J. L. André: Un cas de cryptoleucémie aiguë. Bull. Soc. méd. Hôp. Paris III 58, 438—440 (1943).
Moore, C. V., and O. S. Bierbaum: Die splenopathische Neutropenie. Internat. Clin. 3 (1939).
Moore, F. D.: Toxic manifestations of thiouracil therapy. J. Amer. Med. Assoc. 130, 315—319 (1946).
Moore and Keidel: Arch. of Dermat. 4, 169 (1921).
Morawitz, P., u. G. Denecke: Handbuch der inneren Medizin IV, 1. Berlin: Springer 1926.
— u. C. Seyfarth: Anämien. Neue dtsch. Klin. 1, 1 (1928).
Morrison, M., and A. A. Samwick: [1] Amer. J. Med. Sci. 198, 758 (1935).
— — [2] Intramedullary (sternal) transfusion of human bone marrow; preliminary report. Amer. J. Med. Assoc. 115, 1708—1711 (1940).
Mowinckel, K.: Additional case of aleukemic myeloblastic leukosis of agranulocytic nature. Ugeskr. Laeg. 103, 819—820 (1941).
Mühlbauer, H.: Antistinerfolg und aplastische Anämie während einer Trichinoseepidemie. Münch. med. Wschr. 1952, 1065.
Müller, E.: [1] Durch Benzol erzeugte Thrombopenie. Ein Beitrag zur Frage der Benzolschädigung beim Kaninchen. Beitr. path. Anat. 86, 273—286 (1931).
— [2] Über seltene sekundäre Blutveränderungen. II. Mitt. Hochgradige Leukopenie, Anämie und Thrombopenie bei akuter, septisch verlaufener extrapulmonaler Tuberkulose. Klin. Wschr. 1938 II, 1769.
Müller, P.: Neuroendokrines System und Blutbildung. Verh. Kongr. inn. Med. 47, 449—451 (1935).
— u. G. Spröhnle: Aleukämische Myelose mit Übergang in akute Leukämie. Dtsch. Arch. klin. Med. 164, 298—308 (1929).
Muether, R. O., L. T. Moore, J. W. Stewart and G. O. Broun: Chronic granulocytopenia caused by excessive splenic lysis of granulocytes; report of case. J. Amer. Med. Assoc. 116, 2255—2257 (1941).
Muller: Nord. Med. 31, 2094 (1946).
Muralter, H.: Beitrag zur Kenntnis der myeloischen Insuffizienz im Kindesalter. Arch. Kinderheilk. 128, 26 (1943).
Mytnik, P., u. S. Genkin: Zur Klinik der chronischen Benzolvergiftung. Arch. Gewerbepath. 2, 457—478 (1931).
Nachtnebel, E.: Über Aleukia haemorrhagica. Vergleichende Untersuchungen an mit großen Röntgendosen bestrahlten Hunden. Beitr. path. Anat. 92, 157—174 (1933).
Naegeli, O.: [1] Über Frühstadien der perniziösen Anämie und über die Pathogenese der Krankheit. Dtsch. Arch. klin. Med. 124, 221—239 (1918).
— [2] Blutkrankheiten und Blutdiagnostik. Berlin: Springer 1931.
— [3] Differentialdiagnose in der inneren Medizin. Leipzig: G. Thieme 1936.
— [4] Milzexstirpation als Behandlungsverfahren bei Blutkrankheiten. Med. Klin. 1938 II, 1085—1086.
Naegeli, Th.: Die Bedeutung der intrasternalen Infusion. Schweiz. med. Wschr. 1943 I, 460.
Nagel, W.: Zur Behandlung der Thrombopenie. Dtsch. med. Wschr. 1937, 495—498.
Nakao, H.: [1] Biochem. Z. 163, 161 (1925).
— [2] Biochem. Z. 166, 337 (1925).
— [3] Biochem. Z. 166, 350 (1925).
Nauwerck u. Moritz: Dtsch. Arch. klin. Med. 84, 359 (1905).
Nettleship, A.: Leucogenic bone marrow and leucocyte extracts. Amer. J. Clin. Path. 10, 265—274 (1940).
Neumann: Berl. klin. Wschr. 1880, 281.
Neuweiler, M.: Über die Behandlung der Anämien mit Eisen und mit den Vitaminen des B-Komplexes. Schweiz. med. Wschr. 1945, 405.
Nicet, A.: [1] Vitesse de maturation des réticulocytes chez l'homme normal in vitro et in vivo. Acta biol. belg. 2, 170 (1942).
— [2] Durée de vie des hématies du sang circulant chez l'homme normal. Acta biol. belg. 2, 174 (1942).
Nick: Zit. n. Dimmel.
Nielsen, J.: Chronic occupationel ray poisoning; discussion based on case of leucemia in radium worker. Acta radiol. (Stockh.) 13, 385—394 (1932).
Nielsen, S. E.: Ugeskr. Laeg. 3, 148 (1949).
Nikulina, M., u. A. Titowa: Zur Frage der Thrombopenie als eines der frühesten Symptome der chronischen Benzolintoxikation. Arch. Gewerbepath. 5, 201—207 (1934).

Nipperdey u. Sakurai: Zit. n. Schultz [1].

Nissen, R., u. V. Schilling: Indikation und Ergebnisse der Splenektomie als Frühoperation. Klin. Wschr. 1932, 537—539, 682.

Noponen, P.: Über die Beziehungen der Panmyelophthise zur akuten myeloischen Leukämie. Acta med. scand. (Stockh.) Suppl. 89, 173 (1938).

Nordenson, N. G.: [1] Intravitale Studie der Knochenmarkreticulumzellen unter normalen und pathologischen Verhältnissen mit besonderer Berücksichtigung ihrer Stellung in der Genese der Blutzellen. Acta path. scand. (Copenh.) 15, 362—395 (1938).

— [2] Nichttypische aplastische Anämie. Panhämophthise mit myeloblastischer Entartung, ein neues klinisch-hämatologisches Krankheitsbild. Acta med. scand. (Stockh.) 110, 138 (1942).

— [3] Schwankungen der Reticulocytenzahl im Blut und Knochenmark nach Injektion von Nucleinsäurederivaten. Nord. Med. 1942, 3698.

— [4] Über Panhämophthise (aplastische Anämie und Panmyelophthise). Sv. Läkartidn. 1943, 341.

— and S. Roeden: Chronic, malignant granulocytopenia treated with splenectomy. Acta chir. scand. (Stockh.) 84, 519 (1941).

Oesterlin: Virchows Arch. 247, 518 (1924).

Oestreich: Zit. n. Schulten [6].

Okinaka, Sh., I. Asai u. Sh. Ino: Einfluß des parasympathicusreizenden Giftes „Acetylcholin" auf das Knochenmark. Klin. Wschr. 1941 I, 292—295.

Oldenberg, F.: [1] Über Panmyelophthise im Kindesalter. Inaug.-Diss. Bern, 1945.

— [2] Über Panhämocytophthise im Kindesalter. Ann. paediatr. (Basel) 164, 313 (1945); 165, 33 (1945).

de Oliveira, G.: Über Erschöpfung des Knochenmarks bei einem zweijährigen Kind (Panmyelophthise). Virchows Arch. 296, 264—276 (1935).

Olmer, J.: Conc. méd. 68, 823 (1946).

Opitz: Erkrankungen des Blutes und der blutbildenden Organe. In v. Pfaundler-Schlossmann, Handbuch der Kinderheilkunde. Bd. I. Berlin: Vogel 1931.

Orestano, G.: Boll. Soc. Biol. sper. 7, 256 (1934).

Oria, J., J. Ramos e B. Tranchesi: Histologia da medullo ossea "in vivo" (valor clinico do mielograma). Ann. Fac. Med. Sao Paulo (port.) 14, 113—169 (1938).

Orten, J. M., and others: Blood volume studies in cobalt polycythemia. J. of Biol. Chem. 99, 457—463 (1933).

Orth: Zit. n. Bakalos u. Thaddea [4].

Osato, S., T. Hashimoto u. T. Tagikawa: Über die aplastische Anämie oder Panmyelophthise. Fol. haemat. (Lpz.) 44, 495—512 (1931).

Osgood, E. E., M. C. Riddle and T. J. Mathews: Aplastic anemia treated with daily transfusions and intravenous marrow; case report. Ann. Int. Med. 18, 357—367 (1939).

Ossos: Beitr. path. Anat. 1926, 76.

Otto, H.: Die symptomatische Erythrocytose. Dtsch. Arch. klin. Med. 178, 453—471 (1936).

Overgaard, K.: Ein Fall von osteosklerotischer Anämie. Acta radiol. (Stockh.) 17, 51—67 (1936).

Owren, P. A.: Congenital hemolytic yaundice; pathogenesis of "hemolytic-crisis". Blood 3, 231—348 (1948).

Palmén, K.: Generelle Knochenmarksinsuffizienz. Panhämocytophthise als Vorstadium akuter Leukämie. Acta paediatr. (Stockh.) 30, 324 (1943).

Paniagua, G.: Aplastische Anämie durch Benzol. Myeloblastische Leukämie. Rev. clin. españ. 7, 341 (1942).

Pantlen, H.: Zur Pathogenese der Osteosklerose bei Blutkrankheiten. Klin. Wschr. 1952, 732—736.

Pappenheim: [1] Virchows Arch. 159, 40 (1900).

— [2] Fol. haemat. (Lpz.) 8 (1908).

Parchatka, E.: Ein Fall von Agranulocytose im Kindesalter. Dtsch. Gesundheitswesen 1947, 440.

Paroulek, J.: Septicémie agranulo-myéloblastique guérie par des transfusions sanguines répétées. Arch. Mal. Coeur 20, 643—684 (1927).

Patrassi, G.: [1] Le originali splenomegali del Banti quali appaiono oggi in base ad una revisione clinica ed istopatologica e ad una inchiesta sugli esiti a distanza dalla splenectomia. Acta med. Patavina 2, 294 (1941).

— [2] Bantische Krankheit und Banti-Syndrome. Erg. inn. Med. 62, 132 (1942).

— [3] Le mielosi subleucemiche e leucopeniche. Vicenza 1943.

Pelloja, M.: Sulla leucocateresi della milza. Influenza della splenectomia e della legatura dell' arteria splenica sulla sopravvivenza leucocitaria. Haematologica (Pavia) Arch. 23, 1185 (1941).

PENATI, F.: Leucemie acute e subacute con prestadio amielico e remissione. Minerva med. 1937 I, 627—636.
— e E. G. VIGLIANI: Sul problema delle mielopatie aplastiche, pseudoaplastiche e leucemiche da benzolo. Rass. Med. appl. Lav. industr. 9, 345—361 (1938).
PERLÉS et ASKANASY: Sang 1928, Nr. 2.
PETERS, J. T.: Equinie infectious anemia transmitted to man. Ann. Int. Med. 23, 271—274 (1945).
PETRÉN et ODIN: Zit. n. HOFF [9].
PETRI, E.: [1] Virchows Arch. 258, 37 (1925).
— [2] Acta med. scand. (Stockh.) 74, 532 (1931).
PETRIDES, P., u. F. E. SCHMENGLER: Hämatologische Besonderheiten bei einem komplexen, chronisch rheumatischen Krankheitsbild (Felty-Syndrom). Ärztl. Forsch. 3, 314—317 (1949).
PFEIFFER, H.: Behandlung der Bestrahlungsleukopenie mit Granocytan. Klin. Wschr. 1942 II, 606.
PHILIPTSCHENKO, H.: Zur Frage der Panmyelophthise (E. FRANK) und Agranulocytose (W. SCHULTZ). Z. klin. Med. 110, 457 (1929).
PIECHL, N.: [1] Die Eosinophilie junger myeloischer Zellen als Indicator der Reaktionslage des Knochenmarks bei Anämien. Wien. Arch. inn. Med. 35, 362—372 (1941).
— [2] Beiträge zur Knochenmarksforschung; Versuche über die Lösbarkeit der Zellen der einzelnen Systeme aus dem Markverband. I. Mitteilung. Z. klin. Med. 141, 788—803 (1942).
— [3] Beiträge zur Knochenmarksforschung; Versuche über die Lösbarkeit der Zellen der einzelnen Systeme aus dem Markverband. II. Krankheiten der Erythropoese. Z. klin. Med. 142, 637—654 (1943).
— [4] Beitrag zur Knochenmarksforschung; Versuche der Lösbarkeit der Zellen der einzelnen Systeme aus dem Markverband. III. Krankheiten der Granulo- und Thrombopoese. Z. klin. Med. 142, 655—674 (1943).
PIETRUSKY, F.: Blutgruppen und Bluttransfusionen. Verh. Kongr. inn. Med. 52, 309—319 (1940).
PINEY, A.: [1] Recent Advances in Hematology, London 1933.
— [2] Chronic hypogranulocytosis. Lancet 1941 I, 348.
— [3] Exsanguino-transfusion in acute leukaemia; preliminary communication. Lancet 1948, 379.
PIRWITZ, J.: Über einen die Erythrocytenatmung steigernden Faktor im Serum. Klin. Wschr. 1946/47, 263—265.
PITTALUGA, G.: Sur la pathogénèse des anémies érythroblastiques des adultes. Sang 14, 129—160 (1940).
— LOEPER, LEMAIRE et MALLARMÉ: Anémie érythroblastique de l'adulte. Ann. Méd. 46, 368 (1940).
PLUM, C. M.: [1] On the amount of reticulocyte ripening substances in the plasma of various adult mamals. Acta physiol. scand. (Stockh.) 5, 165 (1943).
— [2] Reticulocyte ripening substances in plasma in animals with increased erythropoiesis. Acta physiol. scand. (Stockh.) 5, 175 (1943).
POLI, E.: Su un caso di mielosi globale aplastica con trasformazione plasmacellulare del midollo osseo. Plasmacellulare ed emoprotidogenesi. Haematologica (Pavia) Arch. 23, 1089 (1941).
PONTICACCIA, L.: L'avvelenamento sperimentale con benzolo in rapporto alla leucolisi normale e patologica. Giorn. Clin. med. 4, 361, 410 (1923).
POUMAILLOUX, M.: La neutropénie splénique primitive. Paris méd. 1, 233—235 (1946).
PRETI, L.: Anemie aplastiche semplici: eritro- e piastrinopeniche. Riforma med. 49, 199—202 (1933).
PRIBILLA, W.: Klinische Erfahrungen mit Triäthylenmelamin (TEM). Dtsch. med. Wschr. 1953, 95.
QUATTRIN, N.: Nuovo contributo alla conoscenza della mielosi emocitoblastica. Policlinico, Sez. med. 48, 334 (1941).
RACHNER, H.: Chloroleukämie als Folge einer Benzolvergiftung. Dtsch. med. Wschr. 1944, 219.
RADOSAVLJEVIĆ, A., u. M. SEKULIĆ: Über die Beziehung der Adrenalin-Erythrocytose und -Lymphocytose zur Milz und ihre diagnostische Verwertbarkeit. Wien. Arch. inn. Med. 20, 81—120 (1930).
RAMVAD, H.: Aplastische Anämie im Anschluß an Benzoleinwirkung. Ugeskr. Laeg. 1941, 785.
RANDOLPH, W.: Science (Lancaster, Pa.) 107 (1948).
RASTELLI, M.: Mielosi globale ipoplastica in luetico in corso di terapia bismutica, puntura sternale e puntura vertebrale. Policlinico, Sez. med. 49, 237 (1942).

RAVENNA, P.: [1] BANTI syndrome (fibrocongestive splenomegaly); definition, classification and pathogenesis. Arch. Int. Med. 66, 879—892 (1940).
— [2] Splenoportal venous obstruction without splenomegaly; further contribution to pathogenesis of fibrocongestive splenomegaly (BANTI syndrome). Arch. Int. Med. 72, 786—794 (1943).
VAN RAVESTEYN, A. H.: Chronische Benzolvergiftung und Leukämie. Nederl. Tijdschr. Geneesk. 1941, 42.
RAYNAUD, IMBERT et D'ESHOUGUES: Familiäre Belastung. Konstitutioneller familiärer Faktor in der Pathogenese der agranulocytären Symptomenkomplexe. Sang 12, 327 (1928).
REDONDO, J. PELAEZ.: Thrombopenische Blutungen. Rev. clin. españ. 4, 112 (1942).
REIMANN, H. A., and C. TH. DE BERARDINIS: Periodic (cyclic) neutropenia, an cutity, colection of 16 cases. Blood 4, 1109—1116 (1949).
REISSMANN, K.: Chronisch-agranulocytäre Myelopathie als Folge splenopathischer Markhemmung. Med. Welt 12, 16—20 (1938).
REVOL, L.: L'exploration de la moëlle osseuse par ponction sternale. Lyon: Patissier 1937.
RHEINDORF, G., u. E. WALTER: Über den Einfluß von blutstillenden Mitteln auf die Thrombocyten. Z. exper. Med. 87, 496—505 (1933).
RHOADS, C. P., and W. H. MILLER: [1] Hemolytic effect of indol in dogs fed normal diets. J. of Exper. Med. 66, 367 (1938); 67, 267—297 (1938).
— [2] Histology of bone marrow in aplastic anemia. Arch. of Path. 26, 648—663 (1938).
RHODIUS, J.: Inaug.-Diss. Bonn 1950.
RIBBERT, H.: Dtsch. med. Wschr. 1907 I, 329.
RICKES, E. L., and others: Christalline vitamin B_{12}. Science (Lancaster, Pa.) 107, 396—397 (1948).
RIETTI, F.: Die akuten Leukämien. Erg. inn. Med. 54, 397 (1938).
RIMBAUD, L., H. SERRE et P. CAZAL: Leucoblastose leucopénique avec reticulose. Tableau clinique d'une aleucie hémorragique. Sang 15, 26 (1942).
RIPPS: Inaug.-Diss. Frankfurt 1937; zit. n. HEILMEYER [3].
RITTMANN, R.: Eine bisher noch nicht beschriebene Verlaufsart aleukämischer Lymphadenose. Fol. haemat. (Lpz.) 51, 207—222 (1934).
ROBINSON, E. J., and D. R. CLIMENKO: Effects of inhalation of benzene vapors on red blood cells of rabbits. J. Industr. Hyg. 23, 232—238 (1941).
RODRIGUEZ-MOLINA, R.: Hematology of sprue, report on 100 cases in Puerto Rico. Puerto Rico J. Publ. Health a. Trop. Med. 15, 89—100 (1939).
ROEHR, H. O.: Erfolgreiche Milzexstirpation bei splenopathischer Markhemmung. Fol. haemat. (Lpz.) 51, 344—351 (1934).
RÖMER, H.: Über die intrasternale Infusion und Narkose. Med. Klin. 1946, 114.
RÖSCH, H., u. G. HOLLAND: Über „aplastische Anämie" an Hand von 3 Fällen. Fol. haemat. (Lpz.) 44, 48—61 (1931).
ROF, G. J., y J. P. BENITO: Panmyelophthise nach Salvarsanbehandlung. Rev. clin. españ. 4, 167, 172 (1942).
ROGERS, H. M., and B. E. HALL: Primary splenic neutropenia. Arch. Int. Med. 75, 192—196 (1945).
— and F. H. LANGLEY: Neutropenia associated with splenomegaly and atrophic arthritis (FELTY's Syndrome). Ann. Int. Med. 32, 745 (1950).
ROHLF, H.: Zur Anaemia leuco-erythroblastica mit Myelosklerosis (Typ VAUGHAN). Klin. Wschr. 27, 641—643 (1949).
ROHR, K.: [1] Aktuelle Agranulocytoseprobleme. Münch. med. Wschr. 1935 I, 460.
— [2] Der Ausschwemmungsmechanismus der Blutzellen aus dem Knochenmark. Med. Welt 1938 I, 96.
— [3] Der heutige Stand der Agranulocytoseforschung. Helvet. med. Acta 6, 611 (1939).
— [4] Die Tumorlehre der Leukämien. Schweiz. med. Wschr. 1943 II, 1125.
— [5] Schweiz. med. Wschr. 1944 I, 215.
— [6] Funktionelle Knochenmarkspathologie (normale und pathologische Wechselbeziehungen zwischen Markparenchym, Nerven-, Gefäß- und Knochensystem). Schweiz. med. Wschr. 1945, 773—777.
— [7] Maligne Knochen- und Knochenmarkneoplasien (vergleichende biologische und klinische Betrachtungen zwischen Knochentumoren und Leukosen). Schweiz. med. Wschr. 1947 I, 207—215.
— [8] Familiäre Panmyelophthise (Fanconi-Syndrom beim Erwachsenen). Ref. Schweiz. med. Wschr. 1948, 385; II. Tagung Schweiz. hämatol. Ges. 2. 5. 1947. — Blood 4, 130—141 (1949).
— [9] Schweiz. med. Wschr. 1949, 830.
— [10] Das menschliche Knochenmark. Stuttgart: G. Thieme 1949.
— [11] Zur Pathogenese der erythroblastischen Markinsuffizienz. Verh. dtsch. Ges. inn. Med. 58, 666 (1952).

Rohr, K., u. E. Hafter: Untersuchungen über postmortale Veränderungen des menschlichen Knochenmarks. Fol. haemat. (Lpz.) 58, 38—50 (1937).

Rohrbach, P.: Knochenmarkschädigung mit Panhämocytopenie durch Hydantoinkörper. Schweiz. med. Wschr. 80, 337—340 (1950).

Roith, O.: Technik und Wert der intrasternalen Injektionsmethode. Ihre Bedeutung für die Chirurgie. Zbl. Chir. 1948, 537.

Rolleston, H.: Critical review; harmful effects of irradiation (x-rays and radium). Quart. J. Med. 24, 101—131 (1930).

Rosenblatt, W.: Leukämie und Tuberkulose. Med. Rdsch. 1947, 180.

Rosenow, G.: Über Hirnstich-Leukocytose. Verh. Kongr. inn. Med. 40, 385—388 (1928).

Rosenthal, F., L. Wislicki u. L. Kolle: Über die chemische Beziehung von schwersten Blutgiften zu Abbauprodukten des Eiweißes. Verh. Kongr. inn. Med. 40, 340—347 (1928).

— u. F. Straus: Weitere Untersuchungen über die Blutgiftwirkung synthetischer N-Oxyamine. Verh. Kongr. inn. Med. 42, 511—516 (1930).

Rosenthal, M., and E. J. Grace: Experimental radium poisoning; bone marrow and lymphnode changes in rabbits, produced by oral administration of radium sulphate. Amer. J. Med. Sci. 191, 607—618 (1936).

Rosentul, M. A., G. M. Winnikowa u. A. A. Studniszyn: Salvarsan und die Krankheiten der blutbildenden Organe. Klin. Med. (russ.) 18, 11, 50 (1940); Ref. Med. Klin. 1946, 79.

Roth, O.: Akute Paramyeloblastenleukämie mit Ausgang in Heilung. Schweiz. med. Wschr. 73 II, 1203 (1943).

— u. B. Jasinski: Hämolytische Anämien bei Panmyelopathie und ihre Pathogenese. Helvet. med. Acta 16, 531—547 (1949).

Rousselot, L. M.: [1] Congestive splenomegaly (Banti's syndrome). Bull. N.Y. Acad. Med. 15, 188—196 (1939).

— [2] Late phase of congestive splenomegaly (Banti's syndrome) with hematemesis but without cirrhosis of liver; further observations on etiology of Banti's syndrome and effect on prognosis of certain variations in portal venous pattern. Surgery 8, 34—42 (1940).

Roussy, G., et M. Guerin: Les enseignements tirés de l'étude expérimentale des leucémies et des tumeurs du système hématopoiétique. Presse méd. 1942 II, 445—446.

Roversi, A. S., e E. Tanturri: La puntura dello sterno nella practica medica. Haematologica (Pavia) 16, 709—776 (1935).

Rudolph, W.: Folinsäure. Med. Mschr. 1947, 440.

Rundles and Jonsson: Amer. J. Med. Sci. 218, 241 (1949).

Ruppert, F.: Über das Verhalten der alkalischen Plasmaphosphatase bei Leukämien. Verh. dtsch. Ges. inn. Med. 58, 812 (1952).

Ruskin, D. B.: Fulminating dermatitis bullosa medicamentosa due to "mesantoin". J. Amer. Med. Assoc. 137, 1031—1035 (1948).

Sabin, F. R.: Bone marrow. Physiol. Rev. 8, 191—244 (1928).

Sabrazès, J., J. Bideau et Glannes: [1] Gaz. Sci. méd. Bordeaux 1937, 22, 25, 43, 46.

— — — [2] Gaz. Sci. méd. Bordeaux 1937, 58, 676.

Saifi, M. E., and J. M. Vaughan: Anaemia associated with infection. J. of Path. 56, 189—197 (1944).

Sak-Gorki, P. I.: Experimentelle Ergebnisse über den Einfluß heterogenen Blutes auf Blut und Knochenmark bei innerlicher oder rectaler Zufuhr. Klin. Med. 1939, 79.

Salzer, M., J. L. Ransohoff and H. Blatt: Primary splenic neutropenia, with report of case. Ann. Int. Med. 22, 271 (1945).

Sandkühler, St.: Einförmige Leukose und Chloromkrankheit. Dtsch. med. Wschr. 1949 I, 204.

— Akute Knochenmarkatrophie. Dtsch. med. Wschr. 1950, 1649.

Santesson, C. G.: Arch. of Hyg. 31, 336 (1897).

Santi, M.: Leucemia acuta con prestadio amielico e remissione. Riv. Clin. med. 41, 45 (1941).

Saracoglu, K.: Ein Fall von Panmyelophthise in einer Familie mit gestörtem Blutbild. Z. inn. Med. 1947, 622.

Sauerbrei, H. U.: Zum Problem der isolierten, nur die Erythropoese betreffenden aplastischen Anämie. Z. Kinderheilk. 67, 233 (1949).

Sauerteig, E.: Panmyelophthise nach Goldmedikation. Ärztl. Wschr. 1951, 827—830.

Schäfer, K.-H.: [1] Über den Einfluß von Infektionen und ähnlichen Vorgängen auf den Eisenstoffwechsel; der Einfluß von Infektionen, Intoxikationen und von Sensibilisierung gegen artfremdes Serum auf den Gesamteisengehalt als Maß für den Eisenbedarf des Organismus. Z. exper. Med. 110, 678—696 (1942).

— [2] Über den Einfluß von Infektionen und ähnlichen Vorgängen auf den Eisenstoffwechsel; die im Verlaufe von Infektionen und Intoxikationen auftretenden intermediären Eisenverschiebungen. Z. exper. Med. 110, 697—712 (1942).

— [3] Neuere Erkenntnisse auf dem Gebiete des kindlichen Eisenstoffwechsels. Ärztl. Wschr. 1947, 577.

SCHAEFER, R.: Zur Differentialdiagnose der Agranulocytose. Dtsch. Arch. klin. Med. **151**, 191 (1926).

SCHARFF, O., u. H. NEUMANN: [1] Übergang einer aplastischen Anämie in eine akute Leukämie. Dtsch. med. Wschr. **1944**, 480.

— — [2] Über eine seltene Form von Knochenmarkschädigung durch Salvarsan. Med. Klin. **1944**, 500.

SCHENCK, E. G.: Untersuchungen über das Globin bei Tieren, gesunden und kranken Menschen. Ein Beitrag zur Kenntnis der dynamischen Konstitution des Hämoglobins. Naunyn-Schmiedebergs Arch. **150**, 160—172 (1930).

SCHILLING, V.: [1] Über die Diagnose einer Milzatrophie durch den Befund von Kernkugeln als Teilerscheinung pluriglandulärer Insuffizienz. Klin. Wschr. **1924 II**, 1960—1962.

— [2] Med. Klin. **1938 II**, 1085.

— [3] Das Blutbild und seine klinische Verwertung. Jena 1944.

— [4] Über erythrophagische Megalosplenie. Med. Klin. **1952**, 508.

SCHINZ, BAENSCH, FRIEDL: Lehrbuch der Röntgenologie. Stuttgart: Georg Thieme 1950.

SCHITTENHELM, A.: Pathogenese und Einteilung der Anämien. Verh. Kongr. inn. Med. **52**, 180 (1940).

SCHLAY, H., u. M. ALBRECHT: Zur Frage der Blutzellenregeneration aus dem Reticuloendothel. Ärztl. Wschr. **1951**, 484—487.

SCHLUNGBAUM, W.: Die Strahlenkrankheit. Ärztl. Wschr. **1951**, 961—966.

SCHMIDT, H.: Myeloblastische Knochenmarksreaktionen bei Panmyelopathien. Med. Mschr. **1948**, 195.

— u. H. BLAHA: Panmyelophthise nach Behandlung mit Tb I/698. Ärztl. Wschr. **1950**, 111—113.

SCHMIDT, M. B.: [1] Über osteosklerotische Anämie und ALBERS-SCHÖNBERGsche Krankheit. Beitr. path. Anat. **77**, 158—173 (1927).

— [2] Theoretische Grundlagen der Anämien im Kindesalter. Mschr. Kinderheilk. **68**, 110—128 (1937).

SCHMIDT, W.: Beitrag zur Frage der Hypersplenie. Z. Kinderheilk. **58**, 790—795 (1937).

SCHMIDT-VOIGT, J., u. GENSCH: Thrombopenische Purpura bei Tuberkulosebehandlung mit Thiosemicarbazon (Tb I/698). Tuberkulosearzt **3**, 576—578 (1949).

SCHMIDTMANN, M.: Anatomisches zur Frage des gewerblichen Einflusses auf Blut und blutbereitende Organe. Arch. Gewerbepath. **7**, 641—652 (1937).

— H. LINNIG u. F. CAMERER: Funktionszustand und Reaktionsfähigkeit des blutbildenden Apparates bei chronischer Benzoleinatmung. Experimentelle Untersuchungen. Arch. Gewerbepath. **9**, 719 (1939).

SCHMORL: Osteomalacie mit multiplen pigmentierten Sarkomen und Knochencysten. Ref. Münch. med. Wschr. **1904 I**, 537; Verh. Ges. Natur- u. Heilk. Dresden 30. 1. 1904.

SCHNAASE, M.: Die Bedeutung des Proteolysenversuches mit Knochenmark für die postmortale Feststellung der Agranulocytose. Klin. Wschr. **1928 II**, 2342—2343.

SCHOEN, R.: Untersuchungen am Knochenmarkvenenblut des Hundes. Arch. exper. Path. u. Pharmakol. **106**, 78—88 (1925).

— u. W. TISCHENDORF: Klinische Pathologie der Blutkrankheiten. Stuttgart: Georg Thieme 1950.

SCHOLZ, H. G.: Anämisches Vorstadium bei der myeloischen Leukämie. Fol. haemat. (Lpz.) **45**, 352 (1931).

VAN SCHOONHOVEN, A. J., u. R. E. VAN BEURDEN: Hämatologische Betrachtung einer Anämie mit aplastischen Merkmalen und der Effekt der Milzexstirpation. Fol. haemat. (Lpz.) **53**, 135—142 (1935).

SCHOUSBOE, J.: Two cases of splenic control of cell emission from bone marrow. Acta med. scand. (Stockh.) **103**, 123—136 (1940).

SCHRETZENMAYR, A.: [1] Über Panmyelophthise. Med. Klin. **1935 I**, 417.

— [2] Anämiebehandlung mit Knochenmarksinjektionen. Klin. Wschr. **1937 II**, 1010—1012.

— u. H. BRÖCHELER: Über die Atmung des menschlichen Knochenmarks. Klin. Wschr. **1936 II**, 998—999.

— and R. L. LANCARTES: Sternal puncture, with special reference of its application in tropical diseases in South China. J. Trop. Med. **41**, 341—343 (1938).

SCHRIDDE, A.: Anat. H. **28**, 691 (1905).

SCHÜRER-WALDHEIM, F.: Dermat. Wschr. **114**, 305 (1942).

SCHULTEN, H.: [1] Über atypische BIERMERsche Anämien und ihre Benennung. Münch. med. Wschr. **1925 I**, 168—170.

— [2] Die Sternalpunktion als diagnostische Methode. Leipzig: Georg Thieme 1937.

— [3] Anatomie und Physiologie des Knochenmarks, Technik der Knochenmarkuntersuchung. Med. Welt **1938**, 85—90.

— [4] Über die aplastische Anämie. Verh. Kongr. inn. Med. **52**, 271—276 (1940).

Schulten, H.: [5] Erkennung und Behandlung der Leukämien. S. 55. Stuttgart: F. Enke 1942.
— [6] Lehrbuch der klinischen Hämatologie. Leipzig: Georg Thieme 1943.
— [7] Die Pathogenese der Anämien. Verh. dtsch. Ges. inn. Med. 58, 609 (1952).
Schultz, W.: [1] Die Purpuraerkrankungen. Erg. inn. Med. 16, 32—106 (1919).
— [2] Gangränescierende Prozesse und Defekt des Granulocytensystems. Ref. Dtsch. med. Wschr. 1922 II, 149; 5. Verh. Berl. Ver. inn. Med. u. Kinderheilk. 3. 7. 1922.
— [3] Akute Erkrankungen des myeloischen Systems. Verh. Kongr. inn. Med. 47, 179 (1935).
— [4] Aplasien mit besonderer Berücksichtigung der hämorrhagischen Diathese. Med. Welt 1938 I, 113—117.
— [5] Agranulocytose, Leukämie oder Typhus. Dtsch. med. Wschr. 1942 II, 752—753.
— u. E. Krüger: Monocytenleukämie. Erg. inn. Med. 56, 56—100 (1939).
Schultzer, P., u. Ch. Johannsen: Ein Fall von Marksklerose, die chronische myeloische Leukämie vortäuscht. Ugeskr. Laeg. 109, 149 (1947).
Schulz, F.: Perniziöse Anämie mit Ausgang in eine Mikro-Myeloblastenleukämie. Klin. Wschr. 1941, 264.
Schulze: Arch. klin. Chir. 118, 411 (1921).
Schulze, E., R. Franke u. E. Koch: Über myeloische Metaplasie als klinisches Syndrom. Dtsch. Arch. klin. Med. 199, 369 (1952).
— H. H. Fritze u. E. Müller: Die Wirkung des Urethans bei Leukämien. Dtsch. med. Wschr. 1947, 371—377.
Schwartz u. Heise: Amer. Rev. Tbc. 1934, 151.
Schwarz: Z. Heilk. 22, 294 (1901).
Schwarzhoff, E., u. K. Vossschulte: Über die Beeinflussung der Blutneubildung durch das Ovar beim Meerschweinchen und Kaninchen. Z. exper. Med. 107, 419—434 (1940).
Seeliger, S.: Organbefunde und ihre Bedeutung für die Pathogenese bei essentieller Thrombopenie und Aleukie. Klin. Wschr. 1924 I, 731.
Seiler, J.: Zur Frage der reaktiven Blutkrankheiten. Dtsch. Arch. klin. Med. 177, 170 (1935).
Segerdahl, E.: Ein Fall von Leukopenie mit akut myeloischem Endstadium. Fol. haemat. (Lpz.) 52, 68—77 (1934).
Selander, P.: Splenogene maligne Leuko-, Thrombo- und Erythrocytopenie. Nord. Med. 1942, 3565.
Seligmann, B.: Behandlung von durch Thiouracil entstandener Agranulocytose. J. Amer. Med. Assoc. 129, 1123 (1945).
Selling, L.: Beitr. path. Anat. 51, 576 (1911).
— and Osgood: In Downey, Handbook of Hematology. Vol. IV. New York: Hoeber 1938.
Selye, H., and H. Stone: Hormonally induced transformation of adrenal into myeloid tissue. Amer. J. Path. 26, 211—233 (1950).
Semenza: Zit. n. Heilmeyer u. Begemann.
Severin: Zbl. Hautkrkh. 70, 230.
Sézary et Boudier: Bull. Soc. méd. Hôp. Paris 47, 1795 (1931).
Siebert, W. W.: Klinische Hämatologie. München 1950.
— u. H. Eberhard: Zur Behandlung der perniziösen Anämie. Ärztl. Wschr. 1949, 673.
Siegmund, H.: Areaktive generalisierte Tuberkulose (Landouzysche Krankheit, Sepsis tuberculosa gravissima). Beitr. path. Anat. 103, 431—450 (1939).
Simmel, H.: Experimentelle und klinische Beobachtungen über Blutgiftanämie. Verh. Kongr. inn. Med. 40, 338—340 (1928).
Singer, K., A. G. Motulsky and S. A. Wile: Aplastic crisis in sickle cell anaemia. Study of its mechanism and its relationship to other types of hemolytic crisis. J. Labor a. Clin. Med. 35, 721—736 (1950).
Singer, R.: Über die Behandlung von Anämien mit B-Komplex sowie mit B-Komplex und Eisen. Wien. klin. Wschr. 1942 II, 966—970.
Sjögren, B.: Nonleucemic myeloid splenomegaly; review in connection with 2 cases of adult cryptoerythroblastosis. Nord. Med. 33, 788—790 (1947).
Smiley, R. K., G. E. Cartwright and M. M. Wintrobe: Aplastische Anämie bei Chloramphenicolbehandlung. J. Amer. Med. Assoc. 149, 914 (1952).
Smith, Carl H.: Chronic congenital aregenerative anemia (pure redcell anemia) associated with iso-immunization by blood group factor "A". Blood 4, 697—705 (1949).
Smith, S., and E. S. McCabe: Primary splenic neutropenia with arthritis (so-called Felty's syndrome). Its treatment by splenectomy. Ann. Int. Med. 29, 445—455 (1948).
Söderström, H., and E. Gripwall: Successfull treatment of case of panhemophthisis. Acta med. scand. (Stockh.) 138, Suppl. 246, 243—250 (1950).
Soika, A. Giordani: La terapia delle porpore emorragiche. Prime indagini sulla terapia ovarica. Nota prev. Riforma med. 1942, 648.
Sonnenfeld, A.: Zur Frage der aplastischen Anämie. Klin. Wschr. 1938, 1585.

SPICER, S. S., and others: [1] Prevention and treatment of agranulocytosis and leukopenia in rats given sulfanilguanidine or succinyl sulfathiazole in purified diets. Publ. Health Rep. 57, 1559—1566 (1942).

— [2] Publ. Health Rep. 58, 1542 (1943).

SPIER, J., L. E. CLUFF and W. D. URRY: Aplastic anemia following administration of thorotrast. J. Labor. a. Clin. Med. 32, 147—154 (1947).

SPIES, T. D.: Treatment of macrocytic anaemia with folic acid. Lancet 1946, 225—228.

STAEHELIN, R.: Über Agranulocytose und Panmyelophthise. Münch. med. Wschr. 1938 II, 1419—1423.

STANLEY, A. J., H. C. HOPPS and A. A. HELLBAUM: Observations on cobalt polycythemia studies on peripheral blood of rats. Proc. Soc. Exper. Biol. a. Med. 61, 130—133 (1946).

STEALY, C. L., and H. S. SUMERLIN: Polycythemia vera; final report on case under continual treatment with phenylhydrazine hydrochloride for 11 years. J. Amer. Med. Assoc. 126, 954—956 (1944).

STEIN, P.: Die Brauchbarkeit der Adrenalinlymphocytose zur Funktionsprüfung der Milz. Z. klin. Med. 108, 566—578 (1928).

STEINBRINCK, W.: Über Sepsis tuberculosa acutissima mit Agranulocytose. Med. Welt 1938 I, 381.

STERN, R., u. E. HARTMANN: Über die Merkmale seltener Bluterkrankungen. Klin. Wschr. 1928 I, 1230.

STERNBERG, C.: [1] Ärztlicher Verein in Brünn, Sitzung v. 24. 2. 1913. Wien. klin. Wschr. 1913 I, 559.

— [2] Blutkrankheiten. In Handbuch der speziellen pathologischen Anatomie und Histologie, Bd. I, 1. Berlin: Springer 1926.

— [3] Zur Frage der Leukosarkomatose. Wien. klin. Wschr. 1930 I, 714—716.

STERNBERG, F.: Thrombolytische Purpura und aplastische Anämie. Dtsch. med. Wschr. 1923 I, 81—83.

STODTMEISTER, R.: [1] Knochenmarks- und Blutbild bei der chronischen gewerblichen Benzolvergiftung. Arch. klin. Med. 182, 459 (1938).

— [2] Die biologische Bedeutung der Knochenmarkshyperplasie bei aplastischer Anämie und verwandten aregeneratorischen Knochenmarkszuständen. Klin. Wschr. 1940 II, 1029.

— [3] Spätschäden der leukopoetischen Knochenmarksfunktion durch Benzol und Pyramidon. Dtsch. med. Wschr. 1941 I, 263—265.

— [4] Osteomyelosklerose; Anämien; Phosphatase (Aussprache). Verh. dtsch. Ges. inn. Med. 58, 714 u. 821 (1952).

— u. K.-G. BAUM: Blutbildungsstörungen in der Schwangerschaft. Mitteilungen I—IV. Hippokrates 1942, 139—142, 159—162, 179—186, 199—204.

— u. P. BÜCHMANN: [1] Die funktionell-pathologischen Beziehungen zwischen aplastischer Anämie und akuten Leukämien. Erg. inn. Med. 60, 367 (1941).

— — [2] Myeloblastenleukämie und myeloblastische Reaktion. Klin. Wschr. 1941 I, 475.

— — [3] Über aplastisch-anämische Krise in der Schwangerschaft. Klin. Wschr. 1942 II, 710.

— — [4] Über essentielle Knochenmarksinsuffizienz. Klin. Wschr. 1942 II, 729.

— — [5] Die Bedeutung des Knochenmarkbildes der Anämien und ihre Behandlung. Ther. Gegenw. 84, 46 (1943).

— — [6] Bluttransfusionen und Eisentherapie bei akuten Blutungen. Ther. Gegenw. 1946, 17.

— u. S. SANDKÜHLER: Knochenmarkatrophie und Knochenmarkfibrose. Dtsch. med. Wschr. 1951, 1431—1433.

STOKSTAD, E. L. R., and T. H. JUKES: Absence of appreciable L. casei faktor effekt in antipernicious anemia liver extract. Proc. Soc. Exper. Biol. a. Med. 62, 112—113 (1946).

STORTI, E.: [1] Contributo allo studio della mielosi eritremica. Mielosi eritremica splenomegalica con aplasia mieloide (osservazione personale). Haematologica (Pavia) 17, 393—459 (1936).

— [2] Les leucémies expérimentales provoquées. Sang 14, 273 (1941).

STRAUSS, A. M.: Erythrocyte aplasia following sulfathiazole. Amer. J. Clin. Path. 13, 249—252 (1943).

STRUMIA, M. M.: Agranulocytosis and acute leukemia. Amer. J. Med. Sci. 187, 826 (1934).

STURGEON, PH.: Aplastische Anämie bei Chloramphenicolbehandlung. J. Amer. Med. Assoc. 149, 918 (1952).

STURM, A.: Zweijährige Erfahrungen mit Thiosemicarbazonen (Tb I/698) bei schweren Lungentuberkulosen. Dtsch. med. Wschr. 1949, 726.

SULZBERGER, M. B., and R. L. BAER: Development and use of BAL, review with particular reference to arsenical dermatitis. J. Amer. Med. Assoc. 133, 293—296 (1947).

SWEITZER, S. E., H. A. CUMMING and G. D. MCAFEE: Lymphosarcoma treated with nitrogenmustard. Arch. of Dermat. 61, 12—19 (1950).

SWIRTSCHEWSKAJA: Virchows Arch. 262, 1 (1926).

Szodoray: Zbl. Hautkrkh. 55, 419 (1937).

Szonell, W.: Beitrag zur Pathogenese der akuten Erkrankungen des blutbildenden Systems. Klin. Wschr. 1940 II, 1137.

Tamalet, L.-J.: Agranulocytose totale au cours d'une fièvre typhoide. Sang 14, 521 (1941).

Tanaka, M., M. Miyake, F. Takaki, Z. Ishii u. I. Hirayama: Statistische Untersuchungen über die schweren progressiven Anämien und einige pathologisch-anatomische Untersuchungen über die aplastischen Anämien. Trans. Soc. Path. Jap. 27, 214 (1937).

Tanzi, B.: [1] L'azione della follicolina iniettata nel midollo osseo sulla crasi sanguigna. Boll. Soc. ital. Biol. sper. 16, 507 (1941).
— [2] Le modificazioni della crasi sanguigna prodotte da iniezioni endomidollari di siero di sangue di cavie anemizzate. Boll. Soc. ital. Biol. sper. 16, 509 (1941).

Tausseg and Schnoebelen: J. Amer. Med. Assoc. 97, II, 1757 (1931).

Taylor, S. G., G. U. Hass, J. L. Crumrine and D. P. Slaughter: Cancer (N.Y.) 3, 493.

Teleky, L.: Berufliche Radiumschädigungen. Wien. klin. Wschr. 50, 619—623 (1937).

Thaddea, S.: [1] Beitrag zum Blutbild bei Dysthyreose. Dtsch. Arch. klin. Med. 168, 199—202 (1930).
— [2] Nebennierenrinde und Leukocytenreaktion. Med. Welt 1938 I, 123—126.
— [3] Die Prognose der Agranulocytose. Dtsch. med. Wschr. 1941 II, 1208—1212.
— [4] Die menschlichen Leukämien in allgemein klinischer Betrachtung. Dtsch. Arch. klin. Med. 191, 421 (1943).
— [5] Die Sternalpunktion und ihre klinische Verwertung. Stuttgart: F. Enke 1943.
— u. D. Bakalos: Über die unabhängige Stellung und Reaktion der weißen Blutzellen. Med. Klin. 1944, 374.

Theilkäs, E.: Albers-Schönbergsche Marmorknochenkrankheit mit eigenartigen Veränderungen des Brustbeins bei Vater und Sohn. Radiol. clin. (Basel) 19, 1 (1950).

Thiele, H., u. L. Meissner: Abgrenzung der idiopathischen aplastischen Anämie von den Hämoblastosen und Beitrag zur Tumorproblematik der myeloischen Leukämie. Dtsch. med. Rdsch. 1949, 501.

Thoenes u. Aschaffenburg: Abh. Kinderheilk. 35, 1 (1934).

Thompson, W. P.: Pathogenesis of Banti's disease. Ann. Int. Med. 14, 255—262 (1940).
— M. N. Richter and K. S. Edsall: An analysis of 10 so-called aplastic anemias. Amer. J. Med. Sci. 187, 77 (1934).

Thums, K.: Über Aleukia haemorrhagica (Frank). Z. klin. Med. 116, 697—716 (1931).

Tischendorf, W.: [1] Die Bedeutung des Reticulums für die normale und pathologische Erythropoese. Dtsch. Arch. klin. Med. 187, 556—576 (1941).
— [2] Hämatologische Probleme zur Tumorauffassung leukämischer und erythrämischer Erkrankungen. Dtsch. Arch. klin. Med. 188, 600 (1942).
— [3] Lymphosarkomatose und Leukämiebegriff. Dtsch. med. Wschr. 1946, 220—224.
— u. W. Naumann: Funktionelle Beziehungen zwischen Knochenmark und Knochen. Dtsch. Arch. klin. Med. 193, 533—554 (1948).

Töppner, R.: Die Wirkung der Röntgenstrahlen auf das Knochenmark. Experimentelle Untersuchungen an der Ratte. Z. exper. Med. 109, 369 (1941).

Trautwein, H.: Über Panmyelopathie. Dtsch. med. Rdsch. 1948, 214.

Tschesche, R.: Folinsäure, ein neuer Wirkstoff der Vitamin B-Gruppe. Angew. Chem. A 59, 65 (1947).

Tudyka, J.: Über einen Fall von Panmyelophthise mit weitgehender Besserung. Klin. Wschr. 1930 I, 696—697.

Tünnerhoff, F.: Untersuchungen über den Einfluß der Unterernährung auf das Blut und das Knochenmark des Menschen. Dtsch. Arch. klin. Med. 196, 697 (1950).

Türk, W.: Septische Erkrankungen bei Verkümmerung des Granulocytensystems. Wien. klin. Wschr. 1907, 157.

Tullis, J. L., and Sh. Warren: Gross autopsy observations in animals exposed at Bikini; preliminary report. J. Amer. Med. Assoc. 134, 1155—1158 (1947).

Tzanck, A., A. Dreyfuss et M. Jais: Hémopathie postbenzolique et leucoblastose médullaire. Sang 11, 550—556 (1937).

Uffenorde, H.: Virchows Arch. 287, 555 (1930).

Ugriumow, B., u. J. Idelsohn: Ein Beitrag zur Kenntnis der aplastischen Anämie. Dtsch. Arch. klin. Med. 157, 257—262 (1927).

Ullrich, O.: [1] Zur Systematik aregeneratorischer und hyperplastischer Reaktionen des Blutsystems. Z. Kinderheilk. 53, 487—526 (1932).
— [2] Blutbild und reticuloendotheliales System. Mschr. Kinderheilk. 56, 189—194 (1933).

Undritz: [1] Helvet. med. Acta 16, 347 (1949).
— [2] Anämien; Panmyelophthise (Aussprache). Verh. dtsch. Ges. inn. Med. 58, 716 (1952).

Unverricht: Thyreoidea und Erythropoese. Klin. Wschr. 1923 I, 166.

UPHAM, J. H., and G. I. NELSON: Fetal liver feeding in aplastic anemia; report of case. J. Missouri Med. Assoc. 27, 1—5 (1930).
VANNOTTI, A.: Anémies hypoplastiques par splénomegalie. Helvet. med. Acta 1949, 338—349.
VAQUEZ et AUBERTIN: [1] Gaz. méd. Hôp. Paris 1904, 328.
— — [2] Bull. Soc. méd. Hôp. Paris 18. März 1904.
VERCO: Brit. J. Radiol. 11, 311 (1938).
VAUGHAN, J. M.: Leuco-erythroblastic anemia. J. of Path. 42, 541 (1936).
— and C. V. HARRISON: Leucoerythroblastic anaemia and myelosclerosis. J. of Path. 48, 339 (1939).
VAUGHAN, S. L.: Aplastic anemia. N.Y. State J. Med. 42, 978—985 (1942).
VEIL, W. H.: [1] Der Rheumatismus und die streptomykotische Symbiose. Stuttgart: F. Enke 1939.
— [2] Verh. Kongr. inn. Med. 1947, 240.
VERZÁR, F., u. A. ZIH: Bilirubin als mögliches hämopoetisches Hormon. Klin. Wschr. 1928 I, 1031—1032.
VOGT, A.: Osteosklerose bei Blutkrankheiten. Die osteosklerotische Anämie vom Typus M. B. SCHMIDT und die osteosklerotische Anämie. Fortschr. Röntgenstr. 71, 697—717 (1949).
VOIT, K., u. G. LANDES: Zur Pathogenese der akuten Myeloblastenleukämie. Klin. Wschr. 1938 I, 885.
VONKENNEL, J.: Zum Symptomenkomplex der Agranulocytose. Festschr. f. ZIELER, Sonderdr. Med. Klin. 1934, 123—128.
— u. A. SCHÖBERL: BAL und die Behandlung der Syphilis und Psoriasis mit thiolopriven Substanzen. Med. Mschr. 1949, 561.
VUILLEUMIER, P.: Über die parenterale Eisentherapie der Anämien. Schweiz. med. Wschr. 1946 I, 50.
WAITZ, R., et J. WARTER: Contribution à l'étude des myéloses aleucémiques; splénomegalie myéloide, érythroblastique et mégacarycytaire, mégacaryocytose et sclérose des la moëlle osseuse, splénectomie. Ann. Méd. 33, 344—364 (1938).
WALLBACH, G.: Über die Wirkung von kleinsten Mengen von Thorium X und von Benzol auf das weiße Blutbild. Z. exper. Med. 87, 340—358 (1933).
WALTERHÖFER, G.: Die Veränderungen des weißen Blutbildes nach Adrenalininjektionen. Dtsch. Arch. klin. Med. 135, 208—223 (1921).
WALTNER, K., u. K. WALTNER: Kobalt und Blut. Klin. Wschr. 1929, 313.
WARR: J. Amer. Med. Assoc. 91, 722 (1928).
WARREN, SH.: IV. internat. Kongr. f. Krebsforschung, St. Louis, Missouri 1947; Ref. Dtsch. med. Rdsch. 1949, H. 1.
WATERS, L. L., and C. STOCK: BAL (British antilewisite). Science (Lancaster, Pa.) 102, 601—606 (1945).
WATSON, C. J., and others: Possible effectiveness of L. casei factor ("folic acid") concentrates on refractory anemia and leukopenia, with particular reference to leukopenia following radiation therapy. Amer. J. Med. Sci. 210, 463—470 (1945).
WEBER, F. P.: Erythroblastaemia and its value in diagnosis of neoplastic infiltration of bone-marrow. Lancet 1940 I, 1077—1078.
— u. W. WEISSWANGE: Aplastische Anämie und Leukämie. Dtsch. Arch. klin. Med. 176, 422 (1934).
DE WEERDT, W.: Recherches hématologiques sur la biopsie médullaire; la moelle normale. Rev. belge Sci. méd. 11, 297—325 (1939).
WEGELIN: Beitr. path. Anat. 84, 299 (1933).
WEICKER, B., u. E. SCHMITZ-CLIEVER: Zur Klinik und Pathogenese der Marmorkrankheit. Z. klin. Med. 146, 633—643 (1950).
WEIGELIN u. v. MUTIUS: Zit. n. HEILMEYER u. BEGEMANN.
WEIL, M. P., V. OUMANSKY et L. LANGLOIS: Anémie aplastique hémorragique consécutive à la chrysothérapie. Ann. Med. (Am.) 44, 78 (1938).
WEIL, P. E.: [1] La leucémie post benzolique. Bull. Soc. méd. Hôp. Paris 48, 193—198 (1932).
— [2] Un cas de crypto-leucémie lymphatique chez un radiologiste. Sang 11, 548—550 (1937).
— [3] Myélose aplastique infantile familiale avec malformations et troubles endocriniens. Contribution à l'étude du syndrome de FANCONI. Sang 12, 369—389 (1938).
— et A. ASCHKENASY: Un cas de crypto-leucémie lymphatique sans splénomégalie ni adeno-pathies simulant une anémie grave aplastique. Sang 12, 359—362 (1938).
— P. CHEVALLIER et G. SÉE: Splénomégalie myéloide mégacaryocytaire amyélocythémique. Sang 7, 733—789 (1933).
— et P. ISCH-WALL: Bull. Soc. méd. Hôp. Paris 1922.
— P. ISCH-WALL et S. PERLÈS: La ponction de la rate. Paris: Masson & Cie. 1936.
— et S. PERLÈS: Bull. Soc. méd. Hôp. Paris III 54, 398 (1939).

Weil, P. E. et R. Stieffel: Anémies graves et retrecissement de l'intestin. Bull. méd. 48, 56—59 (1934).

Weis et Lacasagne: Zit. n. Schulten [6].

Weisberger, A. S., and others: Transfusion of leukocytes labeled with radioactive phosphorus. J. Clin. Invest. 29, 336—341 (1950).

Weiss, H. A., and W. T. Collins: Chronic neutropenia: Favorable response following splenectomy. Blood 4, 238 (1949).

Weissbecker, L.: [1] Die Kobalttherapie. Dtsch. med. Wschr. 1950, 116—118.

— [2] Kobalt als Spurenelement und Pharmakon. Stuttgart 1950.

— u. R. Maurer: Kobaltwirkungen am Menschen; vorläufige Mitteilung. Klin. Wschr. 1947, 855—856.

Weissenbach, R. J., J. Martineau, J. Brocard et A. Malinsky: Anémie grave avec neutropénie et syndrome hémorragique après chrysothérapie. Bull. Soc. méd. Hôp. Paris III 52, 1071—1076 (1936).

Weitz, W.: Über einen von Anfang an beobachteten Fall von myeloischer Leukämie bei einer Röntgenlaborantin. Klin. Wschr. 1938 II, 1579.

Welch, C. St., and W. Dameshek: Splenectomy in blood dyscrasias. New England J. Med. 242, 601—606 (1950).

Wendt, H.: Myeloische Insuffizienz. Med. Klin. 1948, 537.

— u. G. Landes: Generalisierte Atherosklerose der Venen mit peripheren Durchblutungsstörungen und Banti-Syndrom. Med. Klin. 1946, 159.

Weyeneth, R.: Die atrophische lymphocytäre Thyreoiditis, ein Fall unter dem Bilde einer aplastischen Anämie und malignen Thrombopenie verlaufend. Arch. klin. Med. 188, 549 (1942).

Wheelihan, R. Y.: Granulocytic aplasia of bone marrow following use of arsenic. Amer. J. Dis. Childr. 35, 1032—1037 (1928).

Whipple, G. H., and F. S. Robscheit-Robbins: Amino acids and hemoglobin production in anemia. J. of Exper. Med. 71, 569—583 (1940).

Whitby, L. E. J., and C. J. C. Britton: Disorders of the blood. Blakiston: Churchill 1946.

Wiedemann, H.-R.: Quecksilbervergiftung mit Agranulocytose bei einem Kleinkinde. Arch. Kinderheilk. 132, 127.

Wienbeck, J.: [1] Das Knochenmarkbild bei Myelophthisen. Virchows Arch. 303, 60—80 (1938).

— [2] Zbl. Path. 71, Erg.-H. 495 (1939).

— [3] Die menschliche Leukämie (Leukose) und die leukämoiden Veränderungen. Jena: Gustav Fischer 1942.

Wilkinson, J. F.: L'anémie achrestique. Rev. belge Sci. méd. 10, 191—199 (1938).

Willi, H.: Über Agranulocytose im Kindesalter. Maligne Granulocytopenien mit hämorrhagischer Diathese und anschließender starker myeloischer Reaktion. Jb. Kinderheilk. 142, 102—128 (1934).

Williams, M. L., and W. M. Kelsey: Splenic panhematopenia in children. Amer. J. Dis. Childr. 79, 862—867 (1950).

Wilson, L. E., M. S. Harris and others: Aplastische Anämie bei langdauernder Behandlung mit Chloramphenicol. J. Amer. Med. Assoc. 149, 231 (1952).

Windholz, F., and S. E. Forster: Bone sclerosis in leukemia and in non leukemic myelosis. Am. J. Roentgenol. 60, 61 (1949).

Windolp, R., u. P. Arnolds: Über einen weiteren Fall von Agranulocytose unter der Behandlung mit Tb I/698. Med. Klin. 1950, 1058.

van Winkle, W. jr., S. M. Hardy, G. R. Hazel, D. C. Hines, H. Sidney Newcomer, E. A. Sharb and W. N. Sisk: Clinical toxicity of thiouracil, survey of 5745 cases. J. Amer. Med. Assoc. 130, 343—347 (1946).

Wintrobe, M. M.: [1] N.Y. J. Med. 42, 978 (1942).

— [2] Clinical Hematology. Philadelphia: Lea & Febiger 1947.

— A. Stowell and R. M. Roll: Report of case of aplastic anemia following gold injections in which recovery occured. Amer. J. Med. Sci. 197, 698—706 (1939).

Wisemann, B. K., and C. K. Doan: [1] J. Clin. Invest. 18, 473 (1939).

— — [2] Die splenopathische Neutropenie. Ann. Int. Med. 16, 1097 (1942).

Wolff, E.: Agranulocytose und Myeloblastenleukämie als Reaktionsformen auf denselben Effekt bei zwei Geschwistern. Fol. haemat. (Lpz.) 44, 38—47 (1931).

Wolk, F.: Akute allergische Panmyelopathie nach BCG-Impfung. Tuberkulosearzt 1952, 33.

Wollheim, E.: Schweiz. med. Wschr. 1943 I, 233.

Wortis, H.: Osteopetrosis (marble bones). Amer. J. Dis. Childr. 52, 1148—1157 (1936).

Wyatt, J. P., and S. C. Sommers: Chronic marrow failure, myelosclerosis and extramedullary hematopoiesis. Blood 5, 329—347 (1950).

YTREHUS, O.: Leukämieähnliche Reaktion bei einem Fall von Krebsmetastasen in Knochen-mark und Milz. Nord. Med. 1941, 2144.
ZACCARIA: Atti Congr. ital. Radiol. med. 2, 185 (1932).
ZADEK, J.: [1] Zur Frage der Agranulocytose. Med. Klin. 1925 I, 695.
— [2] Tierexperimentelle Ergebnisse mit dem zur Behandlung der Leukämie verwendeten Radiothorium. Fol. haemat. (Lpz.) 47, 210 u. 418 (1932).
ZANATY, A. F.: Sternal puncture in pernicious and achrestic anaemia. Cairo a. Lond. Lancet 1937, 1365—1367.
ZINNINGER, P.: Granulocytopenia; report of 2 cases. J. Amer. Med. Assoc. 102, 518—521 (1934).
ZONDEK, H.: Der Einfluß kleiner Thyreoidinmengen auf das rote Blutbild. Dtsch. med. Wschr. 1922 II, 1033—1034.
ZUELZER, W. M.: Folic acid therapie in anemias of infancy and childhood. J. Amer. Med Assoc. 131, 7 (1946).

A. Einleitung.

Obwohl das Krankheitsbild der Panmyelophthise erstmalig bereits vor 65 Jahren beschrieben wurde (EHRLICH 1888), enthält es noch heute viele unge-klärte Probleme. Trotz wiederholter Beschreibungen entsprechender Fälle hielt noch NAEGELI (1931) die Panmyelophthise für eine Variante anderer Anämien bzw. für das Endstadium verschiedenster Blutkrankheiten und schlug daher den symptomatischen Namen „Panmyelopathie" vor. Wenn es auch mittlerweile keinem Zweifel mehr unterliegen kann, daß es primär aplastische Bluterkran-kungen gibt (HEILMEYER, HOFF, STODTMEISTER und BÜCHMANN), so sind doch in jüngster Zeit — zum mindesten im Einzelfall — differentialdiagnostische Bedenken angemeldet worden (PALMÉN, HEILMEYER u. a.). Das liegt nicht zuletzt daran, daß die Knochenmarksmorphologie der Panmyelophthise ver-schieden beurteilt wird. Während z. B. FIESCHI nur solche Fälle als echte Panmyelophthisen bezeichnet, bei denen eine einfache Rarefizierung des Marks ohne qualitative oder prozentuale Veränderungen seiner Zusammensetzung vor-liegt, und HEILMEYER u. a. beim Nachweis unreifer Zellen an verkappte leuk-ämische Bilder denken, wird von anderer Seite gerade die Unreife des Marks für ein wesentliches Charakteristikum der Erkrankung gehalten und dementsprechend eine Reifungsstörung oder Ausschwemmungshemmung als maßgebende Krank-heitsursache angenommen.

Diese Diskrepanzen mögen der Grund sein, weshalb trotz einer recht großen Zahl von Einzelveröffentlichungen die Versuche einer zusammenfassenden Darstellung bisher spärlich geblieben sind. Die aufgezeigte Problematik ist jedoch so aktuell und über den Rahmen des Krankheitsbildes „Panmyelophthise" hinausreichend, daß eine Sichtung und Zusammenstellung der bisher vorliegenden Befunde aus der Literatur und dem eigenen, relativ großen Material angezeigt erschien.

Die vorliegende Arbeit bezweckt daher, einen Überblick über die Panmyelo-phthise (Klinik, Morphologie, Pathogenese und Therapie) und die ihr verwandten Krankheitsbilder zu geben unter möglichst vollständiger Erfassung der Literatur, deren zahlreiche, vorwiegend kasuistische Publikationen bisher meist einzeln zusammengesucht werden mußten.

Sie wird sich dabei speziell mit den eben angedeuteten Fragen ihrer Begriffs-bestimmung und Einordnung in den Rahmen der aplastischen Blutkrankheiten, mit ihrer Zellmorphologie und mit der Abgrenzung und den klinischen und pathogenetischen Beziehungen gegenüber den Leukämien befassen müssen und etwa divergierende Auffassungen gegenüberzustellen, sowie das sich uns nunmehr daraus ergebende Gesamtbild zu entwickeln haben.

B. Das Krankheitsbild der Panmyelophthise.

1. Geschichtliches und Begriffsbestimmung.

1888 berichtete EHRLICH über eine 21jähr. Patientin, die an einer schweren Anämie und Leukopenie mit multiplen Blutungen und Zahnfleischnekrosen litt und bei der sich trotz hochgradiger Verminderung des Hämoglobins und der roten Blutkörperchen keine kernhaltigen Erythrocyten oder sonstige Regenerationszeichen nachweisen ließen; da sich auch bei der Sektion im Femur nur schwefelgelbes bis rötlich-gelbes Fettmark fand, nannte er die Erkrankung „aplastische Anämie". 1900 stellte ENGEL in einem ähnlichen Falle fest, daß auch die platten Knochen kein blutbildendes Mark mehr enthielten; beim Quetschen der Rippen, bei dem normalerweise das Mark als dicke, rote Masse austritt, entleerte sich nur schmutzig-graue, wäßrige Flüssigkeit, in der mikroskopisch keine Zellen zu finden waren. Es folgten bald weitere Beschreibungen von PAPPENHEIM, der die Krankheit „asthenische oder paralytische Anämie" nannte und bei einer späteren Veröffentlichung erstmals das Wort „Panmyelophthise" gebrauchte, von HIRSCHFELD, der von „aregeneratorischer Anämie" sprach, und von TÜRK, der eine Verkümmerung des Granulocytenapparates als wesentliche Krankheitsursache ansah. 1912 gab HIRSCHFELD eine erste, zusammenfassende Darstellung aus 41 Fällen. FRANK bezeichnete 1915 die sehr akut mit hämorrhagischer Diathese und Nekrosen verlaufenden Fälle als „Aleukia haemorrhagica", ein Name, der vielfach zur Abgrenzung gegenüber den mehr chronischen Formen, bei denen die Anämie führend ist, beibehalten wurde (ULLRICH). Weitere Beobachtungen zeigten, daß trotz klinisch charakteristischen und voll ausgebildeten Krankheitsbildes das Knochenmark bei der Sektion nicht in jedem Fall, wie erwartet, aplastisch ist, sondern daß es eine relativ große Zahl von Fällen gibt, bei denen sich ein durchaus zellreiches, manchmal sogar ausgesprochen hyperplastisches Mark findet.

Besonders unter dem Eindruck dieser Tatsache ist immer wieder versucht worden, neue und bessere Namen für die Erkrankung zu finden. Neben den Ausdrücken Amyelie (KLEMPERER) oder Amyelhämie (KAZNELSON) wurden Aplastikämie, Acythämie, Myelo- oder Panmyelotoxikose (BEHR, BOCK, REISSMANN), Panmyelopathie (NAEGELI), Panhämophthise oder Panhämocytophthise (STODTMEISTER und BÜCHMANN), Osteomyelose (OESTREICH) usw. vorgeschlagen. Keiner dieser Namen, auch nicht der das Krankheitsbild am ehesten umreißende der „progressiven Hypocythämie" von THOMPSON, RICHTER und EDSALL hat sich jedoch einbürgern können. Die meisten Autoren sprechen daher weiter von „aplastischer Anämie", eine Bezeichnung, die deshalb unglücklich erscheint, weil das Wort Anämie im allgemeinen der alleinigen Verminderung der roten Blutkörperchen vorbehalten ist und infolgedessen zu Mißverständnissen führt, da sie teils für das gesamte Krankheitsbild, teils für die reinen Erythropoesestörungen gebraucht wird, oder sie verwenden den Namen „Panmyelopathie", während das Wort Panmyelophthise nur auf die Fälle mit echtem Markschwund (Fett- oder Fasermark) beschränkt werden soll. Der Ausdruck „Panmyelopathie" ist durch NAEGELI, der die aplastische Anämie noch nicht als eigenes Krankheitsbild anerkannte, sondern für das Endstadium verschiedenartiger Zustände hielt, vorgeschlagen worden, erscheint aber allzu farblos und drückt nicht einmal die Minderfunktion aus, so daß z. B. ASKANAZY die Polycythämie als „Panmyelopathia hyperplastica" bezeichnet und entsprechend die Panmyelophthise mit dem Zusatz „atrophica" belegt. Andererseits ist es nicht recht verständlich, weshalb, wie manche Autoren meinen, das Wort „aplastische Anämie" ein *klinisches* Zustandsbild bezeichnet, bei dem die „Aplasie" das Verhalten der Zellen in der *Peripherie* charakterisieren soll, während das Wort „*Phthise*" auf das *Mark* bezogen werden muß und somit „Panmyelophthise" nur ein pathologisch-anatomischer Begriff sein kann (SCHULTEN [6], STODTMEISTER und BÜCHMANN [1]). Nachdem sich bisher keiner der erwähnten anderen Namen durchsetzen konnte, erscheint es uns am zweckmäßigsten, das im internationalen Sprachgebrauch eingeführte Wort „*Pan-myelo-phthise*" beizubehalten und es so zu definieren, daß damit ein *Schwund aller* aus dem *Mark* stammenden Zellen im peripheren Blut gemeint ist. (Auf den übergeordneten Begriff der „essentiellen Knochenmarksinsuffizienz" nach STODTMEISTER und BÜCHMANN [1] — oder auch der „myeloischen Insuffizienz" nach HOFF [9] — wird später noch einzugehen sein.) Im nachfolgenden ist somit unter Panmyelophthise dasjenige Krankheits- bzw. Symptomenbild verstanden, bei dem infolge mangelnder Regeneration, Reifung oder Ausschwemmung alle drei aus dem Mark stammenden Zellgruppen (Erythrocyten, Leukocyten und Thrombocyten) im peripheren Blut mehr oder weniger hochgradig vermindert sind, ohne Rücksicht auf den pathologisch-anatomischen Befund des Knochenmarks und die Geschwindigkeit des Krankheitsverlaufes.

Neben Panmyelophthisen, die sich ohne erkennbare Ursache anscheinend endogen entwickeln (essentielle oder idiopathische Panmyelophthise), wurden schon frühzeitig auch Fälle bekannt, die auf eine bestimmte äußere Schädlichkeit zurückgeführt werden konnten. Im Jahre 1897 beschrieb Santesson erstmals 9 Fälle von Benzolvergiftung bei Arbeiterinnen einer Fahrradschlauchfabrik, in der Benzol als Kautschuklösungsmittel verwendet wurde; sie verliefen unter dem typischen Bild der Panmyelophthise mit Leukopenie, Anämie und schwerer hämorrhagischer Diathese und endeten bei 4 Kranken tödlich. Außer solchen echten Intoxikationen durch gewerbliche Gifte, unter denen das Benzol bis heute das weitaus wichtigste geblieben ist, wurden später gleichartig verlaufende, überwiegend auf allergischen Vorgängen beruhende Schädigungen bei der Verwendung bestimmter Arzneimittel, vor allem des Salvarsans und einiger Schwermetallpräparate sowie mancher Antibiotica und anderer neuerer Mittel beobachtet. Die Einführung der Röntgenstrahlen in die Therapie und der Umgang mit Radium haben ebenfalls Panmyelophthisen zur Folge gehabt; so ist neben einer Reihe von Röntgenologen offenbar auch Madame Curie einer Strahlenschädigung des Knochenmarks zum Opfer gefallen (Heilmeyer und Begemann). Schließlich können schwere Infektionen verschiedener Art zum Bild der Panmyelophthise führen. Während sich alle diese Zustände von den echten Panmyelophthisen klinisch gar nicht oder nur unwesentlich unterscheiden, weist das 1866 von Gretsel aus der Griesingerschen Klinik unter dem Namen „Anaemia splenica" zum ersten Mal beschriebene, heute vorwiegend als „splenopathische Markhemmung" bezeichnete Syndrom in klinischer, pathogenetischer und therapeutischer Hinsicht eine Reihe von Besonderheiten auf, so daß es getrennt besprochen werden muß (Kapitel D, 2). Das gilt in gleicher Weise für die Osteosklerose und andere markverdrängende oder -verödende Prozesse wie Carcinosen und schwere, konsumierende Allgemeinerkrankungen, bei denen das Bild der Panmyelophthise mehr als Begleitsymptom auftreten kann. Sie gehören nicht zur Panmyelophthise im eigentlichen Sinne, sollen aber kurz vergleichsweise erörtert werden. Die akute Schultzsche Agranulocytose, die trotz mancher Übergänge ein Krankheitsbild für sich ist und vor einigen Jahren von H. E. Bock [5] eingehend beschrieben wurde, wird dagegen nur dort erwähnt werden, wo sie zur Erläuterung analoger Verhältnisse bei der Panmyelophthise dienen kann.

2. Häufigkeit und Verteilung.

Nach der Erstbeschreibung Ehrlichs sind rasch weitere Veröffentlichungen erfolgt, so daß Kaznelson bereits 1916 mehr als 50 Fälle in der Literatur fand, von denen jedoch mit den heutigen diagnostischen Mitteln eine Reihe als nicht zur Panmyelophthise gehörig auszusondern wären (Perniciosa, M. Werlhof, aleukämische Leukose usw.). Chassel nahm nach entsprechender Auswahl 1929 noch 70 einigermaßen sichere Fälle an. Die Krankheit war somit bis vor kurzem im ganzen gesehen recht selten. In der Univ.-Klinik in Halle wurden bis 1929 innerhalb von 10 Jahren nur 4 Fälle beobachtet, von denen einer fraglich war (Brugsch [1]). Seitdem scheint eine gewisse Häufung eingetreten zu sein: In der Baseler Klinik wurden von 1915—25 zwei, von 1926—38 zwölf Panmyelophthisen beobachtet (STAEHELIN). HEILMEYER sah in Jena 1925—29 keine, von 1929—34 fünf, von 1935—39 dreiundzwanzig Fälle. Ähnliche Berichte liegen aus Stockholm, Köln und Athen vor (KÜPPER, LICHTENSTEIN, DANOPOULOS, MARATOS, ANGELOPOULOS und KATSAS). Im eigenen Material entfallen auf die Jahre von 1920—29 zwei, von 1930—39 zehn und von 1940—49 vierundzwanzig Fälle. Diese Zunahme geht etwa parallel der der akuten Leukämien, die auch in anderen Punkten Beziehungen zur Panmyelophthise haben (s. unten). Ein Teil der Zunahmen mag vielleicht durch Verbesserung der Diagnostik bedingt sein. Im ganzen ist aber auf Grund der Beobachtungen großer Kliniken, die sich schon seit Jahrzehnten mit hämatologischer Diagnostik befassen und die entsprechenden Fälle zugewiesen bekommen, an einer echten Häufung der Erkrankung nicht zu zweifeln, ohne daß bisher eine Ursache dafür ersichtlich ist. Auch die Zunahme von exogenen Knochenmarksschädigungen (Benzol-, Salvarsanintoxikationen usw.) macht nur einen Teil der Fälle — bei uns in den letzten 10 Jahren höchstens 6 von 24 — aus.

Was die Verteilung anbetrifft, so sind nach NORDENSON [4] alle Rassen, beide Geschlechter und alle Altersklassen befallen. Gewisse Unterschiede sind aber doch zu erkennen. Nach IRGANG soll die Panmyelophthise bei Negern besonders selten sein, während eine rassenmäßige Häufung bei den Japanern vorzuliegen scheint, bei denen umgekehrt die perniziöse Anämie wesentlich seltener vorkommt (OSATO und Mitarbeiter, TANAKA und Mitarbeiter). In Japan soll auch die Zahl der erkrankten Frauen größer sein (KATSUNUMA), während bei uns nach SCHULTEN die Männer überwiegen. HEILMEYER hält die Geschlechtsverteilung für annähernd gleich. Unter unseren 36 Patienten waren 20 Männer und 16 Frauen.

Auffallend ist die relativ starke Beteiligung *jüngerer* Menschen. Nach WINTROBE fällt die Mehrzahl der Erkrankungen in das 15.—30. Lebensjahr. Unter unseren Patienten waren mehrere 13-, 14- und 15jährige, insgesamt 8 Jugendliche bis zum 20. Lebensjahr. Bei Kleinkindern ist die Krankheit dagegen seltener. BENECKE und KLEINSCHMIDT haben die ersten Fälle beschrieben. OPITZ konnte 1931 erst 9 Fälle bei Kleinkindern in der Literatur finden. WILLI führt bei weiter gefaßtem Maßstab 31 Fälle an. Seitdem wurden einige weitere Fälle bekannt (GLANZMANN [3], HOENIG, HOTZ, ILLING, KIMURA und KUMAGAI, LEIBER, MURALTER, PARCHATKA, ULLRICH). Einen anscheinend kongenitalen Mangel der Erythropoese haben ESSER und FREUDENBERG, sowie HOYER und neuerdings SAUERBREI beschrieben (s. auch S. 296). OLDENBERG hat 1945 eine ausführliche Zusammenstellung der Panmyelophthise im Kindesalter gegeben, die zahlreiche weitere kasuistische Angaben enthält.

NORDENSON [1] lehnt zwar ein *familiäres* Auftreten der Panmyelophthise ab; tatsächlich wurden aber doch einige Einzelbeobachtungen bekannt, die für konstitutionelle Faktoren sprechen (AUBERTIN, BICHEL, DACIE und GILPIN, DOAN und WRIGHT, W. SCHMIDT, ULLRICH). HUBER fand bei Blutuntersuchungen der Familienangehörigen von Panmyelophthisekranken gehäuft Leukopenien und führt eine Reihe ähnlicher Beobachtungen an (DOXIADES, RAYNAUD, IMBERT und D'ESHOUGUES, WOLFF, ZINNIGER). Auch familiäre Häufung von Leukämie und Panmyelophthise wurde beobachtet. Insgesamt sind diese Befunde nicht so zahlreich, daß man berechtigt wäre, von einer erblichen Erkrankung zu sprechen; konstitutionelle Momente dürften aber doch eine gewisse Rolle spielen (s. Kapitel E). Eine Häufung der Erkrankung bei Menschen der Blutgruppe 0, wie sie EGGERS annimmt, wurde sonst nicht beobachtet. Von unseren Kranken gehörte nur knapp ein Drittel der Blutgruppe 0 an.

3. Klinisches Bild.

Vorgeschichte: Die Anamnese ist verhältnismäßig uncharakteristisch. Irgendwelche Lokalbeschwerden sind zunächst nicht vorhanden. Die Patienten klagen nur über eine Abnahme der allgemeinen Leistungsfähigkeit, Mattigkeit, schlechten Appetit, Neigung zu Schweißausbrüchen, Herzklopfen, Atemnot bei Anstrengungen, Rückgang von Libido und Potenz oder über Gewichtsabnahme. Vielfach ist auch die zunehmende Blässe das einzig Bemerkbare. Bei anderen beginnt die Erkrankung mit Hautblutungen und sonstiger Blutungsneigung. Bei Frauen sind vielfach Menstruationsstörungen das erste Symptom, teils als Menorrhagien infolge der hämorrhagischen Diathese. Wieder bei anderen bleibt die Krankheit solange symptomlos, bis Nekrosen und Fieber auf den fortgeschrittenen Granulocytenschwund aufmerksam machen. Infolge dieser Symptomarmut ist die Anamnese verhältnismäßig kurz; nur bei genauerem Befragen stellt sich bei einer Anzahl der Kranken heraus, daß gewisse Anzeichen der beginnenden Bluterkrankung schon länger zurückreichen. Man erfährt dann z. B., daß schon seit langer Zeit bei geringfügigen Traumen verhältnismäßig leicht blaue Flecken oder längere oder reichlichere Blutungen nach Zahnextraktionen oder kleinen Verletzungen auftraten. Auf diese frühzeitig einsetzende hämorrhagische Diathese hat bereits KLEINSCHMIDT aufmerksam gemacht, und FRANK hat sich dadurch zunächst zu dem Schluß verleiten lassen, daß die Anämie und die Markerschöpfung Folge der chronischen Blutverluste seien. 6 Jahre und länger zurückreichende Vorgeschichten kommen vor (CHASSEL, CICOVACKI [1]). Auch bei einem eigenen Patienten — dessen Schwester übrigens bemerkenswerterweise ebenfalls an einer hämorrhagischen Diathese litt! — bestand bereits jahrelang eine auffällige Blutungsneigung, bevor das Vollbild der Panmyelophthise in Erscheinung trat.

Bei der Erhebung der Vorgeschichte muß stets nach ursächlich oder disponierend in Betracht kommenden Krankheiten (chron. Infektionen, Herdinfekten) und vor allem nach toxischen Substanzen, die erfahrungsgemäß zu einer Knochenmarksschädigung führen können, gefahndet werden [Benzol, Röntgenstrahlen, Salvarsan usw. (s. unten)]. Bei diesen letzteren ist die Anamnese oft besonders kurz und der Verlauf akut und stürmisch („hämorrhagische Aleukie").

Klinische Befunde: Je nachdem die Schädigung der Erythropoese, der Leukopoese oder der Thrombopoese überwiegt, wird das klinische Bild beherrscht von der Anämie, von nekrotisierenden und infektiösen Prozessen oder von der hämorrhagischen Diathese. Die oft hochgradige Blässe ist im Gegensatz zu der strohgelben der Perniciosa wächsern oder auch als grau-gelb (NORDENSON [4]) oder marmorn (GALLENKAMP) beschrieben worden. Jedenfalls fehlt ihr jede Beimengung von Ikterus, der entsprechend der fehlenden Hämolyse nicht zum klinischen Bild gehört. Wo er frühzeitig und ohne zusätzliche Ursache wie Schädigung der Leber durch Salvarsan oder septische Prozesse vorkommt, muß er Zweifel an der Richtigkeit der Diagnose erwecken. Lippen und Zunge sind manchmal rissig und borkig belegt, die Schleimhäute trocken, das Zahnfleisch mißfarben und aufgelockert. Eine typische atrophische Glossitis oder Zungenbrennen wie bei Perniciosa kommen dagegen nur ganz ausnahmsweise vor (GALLENKAMP). Foetor ex ore tritt vor allem auf, wenn es zur Entwicklung von Nekrosen kommt.

Hämorrhagische Diathese: Die Zeichen der hämorrhagischen Diathese sind sehr vielgestaltig. Petechiale Hautblutungen und große subcutane Hämatome werden ebenso beobachtet wie Suggillationen der Schleimhäute und alle möglichen Blutungen nach außen, aus Nase und Zahnfleisch, dem Genitale und dem Darm (Teerstühle). Auch Hämaturien sind nicht selten. FRIEMANN (Benzol) beobachtete blutigen Auswurf, THUMS sah große retrotonsilläre Hämatome. Alle aufgeführten Blutungsarten kamen auch bei unseren Kranken vor, z. T. in solchem Umfange, daß sie den weiteren Krankheitsablauf bestimmten. Dabei war die Lokalisation im Einzelfall durchaus wechselnd und ohne Gesetzmäßigkeit; lediglich Nasen- oder Zahnfleischblutungen fehlten, soweit überhaupt eine hämorrhagische Diathese bestand, in keinem unserer Fälle. Bei 5 unserer Kranken wurden Augenhintergrundsblutungen festgestellt, wie sie bereits bei dem ersten Fall von EHRLICH bestanden und auch in der Folgezeit immer wieder beschrieben wurden, in einem Falle von BEHR sogar angeblich, ohne daß eine Thrombopenie bestand. Während in der Literatur vielfach von Diskrepanzen zwischen der Schwere der hämorrhagischen Diathese, der Thrombopenie, dem RUMPEL-LEEDEschen Phänomen, der Blutungszeit usw. berichtet wird (HEGLER und GRIESBACH, KOCHS, ZADEK), die auf vasomotorische Einflüsse und Gefäßwandschäden zurückgeführt wurden (DIMMEL, GORKE), war im eigenen Material die Parallelität durchweg gut. Keiner unserer Kranken, bei dem die Thrombocytenzahl dauernd unter 60000 lag, blieb ganz von Blutungen verschont, während nur in 2 Fällen — wohl infolge zusätzlicher Capillarschäden oder einer Leistungsschwäche der Thrombocyten (Thrombasthenie?) — bei Werten über 60000 Hämorrhagien auftraten. — Die Blutungszeit ist meist, aber nicht immer erhöht, die Gerinnungszeit überwiegend normal (HEILMEYER), bei einigen Beobachtungen (THUMS, GALLENKAMP, bei letzterem bei normaler Blutungszeit und Thrombocytenzahl) verlängert, selten verkürzt (DUKE). Diese Differenzen, die sich auch bei unseren Kranken fanden, erklären sich wohl z. T. aus der großen Fehlerbreite der gebräuchlichen Bestimmungsmethoden. Die Retraktion der Blutkuchens ist meist gestört. Das hat schon AUBERTIN beobachtet, der die Retraktion als ein Zeichen der regeneratorischen Kraft und ihr Fehlen als Diagnosticum der aplastischen Anämie ansah. SCHULTZ [4] fand bei Agranulocytosen eine Fibrinopenie (0,08 bis 0,1 g-% nach POETZEL), die aber ebenfalls nicht zwangsläufig mit hämorrhagischer Diathese verbunden war. Ein Teil aller Fälle — in unserem Material etwa ein Drittel — verläuft bis zum Schluß völlig ohne Blutungen.

Nekrosen: Die wie bei akuten Leukämien durch den Mangel an funktionstüchtigen Leukocyten hervorgerufene Neigung zu Nekrosen macht sich vor allen Dingen im Bereich des Mundes (Zahnfleisch, Tonsillen, Wange), aber auch an Luftwegen, Magen-Darm-Kanal, After, Vagina und Extremitäten bemerkbar. Wir sahen bei einer Frau mit Neo-S-Intoxikation im Gesicht und am Halse bis über handtellergroße Blasen mit hämorrhagischem Inhalt entstehen, die innerhalb weniger Tage zu ausgedehnten Nekrosen von Wange, Stirn und seitlichen Halspartien führten. Das Auftreten von Nekrosen ist aber keineswegs obligat. Bei unserem Material sind sogar — unter Einbeziehung von 22 Obduktionsbefunden — nur in weniger als der Hälfte (14) nekrotisierende Prozesse vermerkt. Wenn es erst einmal zu Nekrosenbildung gekommen ist, führt die Krankheit mit verhältnismäßig seltenen Ausnahmen in wenigen Wochen zum Tode. Fieber und septische Allgemeinerscheinungen beschleunigen den Verlauf.

Infektionen: Bei den meisten Kranken entwickeln sich Fieber und Sepsis erst spät und charakterisieren sich so als sekundär durch den Granulocytenschwund bedingt. Aus dem Blut (und postmortal aus der Milz) lassen sich die verschiedenartigsten Keime züchten, sogar Coli (SCHULTZ), Pyocyaneus (FRIEDEMANN) und selbst Soor (BETKE, PHILIPTSCHENKO). In anderen Fällen, bei denen Fieber und Infektionen schon sehr frühzeitig auftreten, das Krankheitsbild einleiten oder ihm sogar vorauszugehen scheinen, ist es oft schwer zu entscheiden, ob sie auch hier Folge des Granulocytenschwundes sind oder ob ihnen vielmehr eine ursächliche Bedeutung für die Entwicklung der Knochenmarksschwäche zukommt.

Hieran ist besonders bei jahrelangen chronischen Infektionen und Herdinfekten zu denken (s. Kapitel D u. E.).

Drüsen: Drüsenschwellungen finden sich häufig lokal in den abhängigen Gebieten örtlicher Infektionen, ausnahmsweise auch etwas ausgebreiteter bei septischen Prozessen. Grundsätzlich sind generalisierte Drüsenschwellungen bei Panmyelophthisen nicht vorhanden; ihr Auftreten spricht gegen die Richtigkeit der Diagnose.

Milz: Bei der essentiellen unkomplizierten Panmyelophthise ist die Milz nicht vergrößert (FERRATA und STORTI, FRANK [2], WINTROBE u. a.). Die gegenteilige Auffassung SONNENFELDs, wonach Leber- und Milzvergrößerung von Anfang an zur typischen Symptomatologie der Panmyelophthise gehören, kann nicht aufrecht erhalten werden; ein Teil solcher Fälle stellt mit großer Wahrscheinlichkeit aleukämische Stadien einer Leukämie dar (BINDER, L. BORCHARDT, CICOVACKI [2], GERLACH), soweit sie nicht zum Formenkreis der splenopathischen Markhemmung gehören, bei der der Milztumor das Bild beherrscht und die wesentliche Ursache der Blut- und Knochenmarksveränderungen ist, der aber, wie bereits eingangs erwähnt, als besonderer Symptomenkomplex abgetrennt werden muß. Andererseits gibt es aber eine erhebliche Zahl von Veröffentlichungen, bei denen ein Milztumor bestand und an der Diagnose einer echten Panmyelophthise kaum zu zweifeln war. In der Mehrzahl dieser Fälle dürfte er mit den die Krankheit begleitenden, immer wieder aufflackernden Infektionen in Zusammenhang stehen, vielleicht auch mit den zahlreichen Bluttransfusionen, die bei solchen Kranken meist gemacht werden (spodogener Milztumor). Nur bei Benzolvergiftungen ist anscheinend auch in unkomplizierten Fällen eine Vergrößerung der Milz keine Seltenheit (BOWDITSCH und Mitarbeiter, DIECKHOFF, DIMMEL, HEGLER [1]). Unter unseren Panmyelophthisekranken war die Milz gegen Ende der Krankheit oder bei der Obduktion in der Hälfte aller Fälle vergrößert; auch bei ihnen waren aber meist septische Prozesse oder Blutübertragungen vorausgegangen. Unter letzteren Bedingungen vermag ein leichter bis mäßiger, im Verlauf der Erkrankung auftretender oder gar erst bei der Obduktion festgestellter Milztumor die sonst gesicherte Diagnose einer echten Panmyelophthise nicht zu erschüttern (s. Kapitel B, 4.).

Leber: Die Leber ist nur bei Komplikationen wie septischer Hepatitis (vier eigene Fälle) und Salvarsanintoxikation sowie anderen interkurrenten Erkrankungen vergrößert. Ein Ikterus kann final auftreten, gehört aber sonst, wie schon erwähnt, nicht zum klinischen Bild.

Da auch keine vermehrte Hämolyse besteht — ausgenommen in einigen Fällen von Benzolvergiftung (GREENBURG und Mitarbeiter) und seltenen Kombinationsformen von Panmyelophthisen mit hämolytischer Hypersplenie, wie sie DOAN und WRIGHT und ROTH und JASINSKI beschrieben haben — ist der Bilirubinspiegel im Blut durchweg nicht erhöht, meist entsprechend der verminderten Blutbildung eher niedrig und die Serumfarbe im Gegensatz zur Perniciosa blasser als normal (FERRATA und STORTI, HOLLER). Gelegentlich kann die Resorption sehr ausgedehnter Hämatome Ursache einer leichten Bilirubinvermehrung werden (HEILMEYER [3], KLIMA [1]). Die Kälteurobilinogenprobe im Urin ist nur bei Fieber und dann, wenn es zu einer Schädigung der Leberfunktionen kommt, positiv und in diesen Fällen kein Gegenbeweis gegen das Vorliegen einer Panmyelophthise (HOLLER). Entsprechend dem Fehlen gesteigerter intravasaler Hämolyse ist die Blutkörperchenresistenz meist normal. Geringe Erniedrigungen können nach HOLLER vorkommen nach wiederholten Bluttransfusionen sowie bei der Ausschwemmung minderwertiger Erythrocyten aus dem geschädigten Knochenmark.

Die Fähigkeit des Magens zur *Salzsäureproduktion* ist im Gegensatz zur Perniciosa meist erhalten. Immerhin findet sich gelegentlich eine Subacidität oder Anacidität, die aber nur selten histaminrefraktär ist (SCHULTEN). Unter unseren 9 Kranken, bei denen eine fraktionierte Magenaushebung durchgeführt worden war, produzierten 4 erst nach Histamin freie Salzsäure; histaminrefraktär war keiner.

Andere Organveränderungen spielen bei der Panmyelophthise nur eine geringe Rolle. Die Symptome seitens des Herzens (Tachykardie, systolische Geräusche, evtl. auch Dilatationen) sind durch die Anämie und Begleitinfektionen bedingt. Neurologische Symptome, etwa im Sinne einer funikulären Myelose, fehlen. Psychische Veränderungen und Verwirrtheitszustände (THUMS) sowie Bewußtseinstrübungen sind meist Folge der Allgemeininfektion oder der schweren Anämie (Hypoxämie des Gehirns), soweit sie nicht durch cerebrale oder meningeale Blutungen hervorgerufen sind. Gelegentliche Neuralgien bei Benzolvergiftung (DIMMEL) und ziehende Muskelschmerzen (GALLENKAMP) sind Ausnahmen, ebenso wie spontane Schmerzen oder Klopfempfindlichkeit der Knochen (DIMMEL bei Benzol, KOCHS bei Neo-S-Schädigungen). Kürzlich hat CARSTENS auf Grund von 105 Untersuchungen bei verschiedenen Blutkrankheiten angegeben, daß bei einem Drittel aller Fälle, d. h. noch häufiger als bei innersekretorischen und Stoffwechselerkrankungen, Größen- und Formabweichungen der Sella turcica vorkämen; von 4 Fällen mit aplastischer Anämie sei die Sella einmal an der oberen Grenze der Norm, zweimal vergrößert gewesen. Eine Bestätigung dieser Befunde steht noch aus.

Die *Blutsenkung* ist infolge der schweren Anämie und der meist begleitenden Infektionen fast immer hochgradig beschleunigt. In über der Hälfte unserer Fälle betrug sie bereits in der ersten Stunde über 100 (bis 170!) mm nach WESTERGREN. Nur bei einem unserer Kranken, mit einer seit Jahren bestehenden chronischen Osteomyelitis, war sie trotz Anämie und hohen Fiebers fast normal (9/25, Bluteosinophilie, Infektallergie?). HEILMEYER vermutet den Grund der über das bei anderen Anämien übliche Maß hinausgehenden Senkungsbeschleunigung in einer Eiweißverschiebung durch die Beteiligung der Reticulum- und Plasmazellen im Mark am Krankheitsprozeß oder in allergischen Vorgängen ähnlich wie bei manchen rheumatischen Affektionen (Polyarthritis). Auch Veränderungen der Erythrocyten sollen dabei von Bedeutung sein (MARMONT und CATALDI).

Der *Serumeisenspiegel*, dessen Studium uns Einblicke in den Eisenstoffwechsel bei den verschiedenen Blutkrankheiten gestattet (BÜCHMANN, DOMINICI und OLIVA, HEILMEYER und PLOETNER, SCHITTENHELM, THOENES und ASCHAFFENBURG, Normalwerte bei Männern 100—120, bei Frauen 80—100 γ-%), ist bei allen sekundären Anämien, Tumoren, Infekten und anderen Zuständen mit gesteigerter Funktion des reticuloendothelialen Systems erniedrigt. Bei der Panmyelophthise hingegen ist er — ebenso bei dekompensierter Perniciosa — normal oder häufiger sogar mehr oder weniger stark erhöht, bei unseren Fällen auf Werte zwischen 160 und 240 γ-%. Diese Steigerungen fanden sich vielfach auch dann, wenn gleichzeitig Infektionen bestanden (BÜCHMANN, HEILMEYER, KEIDERLING und STÜWE). Das weist nach HEILMEYER auf eine Störung der RES-Funktion hin, die CREMER [1] ganz allgemein für die Serumeisenspiegelerhöhung der Panmyelophthise verantwortlich macht. Entsprechend fanden FINCK und Mitarbeiter die Utilisation von intravenös zugeführtem radioaktivem Eisen bei aplastischen Anämien vermindert. BÜCHMANN konnte bei einem Fall beobachten, daß anfangs während der Fieberperioden jeweils eine Erniedrigung des Fe-Spiegels eintrat — wenn auch nicht so erheblich wie sonst bei Infektionen —, während bei der finalen Sepsis der Serumeisenwert unbeeinflußt hoch blieb. Bei aplastischen Krisen in der Schwangerschaft fanden STODTMEISTER und BÜCHMANN [3, 5] ebenfalls einen starken Anstieg des Serumeisenwertes bis 200 γ-%, der bei Besserung wieder zurückging; jeder neue Schub

(Dekompensation) kündigte sich durch erneuten Anstieg des Eisenspiegels an. Es scheinen sich somit Parallelen zur Schwere der Funktionsstörung des Marks und vielleicht auch zu der des RES zu ergeben. Da bei Panmyelophthisen gleichzeitig mit der Eisenerhöhung die Bilirubinausscheidung vermindert ist, ist das bei den meisten anderen Bluterkrankungen erniedrigte Verhältnis zwischen Serumeisenspiegel und Bilirubinausscheidung, der Fe/B-Index nach DOMINICI und OLIVA, stark erhöht.

Über den *Kupferspiegel* bei Panmyelophthisen liegen umfangreichere Untersuchungen noch nicht vor. Der Normalwert beträgt nach HEILMEYER, KEIDERLING und STÜWE bei gesunden Männern und Frauen durchschnittlich 100 bis 140 γ-%, mit einer physiologischen Schwankungsbreite von $\pm$ 30%, und ist vor allem bei Infektionen und in der Schwangerschaft erhöht, während unkomplizierte, nicht infektiöse Anämien keine Änderungen herbeiführen. Bei Panmyelophthisen hingegen fanden HEILMEYER, KEIDERLING und STÜWE hohe Werte zwischen 177 und 274 γ-%; bei einigen ihrer Fälle erscheint allerdings auf Grund der angeführten Blutbefunde die Diagnose einer echten Panmyelophthise nicht ganz sicher. Bei einer unter dem Bild einer Panmyelophthise verlaufenden aleukämischen Lymphadenose fanden sie einen normalen Kupferwert. Bei drei eigenen Panmyelophthisefällen ergaben sich erhöhte bis normale Werte von 144 und 174 bzw. 116 γ-%. Da im Laufe der Erkrankung immer mehr oder weniger schwere Infektionen auftreten, ist angesichts der kleinen Zahl der bisher veröffentlichten Untersuchungen noch nicht sicher zu entscheiden, ob die Erhöhung der Werte nur auf die begleitenden Infektionen zurückzuführen ist oder ob der Panmyelophthise als solcher ein erhöhter Serumkupferwert zukommt. Auch bei unseren Kranken bestanden hin und wieder subfebrile Temperaturen, jedoch ohne sonstige Anzeichen für eine ernstliche Infektion.

a) Morphologische Blutbefunde.

Bei der voll ausgebildeten Panmyelophthise sind alle drei aus dem Knochenmark stammenden Zellarten — Erythrocyten, polymorphkernige Leukocyten und Thrombocyten — im peripheren Blut stark vermindert, und zwar vielfach in annähernd gleichem Ausmaß. Schon EHRLICH beschrieb bei einer Erythrocytenzahl von 210000 „eine Herabsetzung der Leukocyten im gleichen Verhältnis"; ihre Differenzierung ergab 80% Lymphocyten bei Fehlen der Eosinophilen. Es stellte sich aber bald heraus, daß im Einzelfall der Grad der Schädigung der einzelnen Zellsysteme ganz verschieden sein kann (EPPINGER, FRANK) und in Extremfällen zwei oder ein Zellsystem fast ausschließlich befallen zu sein scheinen. So sind neben hochgradigen chronischen, teils mit Thrombopenie verbundenen Leukopenien, die nicht zu der akuten, allergischen SCHULTZschen Agranulocytose gerechnet werden können, reine aplastische Anämien oder auch Kombinationen von aplastischer Anämie teils mit Leukopenie, teils mit Thrombopenie beschrieben worden.

Von besonderem Interesse sind die schon kurz erwähnten Fälle einer *isolierten Erythroblastophthise* im früheren Kindesalter (ESSER und FREUDENBERG, HOYER, SAUERBREI). Sie beruhen offenbar auf einer angeborenen Erythropoesestörung; im Falle SAUERBREI bestand dabei ein Milztumor. Auch bei Erwachsenen sind vereinzelt ähnliche Fälle beschrieben worden (BEGEMANN, HEILMEYER, MOESCHLIN und ROHR); sie waren durch ein völliges Fehlen der Erythropoese im Mark und der Reticulocyten im Blut bei normalem Verhalten der übrigen Zellreihen gekennzeichnet. Mehr krisenhafte, akute Störungen der Erythropoese beobachteten GASSER und ADANK bei einer Reihe von Kindern (s. S. 313).

Bei Benzolvergiftungen kommen ebenfalls alle Übergänge vor, jedoch stehen bei den Teilformen die Schädigungen der Leuko- und Thrombopoese meist im Vordergrund; nur in einem Fall der zahlreichen Beobachtungen DIMMELs war die

Anämie führend. Bei Neo-S-Schädigungen sind die Verhältnisse ähnlich. Es gibt neben reinen Agranulocytosen reine Thrombopenien (HEINSEN und WACHTER), reine Anämien (SCHARFF und NAUMANN [2]) und voll entwickelte Panmyelophthisen (EMILE-WEIL und ISCH-WALL, FIESCHI und BACCAREDDA). Wir sahen nach Salvarsan bei einer Kranken mit foudroyantem Verlauf, schweren Nekrosen und Blutungen von Anfang an eine hochgradige Leukopenie, Thrombopenie und Anämie, während bei einer anderen Frau neben einer Salvarsan-Dermatitis und Hepatitis anfangs die Agranulocytose das Bild beherrschte, zu der im weiteren Verlauf zunächst eine hämorrhagische Diathese und erst gegen Schluß der Erkrankung eine mäßige Anämie hinzutrat, was allerdings bei dem sehr akuten Verlauf und dem Fehlen hämolytischer Vorgänge einfach durch die wesentlich längere Lebensdauer der Erythrocyten bedingt sein kann. Bei einer dritten Patientin (s. S. 314) kam es nur zu einer vorübergehenden schweren Leukopenie mit zeitweiligem starkem Anstieg der Monocyten bis auf 59%.

Rotes Blutbild: Im allgemeinen sind Hämoglobin und Erythrocyten etwa gleichmäßig herabgesetzt, so daß der Färbeindex um 1 bleibt. Stärkere Schwankungen sind bei sehr niedrigen Werten meist durch die Fehlerbreite der Bestimmungsmethode in diesem Bereich bedingt. Eine echte Erniedrigung des Färbeindex findet sich selten und zwar, wenn infolge der hämorrhagischen Diathese stärkere Blutungen nach außen aufgetreten sind (HEILMEYER, HOLLER, SCHULTEN). Etwas häufiger ist er erhöht, insbesondere bei splenopathischer Markhemmung (CREMER [4]), aber auch bei Benzolvergiftungen (DIMMEL, HUMPERDINCK und ABLER), denen noch längere Zeit eine hyperchrome Anämie folgen kann. Der Erhöhung des Färbeindex geht meist eine Vergrößerung der Erythrocyten parallel. CREMER bestimmte den Durchschnittserythrocytendurchmesser bei splenopathischer Markhemmung mit 8,5 μ. Auch HOLLER beobachtete ausgesprochene Makrocytosen, so daß ein perniciosaartiges Blutbild entstehen kann. Solche Formen wurden auch als „achrestische Anämie" (ISRAELS und WILKINSON) bezeichnet und eine Zeitlang als eigenes Krankheitsbild oder aplastische Endstadien einer Perniciosa aufgefaßt, während sie jetzt vorwiegend als Variante der aplastischen Anämie angesehen werden (GERSTENBERGER und LEONHARDI, SCHULTEN [6]). Anisocytose, Poikilocytose und Polychromasie sind im Vergleich zur Schwere der Anämie nur gering ausgeprägt. Immerhin sind die PRICE-JONES-Kurven häufig leicht verbreitert und manchmal etwas nach rechts, gelegentlich aber auch nach links verschoben (HEILMEYER).

Die Reticulocytenzahlen sind meist außerordentlich niedrig. Es gibt Fälle, in denen über lange Zeit nicht ein einziger Reticulocyt zu finden ist(BEGEMANN [1], HEILMEYER, KLOSTER, MOESCHLIN und ROHR [2], eigene Beobachtungen). In selteneren Fällen kommen normale, zeitweise auch leicht erhöhte Reticulocytenwerte vor. Ob diese letzteren Folge einer vermehrten Ausschwemmung sehr unreifer Reticulocyten (Gruppe 1 und 2 nach HEILMEYER und WESTHÄUSER) sind, die dann länger brauchen, bis sie ihre Netzstruktur verlieren, steht noch nicht fest. NICOT fand an transfundierten Erythrocyten bei aplastischer Anämie eine Umwandlungszeit der Gruppe 3 in Gruppe 5 von 22 Std. und eine Gesamtreifungszeit von 47 Std.; damit wären Reticulocytenzahlen bis maximal 20 $^0/_{00}$ erklärbar. Einmalig gefundene hohe Reticulocytenwerte beweisen nicht viel, da sie möglicherweise in einer Phase der Besserung und damit vermehrter Regeneration gezählt sein können. So beobachtete HOYER bei seinem 9 Monate alten Mädchen, bei dem sonst so gut wie nie Reticulocyten im peripheren Blut nachweisbar waren, während eines Keuchhustens einen erheblichen Reticulocytenanstieg mit gleichzeitiger Vermehrung der Erythroblasten im Mark. Bei konstanten Reticulocytenvermehrungen aber muß die Diagnose überprüft und nach hämolytischen

Prozessen oder okkulten Blutungen gefahndet werden. CICOVACKI [2] erklärt die bei einem seiner Fälle gefundene Reticulocytenzahl von 56 %/$_{00}$ aus einer Ausschwemmung aus vereinzelten Regenerationsherden, eine Hypothese, die unseres Erachtens wenig Wahrscheinlichkeit hat, da vereinzelte Regenerationsherde kaum zu einer so großen prozentualen Vermehrung im Gesamtblut führen können. Bei Panmyelopathia splenica fanden DOAN und WRIGHT zum Teil stark erhöhte Reticulocytenwerte; bei diesen lag aber als zusätzlicher Krankheitsvorgang ein vermehrter Blutabbau (Milzhemmung und -hämolyse) vor. Ähnliche Gründe dürfte auch die gelegentlich beobachtete Reticulocytenvermehrung bei Benzolvergiftung haben (STODTMEISTER [1]). Der idiopathischen Panmyelophthise kommt ein vermehrter Erythrocytenabbau als primäres Krankheitsgeschehen nicht zu. Wo er gelegentlich vorkommt (FRANCKE, HEILMEYER), ist er als Folge einer Ausschwemmung von Erythrocyten mit verminderter Lebensdauer aus dem geschädigten Knochenmark aufzufassen. KLIMA und SEYFRIED [2] sahen einen finalen Reticulocytenanstieg von 1 auf 180 %/$_{00}$, der als agonale Markausschwemmung bzw. letzter Kompensationsversuch zu deuten war. Das letztere nimmt auch CICOVACKI [1] bei einem 16 Jahre lang beobachteten Fall an, bei dem im Jahre des Todes immer mehr kernhaltige Erythrocyten im Blut auftraten. Sonst kommen kernhaltige Erythrocyten im Blut nur sehr ·selten und dann meist in Endstadien vor (BOCK, MATTHES, NORDENSON, TÜRK). Es ist anzunehmen, daß sie ebenso wie die Myeloblasten aus extramedullären Blutbildungsstätten, wie sie sich auch in dem Fall CICOVACKIs fanden, stammen, da das Knochenmark auf Grund seines anatomischen Baues normalerweise zur Ausschwemmung unreifer Zellen nicht in der Lage ist (ROHR [2]). Dem entspricht, daß bei Verdrängungsaplasien wie Osteosklerosen und Carcinosen, bei denen in größerem Umfang eine kompensatorische myeloische Metaplasie in Milz und Leber eintritt, häufiger kernhaltige Erythrocyten im peripheren Blut beobachtet werden. Tüpfelung der Erythrocyten gehört nicht zum Bild der Panmyelophthise, auch nicht nach Benzolschäden, dagegen nach S. MEYER gelegentlich bei Xylol- und Toluolvergiftungen, die aber nur selten zu Panmyelophthise führen (s. unten).

Weißes Blutbild: Die Gesamtzahl der Leukocyten ist meist erheblich herabgesetzt, häufig unter 1000, und nur in seltenen Fällen annähernd normal. Zeitweilige oder dauernde Erhöhungen machen die Diagnose zweifelhaft (s. Fall 28, Tab. 1). Von der Erniedrigung sind in erster Linie die Neutrophilen betroffen, während die übrigen Leukocytenarten meist weniger beteiligt sind. Eine Linksverschiebung innerhalb der neutrophilen Reihe ist häufig vorhanden, meist aber nicht sehr hochgradig. Erheblich ist sie gelegentlich dann, wenn die Erkrankung auf infektiöser Grundlage entstanden ist, wie z. B. in dem schon erwähnten Fall mit einer chronischen Osteomyelitis (s. S. 295), bei dem sich bis zu 30% Stabkernige und Metamyelocyten fanden. Myelocyten treten selten auf (CHASSEL), Myeloblasten fast nur in den Endstadien. Wo sie von Anfang an in größerer Zahl beobachtet werden (DENECKE [1], SCHARFF und NEUMANN [1], THOMPSON, RICHTER und EDSALL), muß der Verdacht auf eine aleukämische Myelose entstehen. Stärkere Myeloblastenausschwemmungen sub finem wurden dagegen auch in solchen Fällen beobachtet, in denen auch die Sektion keinen Anhalt für eine Leukämie ergab, so von FRANK, HENNING [1], NORDENSON [2], OPITZ, UGRIUMOW und IDELSOHN. Auch bei einigen unserer Kranken erschienen im Endstadium trotz niedrig bleibender Gesamtzahl hin und wieder atypische Zellen im Blut, deren Einordnung in ein bestimmtes Zellsystem manchmal Schwierigkeiten machte, während wir eine massive finale Myeloblastenausschwemmung nur einmal erlebten (Fall 33, S. 326). HEILMEYER [6] hält derartige Fälle für echte Myelosen, die rein markbeschränkt verlaufen und daher nur bei eingehenden hämatologischen

Knochenmarksuntersuchungen, nicht aber bei der üblichen Obduktionstechnik richtig diagnostiziert werden können. Auf die hieraus sich ergebenden differentialdiagnostischen und pathogenetischen Probleme wird in den entsprechenden Kapiteln noch einzugehen sein.

Reizformen und toxische Veränderungen der Leukocyten wie abnorme Granulationen, Döhle-Körperchen, Veränderungen des Kernplasmaverhältnisses, Plasmavacuolisierung und Kernpyknose treten in den Frühstadien der idiopathischen Panmyelophthise im allgemeinen nicht auf; bei fortgeschrittenen Fällen sind sie dagegen häufiger, besonders ante finem, wo auch wir sie gelegentlich beobachteten. Bei Vergiftungen durch Benzol, Xylol und Toluol (S. MEYER) kommen schon in den Anfangsstadien neben Leukocytosen öfters toxische Granulierungen der reifen Neutrophilen vor (DIMMEL, S. MEYER und SCHNEIDER).

Die Lymphocyten sind fast immer relativ vermehrt, selten absolut. Häufiger besteht trotz der relativen Vermehrung eine absolute Verminderung. Bei akuten Benzolvergiftungen fand DIMMEL Nekrosen des lymphatischen Gewebes, die die Lymphopenie erklärten. GROTE und FISCHER-WASELS sahen ausnahmsweise bei einem Fall eine totale Alymphocytose durch Schwund des gesamten lymphatischen Systems. Solche Fälle wurden auch als Acythämie bezeichnet (BOCK). Die relative Lymphocytose kann fast 100% erreichen (Fall 31 s. Abb. 16, S. 359). Manchmal finden sich große und jugendliche Lymphocyten, Lymphoblasten, Reiz- und Riederformen [DAVID, FIESSINGER und ALBAHARY, MEYER und SCHNEIDER (bei Benzol) u. a.].

Die Monocytenzahl ist bei den symptomatischen Formen häufig erhöht, nach DIMMEL, MYTNIK und GENKIN bei Benzolvergiftungen bis auf 15%. Bei idiopathischer Panmyelophthise ist sie im allgemeinen normal oder vermindert bis zum völligen Fehlen (GALLENKAMP, SCHULTEN, THUMS). Auch im eigenen Material fanden sich überwiegend Verminderungen, zeitweilige oder dauernde Vermehrungen dagegen nur ausnahmsweise. Wo atypische Formen gleichzeitig mit unreifen Zellen der myeloischen Reihe auftreten, kann ihre Abgrenzung gegenüber diesen schwierig werden.

Auch die Eosinophilen verschwinden mehr oder weniger vollständig (HEILMEYER, HOLLER, SCHULTEN, THUMS). In einem Drittel unserer Fälle war während des ganzen Krankheitsverlaufs kein Eosinophiler im Blut aufzufinden. Nur in einem Fall, dem eine chronische Osteomyelitis zugrunde lag, bestand eine zeitweilige Eosinophilie bis 8% (Panmyelophthise durch Infektallergie?). Häufiger sind Eosinophilien bei Benzolvergiftung (nach DUVOIR und DEROBERT ausnahmsweise bis 35%). Die Basophilen zeigen kein gesetzmäßiges Verhalten (HEILMEYER, SCHULTEN, bei Benzol: S. MEYER und SCHNEIDER). Plasmazellausschwemmungen kommen nur selten vor (bei Benzol: DIMMEL, S. MEYER und SCHNEIDER, bei Novalginagranulocytose: BAKALOS und THADDEA [1], bei idiopathischer Panmyelophthise: CHASSEL und eigener Fall). Einzelne Untersucher haben auch andere Reticulumzellen im strömenden Blut gefunden, so FIESSINGER und ALBAHARY 4% reticuläre Kerne und DIMMEL Zellen von endothelialem Charakter.

Daß die Thrombocyten meist mehr oder weniger stark vermindert sind oder ganz fehlen, wurde bereits erwähnt. Manchmal leitet die Thrombopenie die Erkrankung ein (RÖSCH und HOLLAND). Schon FRANK, KAZNELSON und TÜRK fielen die zahlreichen pathologischen Formen auf. Auch bei unseren Fällen waren die Plättchen manchmal deformiert, zerbrechlich oder abnorm groß bis zu Riesenplättchen mit azurophiler Kernsubstanz, einzeln liegend und ohne Neigung zur Agglutination. Das ist aber nicht gesetzmäßig. Im allgemeinen herrscht wie bei den Erythrocyten und Leukocyten die zahlenmäßige Verminderung ohne charakteristische Formveränderungen vor.

b) Knochenmarksbefunde in vivo.

Die Einführung der Sternalpunktion durch ARINKIN hat zu einer wesentlichen Vertiefung unserer Kenntnisse über das Knochenmarksbild der Panmyelophthise geführt. Bei ihrer Auswertung dürfen aber die dabei möglichen Fehlerquellen nicht außer acht gelassen werden. Vor allem ist zu berücksichtigen, daß bei fleckigem Mark und dementsprechend herdförmiger Verteilung des blutbildenden Gewebes eine einmalige Punktion erhebliche Fehlschlüsse verursachen kann. Schon bei Gesunden fand HELPAP bei gleichzeitigen Punktionen an drei verschiedenen Stellen des Sternums in 8 von 32 Fällen unterschiedliche Befunde; bei 12 von 24 Obduktionen war auch makroskopisch das Mark im Oberschenkel fleckig und ohne Kongruenz zu den Sternalbefunden. Bei Panmyelophthisen ergab die Sternalpunktion in einem Fall von DOMARUS [2] (nach Benzol) einen normalen Befund, während sich bei der Sektion nur ganz vereinzelt Blutbildungsherde fanden, von denen offenbar einer bei der Punktion getroffen worden war; in einem anderen Falle (nach Salvarsan), bei dem bei zweimaliger Punktion ein reaktionsloses Mark gefunden und dementsprechend eine schlechte Prognose gestellt wurde, trat Heilung ein. Ähnliche Beobachtungen machten CAZAL, CICOVACKI [2], GRUNKE, JANUARY und FOWLER, SCHULTEN, THOMPSON, RICHTER und EDSALL. RHOADS und MILLER fanden unter 32 Panmyelophthise-Sektionen wiederholt ausgesprochen fleckiges Mark. Die Zuverlässigkeit der Sternalpunktion kann weiter beeinträchtigt werden durch die verschiedene Lösbarkeit der Zellen der einzelnen Systeme aus dem Markverband, die PIECHL systematisch untersucht hat. Er fand, daß im allgemeinen mit zunehmender Reife die Lösbarkeit besser wird, während die Proerythroblasten und die RES-Zellen ganz besonders fest sitzen und Megacaryocyten und Lymphocyten sich sehr leicht lösen, so daß infolge verschieden starken Sogs Unterschiede in der Zusammensetzung des Punktats zustande-kommen können.

Wir haben bei eigenen Sternalpunktionen zuletzt das Auszählungsverfahren von H.E.BOCK mit Berechnung der erythro- und leukopoetischen Reifungszahlen angewendet. Sie geschieht in der Weise, daß die Zellzahlen der verschiedenen Reifungsstufen mit bestimmten Faktoren multipliziert und die Produkte addiert werden. Dabei ergeben sich als Normalwerte für die Erythropoese Reifungszahlen um 145, für die Leukopoese solche um 245, jeweils mit einer Streuung von $\pm$ 30. Bei unreifem Mark entstehen Erhöhungen, bei überreifem Erniedrigungen dieser Zahlen (Näheres s. bei BOCK [4]).—Von der Bestimmung der Zellzahlen in der Leukocytenpipette sind wir wieder abgekommen, da sie allzu ungenau ist (Markbröckel). Statt dessen achten wir besonders auf die makroskopische Beschaffenheit des gewonnenen Marks (Menge, Farbe, Konsistenz) sowie die Dicke der Corticalis und die Leichtigkeit oder Schmerzhaftigkeit der Aspiration, da sie diagnostische Rückschlüsse gestatten können.

Während sonst bei Sternalpunktionen fast stets reichlich Mark aspiriert wird, stößt man bei Panmyelophthisen — ebenso wie bei manchen Leukämien — gelegentlich auf Schwierigkeiten. In Einzelfällen konnten wir selbst bei mehrfachen Punktionen keine auswertbaren Markmengen gewinnen. Auch die Sternalspülung nach HENNING und KORTH, bei der 1 cm³ Natrium citricum rasch injiziert und sofort wieder angesaugt wird, führte nicht immer zum Ziel. Bei den Fällen, bei denen die Aspiration von Mark schwer fiel, mißlang es vielfach auch, Flüssigkeiten intrasternal zu applizieren. Intrasternale Bluttransfusionen waren unmöglich, und selbst die Injektion weniger Kubikzentimeter Knochenmark (s. Therapie) gelang nur unter Anwendung sehr hohen Druckes und unter heftigen Schmerzen oder gar nicht. Da diese Beobachtungen wiederholt gemacht wurden und sonst große intrasternale Infusionen und Transfusionen ohne Schwierigkeiten durchgeführt werden können — so erlebten LAMPRECHT und RICHARD bei 175 Infusionen nur 5 Versager —, ist daran zu denken, daß bei aplastischen Blutbefunden die Lösbarkeit der Zellen aus dem Mark verändert, bzw. die Markhöhle fibrös, unter Umständen auch knöchern verödet ist. Auch STODTMEISTER und SANDKÜHLER nehmen in solchen Fällen eine Knochenmarksfibrose an, die in ihrem Material allerdings mit einer bei unseren Kranken nicht immer feststellbaren Milzvergrößerung und extramedullärer Blutbildung verbunden war (Osteomyelosklerose s. S. 346). ROHR [6] rechnet damit, daß bei pathologischer Zelldifferenzierung auch die spontane Loslösung und Ausschwemmung der Zellen aus dem Mark unmöglich werden kann. In einem unserer Fälle wurde dagegen bei mehreren Punktionen an verschiedenen Stellen — auch bei Sternalspülung — stets nur Blut gewonnen, welches sich spielend leicht und ohne Schmerzen ansaugen ließ, aber keine Markbröckelchen mit herausschwemmte, so daß angenommen werden mußte, daß an die Stelle des Marks weitgehend bluthaltige Räume getreten waren. Vielleicht entspricht das der Beobachtung TISCHENDORFs [1], der bei reticulärem Mark eine Wucherung der Capillarendothelien mit Neubildung zahlreicher Capillaren fand.

In der Mehrzahl der Fälle gelingt es trotz der genannten Schwierigkeiten, ein richtiges Bild vom Zustand des Marks zu bekommen. Dabei hat die Sternalpunktion die z. T. erheblichen Diskrepanzen zwischen dem stets zellarmen peripheren Blut und dem durchaus nicht immer aplastischen Mark bestätigt, die viele ältere Autoren bereits auf Grund der makroskopischen und histologischen Knochenmarksbefunde festgestellt hatten (AUBERTIN, HERZOG, KAZNELSON, LAWATSCHEK u. a.). Trotz der großen morphologischen Verschiedenartigkeit der Markbefunde, die zu teilweise etwas komplizierten Einteilungsschemen geführt hat (HEILMEYER, ROHR, RHOADS und MILLER), glauben wir, daß sie sich auf einen pathogenetisch einheitlichen Grundvorgang, nämlich eine *Reifungshemmung* der Zellen, zurückführen lassen (s. S. 309). Wir unterscheiden demnach etwa folgende *4 Marktypen,* die aber unseres Erachtens *nur verschiedene Schweregrade dieser Reifungshemmung* darstellen:

1. das scheinbar normale Mark (sog. Ausschwemmungshemmung),
2. das unreife Mark ohne wesentliche Verminderung des Zellbestands, teilweise sogar mit erheblicher Vermehrung der unreifen Elemente (hyperplastisches Mark),
3. das zellarme Mark, wobei manchmal an die Stelle der normalen Hämatopoese des Marks lymphatische, häufiger reticuläre Zellen treten (reticuläres Mark),
4. das Fett-, Gallert- und Fasermark.

Im einzelnen ergeben sich folgende Befunde:

Scheinbar normales Mark: Die Beobachtungen über normale Markbefunde, die zur Aufstellung des Begriffs der Ausschwemmungshemmung geführt haben, stammen zum größten Teil aus der Zeit vor der Einführung der Sternalpunktion (DAVID, HERZOG, JAGIC und SPENGLER, LAWATSCHEK). Aber selbst die prozentuale Auszählung des Sternalpunktats kann normale Verhältnisse (BOMFORD und RHOADS, sowie Fall 17) oder nur eine verhältnismäßig leichte Linksverschiebung bis zu den Myelocyten ergeben (Fall 21, 22, 24, 34). Die genaue Betrachtung ergibt aber auch bei prozentual normaler Markzusammensetzung meist morphologische Anomalien der einzelnen Zellen, wie Veränderungen der Kern-Plasma-Relation oder der Kern- oder Protoplasmastruktur, die für eine Reifungshemmung sprechen. Wir stimmen daher LEITNER [4] zu, wenn er im Gegensatz zu der Meinung von GERLACH und japanischen Autoren (KIYONO und AMANO, TANAKA und Mitarbeiter) *keine* ausschließliche *Ausschwemmungshemmung,* sondern stets auch eine *Störung der Zellreifung* annimmt.

Unreifes Mark: AUBERTIN [3] stellte 1927 die Beobachtungen von KAZNELSON u. a., die an Stelle der erwarteten Markatrophie eine Entdifferenzierung, teilweise mit Vermehrung der unreifen Zellen fanden, erstmals unter der Bezeichnung „Ausreifungshemmung" zusammen. BAKALOS und THADDEA [4], HEILMEYER [2], LEITNER [4], RHOADS und MILLER, SCHULTEN [4] und viele andere haben seitdem die Reifungshemmung der myeloischen Reihe, meist bei gleichzeitiger Verminderung der Erythropoese und Fehlen der Megacaryocyten beschrieben. Derartige Reifungshemmungen („maturation arrest" nach FITZ-HUGH und KRUMBHAAR) können bis zu fast reinem Myeloblastenmark führen und sich trotzdem sehr rasch zurückbilden, wenn es gelingt, die Ursache zu beseitigen (z. B. BRUINS und HOTZ bei Agranulocytose, REISSMANN bei splenopathischer Markhemmung). Die oft erhebliche Unreife des Marks (BOMFORD und RHOADS, FRANK, DREYFUSS und JAIS, ZADEK u. a.) wirft zwangsläufig immer wieder die Frage nach der Abgrenzung solcher Panmyelophthisen gegenüber den akuten Leukämien auf (Näheres hierzu s. Kapitel C). Auch bei einigen unserer Panmyelophthisefälle (32, 33, 36) kamen hohe Myeloblastenzahlen im Mark vor. Dementsprechend waren die Reifungszahlen für die Erythropoese bis auf 400 und für die Leukopoese bis auf 500 und darüber erhöht (s. Tabelle, S. 306). Gelegentlich wurden auch Promyelocytenbilder beobachtet, die große Ähnlichkeit mit monocytären Formen hatten und im weiteren Verlauf von Myeloblasten und deren Para- und Mikroformen abgelöst wurden (s. Abb. 1 u. 2). Pseudopodienbildungen und starke

Verschiebungen der Protoplasmakernrelation können auftreten (Abb. 3). Die Atypie der Zellen wird gelegentlich so groß, daß ebenso wie bei Leukämien manchmal nicht mehr sicher entschieden werden kann, ob sie Abkömmlinge der

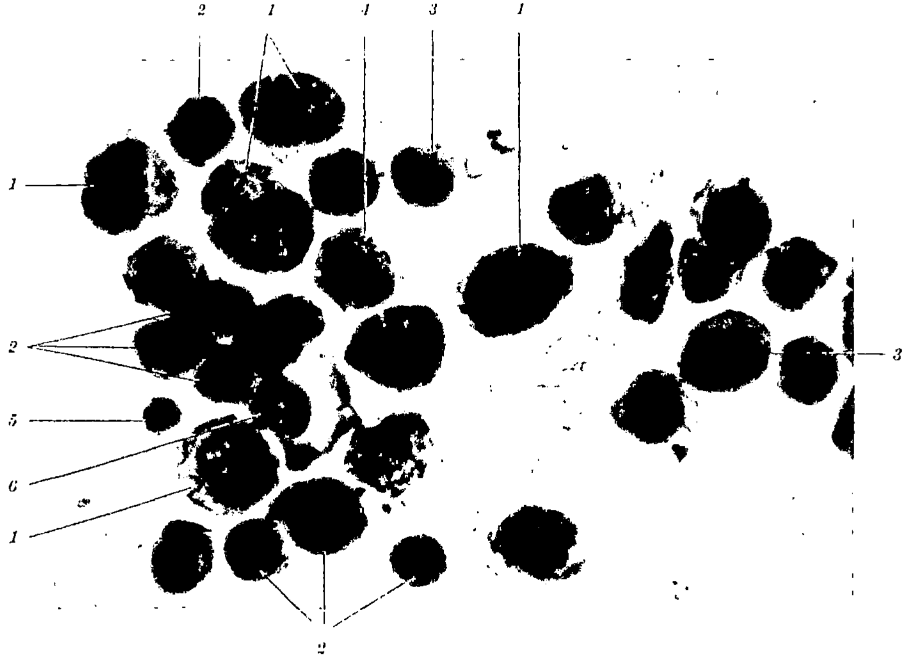

Abb. 1. Monocytoide Promyelocyten im Sternalpunktat bei akut verlaufender Panmyelophthise. Mäßig zellreiches Promyelocytenmark bei hochgradiger Leukopenie im peripheren Blut, 6 Tage vor einer finalen Myeloblastenausschwemmung (Fall 33, Vergr. 920mal).

Abb. 2. Sternalpunktat vom gleichen Fall, 7 Tage später, unmittelbar post mortem. Vor dem Tode massive Myeloblastenausschwemmung mit Anstieg der Leukocytenzahl im peripheren Blut von 1000 auf 111000 („Übergang in akute Leukämie"). Jetzt sehr zellreiches Mark, vorwiegend aus Myeloblasten (1) und Mikromyeloblasten (2) bestehend, wenige reifere Zellen (3). Einige Mitosen (4), Lymphocyten (5) und Plasmazellen (6) (Fall 33, Vergr. 920mal).

myeloischen oder lymphatischen Reihe sind oder aus Fehlentwicklungen undifferenzierter Vorstufen der Hämatopoese stammen (Stammzellen nach EWALD, „primitive cells" nach SABIN, „Q-cells" nach WINTROBE). Immerhin sind solche extremen Fälle relativ seltene Ausnahmen.

Die beschriebene Unreife des Marks ist oft mit einer ausgesprochenen *Hyperplasie* verbunden[1], die sich nach ROHR damit erklären läßt, daß das Knochenmark normalerweise nur ausgereifte Zellen an die Peripherie abgeben kann. STODTMEISTER und BÜCHMANN [5] weisen darauf hin, daß auch bei Eisenmangelanämien eine Reifungshemmung eintritt, so daß sich die unreifen, hämoglobinarmen Normoblasten dauernd weiter vermehren, ohne ausgeschwemmt werden zu können, und so schließlich ein sehr zellreiches Mark mit Makroblasten entsteht. Ein ähnliches Bild des reifungsgehemmten, zellreichen, großzelligen Marks (Riesenstäbe) findet sich — nur mit der Variante der Megaloblastenbildung — bei dekompensierten perniziösen Anämien. Bei der Panmyelophthise kann ein gleichartiger Vorgang auch bezüglich der Leukopoese angenommen werden. STODTMEISTER und BÜCHMANN sprechen, da eine Vermehrung funktionstüchtiger Zellen im Blut zwar erstrebt, aber nicht erreicht wird, von einer „frustranen kompensatorischen Markhyperplasie", eine Bezeichnung, die unseres Erachtens das Wesen der Veränderung gut charakterisiert.

Relativ häufig und ausgeprägt scheint das unreif-hyperplastische Mark nach Benzolschäden (Literatur bei BOWDITSCH und Mitarbeitern sowie S. 334), bei splenopathischer Markhemmung, speziell der „splenic panhaematopenia" nach DOAN und WRIGHT (S. 343) und ganz besonders im Ausheilungsstadium von Agranulocytosen zu sein (BOCK, THADDEA [5]), bei denen oft nur aus dem Ausgang in Heilung geschlossen wird, daß es sich nicht um eine Leukämie gehandelt habe (bezüglich der Beziehungen zwischen Leukämie und Panmyelophthise s. Kap. C).

Zellarmes Mark: Bei einem erheblichen Teil der Fälle kommt es nicht zu einer Hyperplasie, sondern zu einer mehr oder weniger hochgradigen Verminderung aller hämatopoetischen Zellen, so daß die Zellarmut das histologische Bild beherrscht (= Panmyelophthise im engeren, pathologisch-anatomischen Sinn). Hier geht offenbar die Reifungsstörung so tief, daß bereits die Fähigkeit zur Zellbildung gehemmt ist. Die Sternalpunktion fördert dabei oft nur wenig Material zu Tage[2] (Abb. 3 u. 4). Vielfach ist eine lymphatische Wucherung an Stelle des geschwundenen myeloischen Gewebes beschrieben worden[3]. Angesichts der erwähnten Schwierigkeit, bei unreifem Mark atypische jugendliche Zellen der lymphatischen und myeloischen Reihe zu unterscheiden, ist jedoch bei der Auswertung vor allem der von älteren Autoren post mortem erhobenen Befunde Zurückhaltung geboten. Bei fünf von unseren Kranken (Fall 14, 28, 30, 31, 33) sind in den Sternalbefunden mehr als 60% Lymphocyten angegeben. Bei einem von ihnen (Nr. 33) wurden auswärts 71% Lymphocyten festgestellt, während nach unseren Sternalpunktaten der größte Teil dieser Zellen als Mikro- und Paramyeloblasten anzusprechen war (Abb. 3); bei einem weiteren (Nr. 28) bestand nach dem klinischen Bild der Verdacht, daß der Erkrankung eine aleukämische Lymphadenose zugrunde lag (keine Obduktion). In manchen anderen Fällen der Literatur dürfte es sich auch um lymphoide Reticulumzellen gehandelt haben.

---

[1] BAKALOS und THADDEA, BOMFORD und RHOADS, CREMER [4], GERLACH, HEILMEYER, HENNING und KEILHACK, HYNES, ISRAELS und WILKINSON, KIMURA und KUMAGAI, KLIMA [1], MALLARMÉ, ROHR, SCHULTEN, SCHULTZ, STODTMEISTER und BÜCHMANN [1, 3], DE WEERDT.

[2] BAKALOS und THADDEA, BARTA, BEHR, FRANCKE, HENNING, LEITNER, NORDENSON, OSATO, HASHIMOTO und TAGIKAWA, POLI, WEIL, ISCH-WALL und PERLÉS.

[3] V. ALBERTINI, GASSER und WUHRMANN, DENECKE, EIMER, FERRATA und STORTI, FIESSINGER und ALBAHARY, FRANK, KAZNELSON, LEITNER, LOTZ (bei Lues), ROHR, TISCHENDORF, THUMS, WEIL, ISCH-WALL und PERLÉS.

Während unseres Erachtens eine echte lymphatische Wucherung bei essentieller Panmyelophthise, wenn sie auch nicht völlig bestritten werden soll, ein

Abb. 3. Sehr zellarmes, aber überwiegend aus unreifen Stammzellen bestehendes Mark bei chronischer Panmyelophthise. Unterscheidung der kleinsten myeloischen Vorstufen von lymphatischen Zellen oft schwierig. (Fall 29, Vergr. 1100 mal.) (Histolog. Bilder des gleichen Falles s. Abb. 7—12.)

Abb. 4. Weniger unreifes, zellarmes Mark bei chronischer Panmyelophthise. 1 = Promyelocyt; 2 = Myelocyt; 3 = Metamyelocyt; 4 = Normoblast; 5 = Plasmazelle (Fall 21, Vergr. 920 mal).

recht seltenes Ereignis ist, gehört eine *reaktive Reticulumhyperplasie* zum üblichen Befund des zellarmen Marks (DE CASTELLO, FLEISCHHACKER, HEILMEYER, HIRSCHFELD, KIENLE, LEITNER, ROHR, SELLING, THADDEA, THUMS). Bezüglich des histologischen Bildes sei auf S. 316ff. und auf die Abb. 7—10 verwiesen. Im Sternalpunktat äußert sie sich durch vermehrtes Auftreten von lymphoiden und histiocytären Reticulumzellen und Plasmazellen. FIESSINGER und ALBAHARY fanden neben großen jugendlichen Lymphocyten und Plasmazellen eine bedeutende Anzahl von reticulären Kernen und Fibroblasten, während Plasmazellvermehrungen vor allem von KLIMA, MORRISON und SAMWICK, POLI (nach Salvarsan), THUMS (ebenfalls nach Salvarsan) und TISCHENDORF beobachtet wurden (s. auch Abb. 4). TISCHENDORF sieht in dem Verschwinden junger omnipotenter Zellen zugunsten mehr bindegewebig ausgereifter Formen ein Symptom des Verlustes der blutzellbildenden Fähigkeiten, während ROHR geneigt ist, die Wucherung des Reticulums auf eine unspezifische chronische Markentzündung zurückzuführen (s. Pathogenese). Für die gelegentlich geäußerte Auffassung, daß die Reticulumwucherung das primäre Geschehen bei der Panmyelophthise sei und die Aplasie des hämatopoetischen Gewebes mehr durch Verdrängung entstehe, haben sich keine Beweise erbringen lassen. Gegen sie sprechen die histologischen Bilder, die trotz der Zunahme der Reticulumzellen im ganzen zellarm sind, und auch die Versuche von SCHMIDTMANN, LINNIG und CAMERER: Während Normaltiere auf Infektionen mit einer leukocytären Markreaktion antworteten, erfolgte bei Benzoltieren lediglich eine ausgeprägte endotheliale Reaktion, die als Ersatzversuch für die ausgefallene Leukopoese anzusprechen ist. Allgemein entwickelt sich eine Vermehrung der Reticulumzellen bei Störungen der Erythropoese. Ihren Verlauf verfolgten GERSTENBERGER und LEONHARDI bei einer „achrestischen Anämie", bei der sie zunächst ein aktives Mark mit mäßiger Reticulumbeteiligung, 7 Monate später ein hypoplastisches mit Hyperplasie des gesamten Reticulums fanden. Bei einer kongenitalen aplastischen Anämie stellte FREUDENBERG bis zu 52% Reticulumzellen im Sternalpunktat fest, die in einer Remission bis auf 2% absanken, während gleichzeitig die Zahl der erythropoetischen Elemente von 12 auf 31% stieg. HEILMEYER und SCHÖNER konnten in eindrucksvollen (aus Tupfpräparaten bei Erythroblastose gewonnenen) Abbildungen zeigen, daß sich die Erythropoesenester jeweils um einen Proerythroblasten oder um eine Reticulumzelle bilden, und so eine direkte Entwicklung von Erythrocyten aus Reticulumzellen wahrscheinlich machen, eine Meinung, die auch FIESCHI, FITTING, INTROZZI, JONES, MOESCHLIN und ROHR [2], NORDENSON, PITTALUGA und Mitarbeiter, SCHLAY und ALBRECHT und SCHOEN und TISCHENDORF vertreten. Danach ist daran zu denken, daß die Reticulumwucherung bei Panmyelophthisen einen ähnlichen frustranen Kompensationsversuch für die erythropoetische Reihe bedeutet wie die unreife myeloische Markhyperplasie für die Leukopoese.

Fettmark, Gallertmark und Fasermark: Bei einer letzten Gruppe von Kranken entwickelt sich auch die Reticulumhyperplasie nicht mehr; es resultiert ein fast zellfreies Mark, wie es nach ENGEL BAKALOS und THADDEA, BEHR, BRUGSCH, CHASSEL, FRANCKE, FRIEDEMANN, GORKE, NORDENSON, ROHR, SCHULTEN gefunden haben. Einige Beobachtungen scheinen dafür zu sprechen, daß selbst bei Bildung von Fettmark die Schädigung nicht irreversibel zu sein braucht. So erzielte CATTANEO bei fettigem, fibrösem, sehr zellarmem Mark durch Milzexstirpation eine weitgehende Besserung, und ROF und BENITO fanden Fettmark bei einer unter kleinen Transfusionen in Heilung ausgehenden Neo-S-Schädigung. Hierbei sind aber die schon erwähnten Fehlerquellen zu berücksichtigen, die sich für die Sternalpunktion aus einer ungleichmäßigen Markverteilung ergeben.

Tabelle 1. *Sternalmarksbefunde bei Panmyelophthise.*

Fall Nr.	Myeloblasten	Promyelocyten	Myelocyten	Metamyelocyten	Stabkernige	Segmentkernige	Eosinophile	Lymphocyten	Sonstige	Proerythroblasten	Erythroblasten	leukopoetische	erythropoetische	Hämatologische Beurteilung und klinische Besonderheiten
	Prozentuale Zellzahlen auf 100 Weiße											Reifungszahlen		
17	0	0	6	11	20	33	2	25		1	7	183		Scheinbar reifes Mark mit spärlicher, teilweise megaloblastenähnlicher Erythropoese. (20jähr. Mann; protrahierter Krankheitsverlauf).
21	2	4	21	26	30	11	2	1	1 Pl	5	25	287		Nur leichte Unreife der Leuko- und Erythropoese (s. Abb. 4). Unter 5 maliger stationärer Behandlung (25 Transfusionen) wiederholte Besserungen (20jähr. Mann, Krankheitsdauer über $1^1/_2$ Jahre).
24	6	10	13	24	32	11	0	3		1	14	295		Histologisch fleckiges, unreifes Mark bei sehr spärlicher Erythropoese mit megaloblastenähnlichen Formen (52jähr. Frau, Krankheitsdauer 1 Jahr).
18	6	3	30	21	17	5	1	16	1 Pl	8	13	332		Mäßige Unreife des leuko- und erythropoetischen Systems. 51jähr. Mann, ebenso wie seine Schwester seit vielen Jahren an hämorrhagischer Diathese leidend; Tod unter dem Vollbild der Panmyelophthise.
34	1	1	4	14	38	32	0	9	1	1	9	182	264	Fast reife Leukopoese bei erheblicher Unreife des erythropoetischen Systems. Im Blut auffällige Monocytose. 57jähr. Mann; Krankheitsdauer $1^1/_2$ Jahre.
	1	7	9	20	30	25	0	6	1	4	29	236	306	
	1	10	30	10	30	14	0	2	1 Pl	1	25	250	215	
	1 Ret, 1 Ferratazelle													
22	1	5	22	15	38	9	7	1	1 Pl	15	30	278	272	Stärkere Unreife der Erythropoese bei nur leicht unreifem leukopoetischem Mark. Vermehrung der eosinophilen Markzellen (Infektallergie?). 36jähr. Frau mit seit 18 Jahren bestehender Osteomyelitis: Panmyelophthise bei chronischer Infektion.
14	10	11	5	1	0	1	0	68	4 Pl	40	5			Unreifes, zellarmes Mark. Ganz besonders unreife Erythropoese.
31	1	1	0	0	0	0	0	80	5^1 8^2					Fast völliger Schwund der Leuko- und Erythropoese. Im Punktat fast nur lymphatische, lymphoide und reticuläre Zellen. Salvarsanschädigung mit perakutem, letalem Verlauf (23jähr. Frau).

[1] = reticuläre Zellen; [2] = lymphoide Zellen.

Nr.														Befund
30	1	0	4	0	0	0	5	86	4 Pl	0	19			Sehr zellarmes Mark mit Vorherrschen lymphatischer Zellen. 51 jähr. Anstreicher (Benzolschädigung ?).
28	0	0	1	1	6	6	0	81		3	8			Spärliche Leuko- und Erythropoese mit Vorherrschen lymphatischer Zellen. 27 jähr. Frau. Wegen zeitweiliger absoluter Lymphocytose im Blut und leichter Drüsenschwellungen retrospektiv Verdacht auf aleukämische Lymphadenose. Keine Sektion.
29	93[1]	3	0	0	0	1	0	3				591		Äußerst unreife, zellarme Punktate. 15 jähr. Mädchen mit chronischer Panmyelophthise (Dauer über 1 Jahr, 51 Transfusionen). Finale Hilus- und Unterlappentuberkulose. Histologisch kein Anhalt für Leukämie (s. Text, S. 318 u. Abb. 3 u. 7—12). [1] = atypische Blasten und reticuläre Zellen.
32	31	10	1	10	16	14	0	13	1 Ret	0	34	383		Sehr unreifes, zellreiches Mark; atypische Myeloblasten und Promyelocyten. Kein Anhalt für Leukämie. 47 jähr. Frau, nach 6 Monaten zu Hause gestorben.
	17	19	8	12	17	14	0	6	1 Ret	3	30			
33	6	13	7	0	1	0	0	71[1]		2	4			Hochgradige Anämie, Leukopenie (500) und Thrombopenie. Am Tage des Todes massive Myeloblastenausschwemmung (111000 Zellen). Zellreiches Mark; zunehmende, zuletzt äußerste Unreife der Leukopoese. 32 jähr. Kraftfahrer (Benzolschädigung ?). Histologisch mäßige extramedulläre Blutbildung ohne Organvergrößerungen oder sonstige Leukämiezeichen bei der Sektion. Sog. „Übergang in akute Leukämie" (s. Abb. 1 u. 2., S. 326 u. Kap. C.). [1] = auswärts bestimmt, angeblich Lymphoblasten; [2] = monocytoide Formen.
	17[2]	75[2]	2	1	0	0	0	5		7	13	479		
	44	38	1	0	1	3	0	11			5	494		
35	0	0	0	1	6	45	0	45	0	0	13			Im Punktat stets fast nur peripheres Blut mit wenigen Markzellen. Fasermark? 46 jähr. Frau mit sehr chronischer Panmyelophthise, 5 Jahre als Perniciosa behandelt (im Magensaft freie HCl, nie Megaloblasten).
	0	1	2	0	6	31	0	51	2 Pl	0	1			
36	44	1	2	9	3	6	6	25	2	4	17			Fast ständig äußerst unreife Leuko- und Erythropoese mit einzelnen atypischen Zellen im peripheren Blut. 66 jähr. Autolackierer (Benzolschädigung ?), chronischer Verlauf. Histologisch eindeutige Panmyelophthise; vorwiegend Fettmark mit sehr spärlicher Hämatopoese (s. Text, S. 327 und Abb. 13 u. 14). Finale Miliartuberkulose.
	44	1	1	3	9	2	5	26	1	3	34	483	276	
	52	1	3	4	7	2	3	20	1	5	40	507	325	
	13	1	0	1	11	8	1	62	0	0	20			
	42	1	1	1	6	1	0	44	2 Pl	0	6	536		
								2—9% Ret	Pl					

Pl = Plasmazellen
Ret = Reticulumzellen

Die an 100% fehlenden Zahlen betreffen undifferenzierbare Zellen und Zelltrümmer.

Auch kommen sog. leere Punktionen keineswegs nur bei Fett- oder Fasermark vor, sondern können, wie bereits oben dargelegt, außer durch Zufälligkeiten durch Veränderungen der anatomischen Verhältnisse und der Löslichkeit der Zellen bedingt sein.

Unbeschadet der Auffassung, daß die eben aufgeführten Marktypen nur verschieden tiefgreifende Stadien einer Reifungshemmung der Zellen repräsentieren, ist es nun keineswegs so, daß sich die Knochenmarksbefunde während des Verlaufs der Erkrankung in der Reihenfolge, in der sie oben beschrieben wurden, nacheinander entwickeln. Einerseits wurden tödliche Ausgänge bei jedem der genannten Markbilder beobachtet, andererseits können hyperplastische Stadien auf hypoplastische folgen und umgekehrt oder auch die Befunde während der ganzen Krankheitsdauer annähernd gleich bleiben. Schließlich kann — bei etwa gleich starker Verminderung der roten und weißen Zellen im Blut — die Leukopoese im hyperplastischen Stadium sein, während die Erythropoese hypoplastisch ist, und so fort. Dies erscheint nicht unverständlich, wenn man sich erinnert, daß ähnliche Spontanschwankungen des Krankheitsverlaufs und individuelle Unterschiede des Markbefundes beispielsweise auch bei der unbehandelten perniziösen Anämie auftreten.

Zur näheren Erläuterung der geschilderten Verhältnisse ist in Tab. 1 eine Reihe von Beispielen aus dem eigenen Material zusammengestellt. Sie zeigt die verschiedenen Marktypen im Sternalpunktat — z. T. im Vergleich mit dem histologischen Sektionsbefund — und die vielfach bestehenden Differenzen zwischen dem Reifegrad des leukopoetischen und dem des erythropoetischen Systems. Außerdem enthält sie die Befunde von einigen gesicherten oder wahrscheinlichen Fällen sekundärer Panmyelophthise durch Salvarsan (Fall 31), Benzol (Fall 30, 33 u. 36) und chronische Infektionen (Fall 22), welche sich in den hämatologischen Befunden grundsätzlich von den primären Formen nicht unterscheiden, und schließlich den oben erwähnten diagnostisch unklaren Fall 28 (S. 303, aleukämische Lymphadenose?), sowie einen sog. „Übergang in akute Leukämie" (Fall 33), worauf später noch ausführlich eingegangen wird (Kap. C). — Die Tabelle legt klar, daß die Aufstellung der genannten vier Marktypen keine strenge schematische Abtrennung bezwecken kann, sondern nur die Bildung gewisser Gruppen, in denen nicht nur fließende Übergänge, sondern im Einzelfall auch vom Schema abweichende Besonderheiten auftreten können.

Bezüglich der Veränderungen der einzelnen Zellreihen — die der Neutrophilen wurden bereits eingehend besprochen — sind noch einige Besonderheiten nachzutragen:

Bei der Erythropoese ist eine dem Grad der myeloischen Hyperplasie entsprechende mächtige Zellwucherung nicht bekannt; wahrscheinlich kann man aber, wie bereits dargelegt, die in manchen Fällen deutliche Reticulumzellhyperplasie als einen analogen Vorgang deuten. Im allgemeinen sind die erythropoetischen Zellen entweder prozentual vermindert oder durch eine ausgesprochene Unreife gekennzeichnet mit relativer Vermehrung der Proerythroblasten und manchmal großen, megaloblastenähnlichen Zellformen (Fall 17, 18, 21, 22, 24, 28). Kienle fand bei schwerster Markerschöpfung (Carcinose) neben Pseudoamitosen echte amitotische Kernteilungen. In seltenen Fällen (Begemann, Heilmeyer, Kloster, Moeschlin und Rohr) ist die Erythropoese völlig erloschen. Solche Zustände, die durch zahlreiche Punktionen des Sternums und anderer Markbezirke mehrere Jahre lang verfolgt werden konnten (Moeschlin und Rohr [2]), sind trotz regelmäßiger Transfusionen nur dann mit dem Leben vereinbar, wenn die Granulo- und die Thrombopoese erhalten bleiben (reine „Erythroblastophthise"). Daß die übliche Auszählung des Prozentsatzes der Roten auf 100 Weiße normale Werte ergibt, wenn beide Zellsysteme gleich stark vermindert sind, ist selbstverständlich. Es gibt aber — analog der Leukopoese im „scheinbar reifen Mark" — auch Fälle, bei denen trotz schwerer Anämie das Aussehen der erythropoetischen Zellen und das Verhältnis ihrer verschiedenen Entwicklungsstufen zueinander keine deutlichen Veränderungen aufweisen, während das Bild der Granulopoese gleichzeitig schwer gestört sein kann (Fall 32). Die Berechnung der Reifungszahlen nach Bock deckt allerdings auch hier meist leichte Verschiebungen auf.

Ebenso wie die erythropoetischen Zellen können sich auch die Eosinophilen als weitgehend unabhängig von dem Verhalten der neutrophilen Reihe erweisen. Insbesondere bei allergischen Zuständen wie nach gehäuften Transfusionen können sie im Mark vermehrt sein (Hurst und Kark, Moeschlin und Rohr [2] sowie auch bei Brugsch, Weyeneth und David, bei letzterem bis 50% aller Zellen), ohne daß eine Bluteosinophilie zu bestehen braucht. Im allgemeinen sind sie jedoch wie im Blut vermindert oder völlig fehlend.

Schließlich sind auch die Megakaryocyten — im Gegensatz zur essentiellen Thrombopenie (WERLHOF) — meist sehr spärlich oder fehlen ganz. Wo ihre Zahl ausnahmsweise normal (STEINBRINCK, WIENBECK) oder gar vermehrt ist (RHOADS und MILLER), weisen sie fast immer Degenerationszeichen wie unvollkommene Granulierung, Plasmavacuolen, Kernveränderungen und mangelnde Plättchenbildung auf (LEITNER, ORIA, RAMOS und TRANCHESI, THADDEA). Hier, wie auch bei den anderen Zellreihen, entsprechen die toxischen Zellveränderungen denen des peripheren Bluts.

Die bisherigen Darlegungen haben den in der Einleitung (S. 288) schon kurz erwähnten abweichenden Standpunkt FIESCHIs unberücksichtigt gelassen. FIESCHI, sicherlich einer der besten Kenner der Knochenmarksmorphologie, hat der Ausweitung des Krankheitsbegriffs der Panmyelophthise, wie sie in den oben angeführten Marktypen enthalten ist, widersprochen und vertritt die Auffassung, daß bei der Panmyelophthise — oder der aplastischen Anämie, wie er sie nennt — nur die Neubildung der Zellen gestört ist, während die Proliferations- und Reifungsfähigkeit weitgehend unbehindert bleibt, so daß Fälle mit ausgeprägter Unreife oder Hyperplasie des Marks als „aregeneratorische", auf irgendeinem Mangelzustand — Eisenmangel, Hämolyse, Autointoxikationen wie bei Nephropathien oder Carcinosen — beruhende Anämien abzutrennen wären. Die Benzol-Panmyelophthise rechnet er auf Grund des Markbildes zu den echten aplastischen Anämien.

Wir haben daraufhin unser eigenes Material nochmals gründlich durchgesehen und bei allen Fällen, in denen dies mit genügender Genauigkeit möglich war, die Reifungszahlen nach BOCK berechnet. Wie aus der Tabelle (S. 306) hervorgeht, zeigen unsere Knochenmarksbefunde auch bei den Fällen, in denen die Diagnose einer echten Panmyelophthise klinisch und hämatologisch außer Zweifel stand und durch die Sektion bestätigt wurde, überwiegend eine deutliche Unreife des Markbildes. Lediglich in einem Fall (Nr. 17) liegt die leukopoetische Reifungszahl unterhalb, in einem weiteren (Nr. 34) innerhalb des von BOCK angegebenen Streubereiches der Norm; bei 4 weiteren ist sie leicht, bei 5 Fällen stark, teilweise extrem erhöht. Bei der Bewertung dieser Zahlen ist zu berücksichtigen, daß sich bei vielen Panmyelophthise-Kranken nur wenig Mark gewinnen läßt und die Beimengung peripheren Bluts und damit reiferer Zellen als im Mark verhältnismäßig hoch zu veranschlagen ist, so daß eine Verfälschung der Zahlen wohl im Sinne scheinbarer Reife, nicht aber größerer Unreife möglich ist. Das morphologische Studium der Zellen des Falles 34 — von Fall 17 lagen keine Orginalpräparate mehr vor — ergab, daß deutliche Veränderungen der Kern- und Plasmastruktur, der Ausbildung der Granulationen, sowie der Kernplasmarelation bestanden, die auf eine Reifungssörung hinwiesen. Die erythropoetische Reifungszahl war infolge der Zellarmut der Punktate nur in 3 Fällen mit genügender Genauigkeit festzustellen; diese ergaben übereinstimmend eine deutliche Unreife auch des erythropoetischen Marks.

Für eine Abtrennung „echter Panmyelophthisen" mit einfach atrophischem, aber normal ausreifendem Mark von reifungsgestörten „aregeneratorischen Anämien", wie sie FIESCHI für angebracht hält, fanden sich somit in unserem Material — übereinstimmend mit den meisten Befunden der Literatur — keine Anhaltspunkte, so daß wir im Einklang mit der Mehrzahl der Autoren an der Auffassung festhalten müssen, daß *die Reifungshemmung ein wesentliches, den verschiedenen Marktypen gemeinsames Merkmal der Panmyelophthise ist.*

Funktionsprüfungen des Marks.

Es wäre zweifellos erwünscht, durch spezielle Funktionsprüfungen Aufschluß über die Tätigkeit des Knochenmarks zu erlangen. SCHRETZENMAYR und BRÖCHELER sowie BOCK und FELIX haben zu diesem Zweck die Atmung des Knochenmarks herangezogen. Sie fanden — bei Normalwerten von durchschnittlich 18 bzw. 23 cm^3 O_2 pro Kubikzentimeter Mark und Stunde — bei sekundären Anämien mit vermehrter Regeneration Steigerungen auf das 2—3fache, bei Carcinomanämien hingegen Verminderungen. Bei aplastischen Zuständen wären dementsprechend erniedrigte Werte zu erwarten; systematische Untersuchungen liegen aber unseres Wissens noch nicht vor.

Zur Prüfung der Leukocytenfunktion haben SCHNAASE und LOCK Proteolyseversuche angestellt. SCHNAASE brachte Knochenmarksaufschwemmungen in steigenden Verdünnungen auf Serumplatten und stellte fest, bis zu welcher Verdünnung noch eine Proteolyse,

d. h. eine Dellenbildung in der Platte auftrat. Während bei Normalen die Proteolyse stets auch bei stärkeren Verdünnungen noch deutlich war, war bei einer Agranulocytose keine Dellenbildung zu erkennen. LOCK, der mit einer Ausnahme die gleichen Befunde an Agranulocytosemark erhob, glaubt, daß die Methode zur differentialdiagnostischen Abgrenzung der Zellen der lymphatischen Reihe, die keine Proteolyse zeigen, von denen der myeloischen und vielleicht auch der monocytären Reihe geeignet sei. Auch hier stehen umfangreichere Untersuchungen noch aus.

Klinisch ist zur Prüfung der Reaktionsfähigkeit des Knochenmarks, der Milz und der übrigen Blutdepots vor allem der Adrenalinversuch herangezogen worden (ABDERHALDEN, AUBERTIN [2], FRÄNKEL und ULRICH, LAUDA und PFLAUM, LOTSCH, RADOSAVLJEVIC, STEIN). Nach FREY tritt nach Adrenalin zuerst eine Lymphocytose, dann eine Neutrophilie auf mit Kreuzung der Kurven nach 30 und 60 min. Neben einer allgemeinen Depotentleerung (KIENLE und MALAMANI, KORGE, WALTERSHÖFER) wird für die erste Phase eine Kontraktion der Milz — die bei bestimmten Milzerkrankungen ausbleibt (FREY, RHEINDORF und WALTER) —, für die zweite eine Ausschwemmung aus dem Knochenmark über einen Sympathicusreiz verantwortlich gemacht (BILLIGHEIMER, MAGNANI, SCHOEN). Auch die Erythrocyten-, Reticulocyten- und Thrombocytenzahlen sollen nach Adrenalin stark ansteigen (BENHAMOU, LAUDA, RHEINDORF und WALTER).

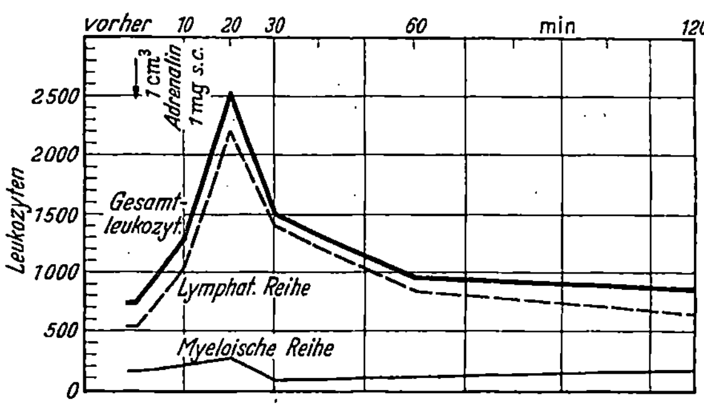

Abb. 5. Adrenalinversuch bei fortgeschrittener chronischer Panmyelophthise (Fall 29). Keine Ausschwemmung neutrophiler Zellen, dagegen starker, kurzdauernder Lymphocytenanstieg.

Nachprüfungen ergaben aber, daß alle diese Veränderungen so inkonstant sind, daß die Aufstellung einer einigermaßen allgemeingültigen Norm nicht möglich ist (BILLIGHEIMER, WALTERSHÖFER, eigene Versuche). Dagegen wurde bei Panmyelophthisen festgestellt, daß der Anstieg der Neutrophilen bei voll entwickelten Fällen ziemlich regelmäßig ganz oder fast ganz fortfällt (HARTMANN, MARTINETTI (bei Agranulocytose), STERN, ZADEK) und auch die Vermehrung der Reticulocyten (HENSCHEN und JEZLER) und der Thrombocyten, die bei essentieller Thrombopenie erhalten sein soll, ausbleibt (GORKE).

Diese Befunde konnten wir an eigenen Fällen bestätigen: Wie Abb. 5 zeigt, kommt es zu einem kurzen, unter Umständen recht kräftigen Anstieg der Lymphocyten, während die Zahl der Neutrophilen nicht beeinflußt wird. Dabei war die Monotonie der Kurven auffällig gegenüber den viel stärker und manchmal unregelmäßig schwankenden Werten bei Gesunden. (Die ebenfalls konstant gebliebenen Werte der Erythro-, Reticulo- und Thrombocyten sind in der Abbildung nicht mit dargestellt, da sie sich nach unseren Erfahrungen auch bei Gesunden sehr oft nicht ändern.) HOLLER nimmt an, daß das Knochenmark bei Panmyelophthisen auf Reize nicht mehr anspricht, sondern sozusagen nur noch aus sich heraus arbeitet. Wir möchten eher glauben, daß der beschriebene Kurvenverlauf das Fehlen von Granulocyten in den Depots und den Mangel an reifen, ausschwemmungsfähigen Zellen im Mark anzeigt.

Anstelle von Adrenalin ist gelegentlich auch Insulin verwendet worden, das bei im Prinzip gleichartigen Reaktionen einen noch stärkeren Knochenmarksreiz ausüben soll (KORGE). Andere Reize, nach denen die Blutbildveränderungen verfolgt worden sind, sind Nucleinsäure, Fremdblutinjektionen (SCHOEN) und Milch (MARTINETTI, SCHOEN). MOESCHLIN [2] gab morgens nüchtern 25 E Pyrifer und kontrollierte das Blutbild alle $1^1/_2$—2 Std. bis zum Abend. Er fand einen abgeflachten Verlauf der Leukocytenkurve außer bei unbehandelter Perniciosa und Knochencarcinosen vor allem bei Panmyelophthisen, infektiös-toxischer Knochenmarksinsuffizienz und Paramyeloblastenleukämien, dagegen eine überschießende Reaktion während der Reticulocytenkrise in der Leberbehandlung der Perniciosa und während der Leukocytose im Ausheilungsstadium der Pyramidonagranulocytose. — Die Methode von THUMS, der die Hautreaktionen nach Terpentinquaddeln beobachtete und bei Aleukie keine oder nur eine minimale reaktive Entzündung sah, ist wegen der Neigung dieser Kranken zu Nekrosen nicht zu empfehlen. Die schönen Studien KAUFFMANNs über die cellulären Vorgänge im Reizexsudat der Cantharidenblase bei verschiedener Abwehrlage sind unseres Wissens an Panmyelophthisekranken noch nicht erprobt worden. — Die so wünschenswerten Funktionsprüfungen des Marks stehen somit sämtlich noch im Versuchsstadium. Soweit sie überhaupt schon bei Panmyelophthisen durchgeführt wurden, ergaben sie nicht viel mehr als eine — noch relativ unsichere — Bestätigung der meist schon klinisch gesicherten Tatsache der Insuffizienz des Knochenmarks.

c) Krankheitsverlauf und Prognose.

Die Panmyelophthise verläuft teils gleichmäßig fortschreitend, teils in Schüben und endet fast immer tödlich. Besonders akut ist der Krankheitsbeginn meist bei Salvarsan- und ähnlichen Schädigungen, bei denen allergische Vorgänge eine Rolle spielen (Fall 26 u. 31). Bei der Benzolvergiftung kommen je nach der Giftmenge und der Zeit ihrer Einwirkung neben relativ akuten häufiger auch chronische Formen vor. Letztere herrschen vor allem bei den Erkrankungen unklarer Ätiologie vor („essentielle Panmyelophthise"). Wo diese im Krankenhaus scheinbar akut in wenigen Wochen zum Tode führen, ist oft nicht zu eruieren, wie lange der Prozeß schon latent war, bzw. sich vom Kranken unbemerkt entwickelt hatte, bis es zum akuten Zusammenbruch der Blutbildung kam. Eine einigermaßen genaue Bestimmung des Krankheitsbeginns ist daher meistens nur bei den sekundären Formen möglich, bei denen sich manchmal auch die Latenz vom Beginn der Einwirkung der Schädlichkeit bis zum Auftreten der manifesten Erkrankung errechnen läßt. Sie kann oft nur wenige Wochen betragen, z. B. bei der Salvarsanschädigung, bei der zwar die Allergisierung meist schon vorhergehenden Kuren zur Last zu legen ist, die eigentlich auslösende Kur aber erst 2 oder 3 Wochen begonnen hat, bis die hämorrhagische Aleukie in Erscheinung tritt. Auch bei der Benzolvergiftung können die ersten Symptome bereits wenige Wochen nach Beginn der chronischen Benzoleinwirkung bemerkbar werden, während die einmalige akute Benzolvergiftung im allgemeinen nicht zur Panmyelophthise führt. Andererseits sind sehr lange Latenzen von vielen Monaten und sogar Jahren beobachtet worden (HUNTER, MALLORI, GALL und BRICKLEY). In einem Fall von EMILE-WEIL trat die Vergiftung erst nach 15jähr. Benzolarbeit auf. Andererseits sollen auch freie Intervalle vorkommen in dem Sinne, daß die ersten Zeichen einer Knochenmarksinsuffizienz sich erst Monate oder Jahre nach Beendigung der Benzolarbeit einstellen. So sah STODTMEISTER bei einem Fall 2 Jahre danach eine Panmyelophthise auftreten mit einem Rezidiv nach 4 Jahren, und SCHULTEN hielt sogar bei einem Mann, bei dem die letzte Benzoleinwirkung 10 Jahre zurücklag, den ursächlichen Zusammenhang noch für wahrscheinlich. Nach NORDENSON [4] beträgt die Krankheitsdauer vom Manifestwerden ab 12 Tage bis 4 Jahre. In unserem eigenen Material war die kürzeste Verlaufszeit bis zum Tode 4—6 Wochen; durchschnittlich betrug sie 6 Monate bis 2 Jahre, bei einer Benzolvergiftung 6 Jahre. Bei dieser, bei der die Benzoleinwirkung insgesamt 14 Jahre gedauert hatte, bestand zunächst lange Zeit nur eine Neigung zu Hautblutungen bei geringen Traumen. Ähnlich war es bei einer essentiellen, von CHASSEL beschriebenen Panmyelophthise, bei der eine hämorrhagische Diathese 6 Jahre lang dem Ausbruch des vollentwickelten tödlichen Bildes vorausging. Maßgebend für die Lebensdauer ist in erster Linie die Granulopoese, bei deren Versagen das Eintreten von Nekrosen und tödlichen Infektionen auch mit den modernen Antibiotica kaum verhindert werden kann, in zweiter Linie die hämorrhagische Diathese, deren Auftreten die Prognose sehr trübt, während Kranke, bei denen die aplastische Anämie im Vordergrund steht, mit Bluttransfusionen lange Zeit, unter Umständen viele Jahre erträglich leben, z. T. sogar arbeiten können. 30, 50, ja 100 und mehr Transfusionen sind dabei keine Seltenheit (bei HECKNER 50, bei HARRISON 103, bei MOESCHLIN und ROHR 120 Transfusionen). Ein Patient von HURST und KARK bekam sogar insgesamt 290 Transfusionen im Laufe von 11 Jahren. Im allgemeinen gelingt es aber auch bei reiner aplastischer Anämie nicht, die Kranken so lange am Leben zu erhalten, z. T. deswegen, weil die Venen weitere Transfusionen in genügender Zahl unmöglich machen, vor allem aber dadurch, daß trotz gruppengleicher Übertragung zunehmende Unverträglichkeitserscheinungen bis zum schweren, tödlichen Schock vorkommen, an dem u. a. auch die an einer reinen Erythroblastophthise leidende Patientin von MOESCHLIN und ROHR zugrundegegangen ist. Worauf diese Unverträglichkeitserscheinungen beruhen, ist noch nicht recht klar; Nichtberücksichtigung der Untergruppen, der Faktoren M und N oder des Rh-Faktors bei Übertragungen scheint nicht die einzige Ursache zu sein (näheres s. Kapitel F). Daß ein Kranker wie der von HURST und KARK so lange lebt, daß neben der Unmöglichkeit weiterer Transfusionen die immer schwerer werdende Hämochromatose zur Mitursache des Todes wird, ist eine große Seltenheit.

Interkurrente Erkrankungen führen im allgemeinen zu mehr oder weniger erheblicher Verschlechterung oder Beschleunigung des Krankheitsverlaufes. Daß auch das Umgekehrte einmal möglich ist, zeigen die Beobachtungen von CICOVACKI, bei dem nach einem Glutealabsceß eine vorübergehende Leukocytose mit Ausreifung der Granulocyten einsetzte, und von HOYER, bei dessen Erythroblastophthise eines 9monatigen Mädchens im Verlauf eines Keuchhustens die bis dahin im Mark völlig fehlenden Erythroblasten in fast normaler Zahl auftraten mit einem entsprechenden, allerdings nur kurzen Reticulocytenanstieg im peripheren Blut. Eine Gravidität wirkt meist verschlimmernd auf die Erkrankung. Dagegen sah DIMMEL merkwürdigerweise bei seinen zahlreichen Benzolvergiftungen keine nachweisbare Verschlechterung gleichzeitig bestehender Tuberkulosen, während sonst die Tuberkulose eine nicht allzu seltene finale Komplikation essentieller Panmyelophthisen ist (s. auch Fall 29 u. 36).

Über *Heilungen* ist gelegentlich berichtet worden (ASTWOOD, BIRK, BOON und WALTON, LANDAU und BAUER, LESCHER und HUBBLE, THOMPSON, RICHTER und EDSALL und VAUGHAN). HOFF [9] sah bei einer aplastischen Anämie und Granulopenie nach monatelangen Transfusionen eine über lange Zeit kontrollierte Rezidivfreiheit. Nach MIRICK waren bis 1941 in der Literatur nur 6 einigermaßen sichere, der Kritik standhaltende Heilungen von essentiellen Panmyelophthisen veröffentlicht worden. Er selbst berichtet über einen 30jähr. Mann mit schwerer Anämie, mäßiger Leuko- und Thrombopenie, Purpura und gangränöser Stomatitis, bei dem nach 25monatiger Krankenhausbehandlung mit 41 Transfusionen, Eisen, Rohleber und Hefe eine allmähliche Besserung bzw. klinische Heilung eintrat; bei der Veröffentlichung 1 Jahr später bestand lediglich noch eine gewisse Leukocytose, Reticulocytose und Thrombopenie. Über eine ähnliche Beobachtung berichtet BIRK. Bei den wiederholt beschriebenen Heilungen nach Milzexstirpation dürfte es sich meist nicht um essentielle Panmyelophthisen, sondern um splenopathische Markhemmungen gehandelt haben, die allerdings in Grenzfällen klinisch oft schwer von der Panmyelophthise abzutrennen sind. Hierher ist möglicherweise auch der Fall von NISSEN und SCHILLING zu rechnen, bei dem bei angeblich essentieller Panmyelophthise nach Entfernung der 250 g schweren Milz eine so weitgehende Besserung eintrat, daß der Patient nach einem späteren Bericht unter Transfusionen in größeren Abständen nach 10 Jahren noch am Leben war (s. auch Kapitel F).

Um von einer endgültigen Heilung sprechen zu können, ist eine mehrjährige Nachbeobachtung erforderlich. HOFF [9] hat darauf hingewiesen, daß die Erkrankung häufig in Phasen mit Remissionen und Rezidiven verläuft und mit Rückfällen stets gerechnet werden muß. Es liegen hier also ähnliche Verhältnisse vor wie bei der Agranulocytose durch Pyramidon und andere Schädigungen, nach deren Überstehen eine dauernde Labilität des — wahrscheinlich schon vorher empfindlichen — Marks mit Neigung zu Spontanrezidiven zurückbleibt (STODTMEISTER [3]). Verläufe in kleineren, kürzer dauernden Wellen und Schüben sind wiederholt beschrieben worden (GALLENKAMP, HOFF, STODTMEISTER und BÜCHMANN, THUMS) und finden sich auch in unserem Material. Solche Remissionen scheinen manchmal durch eine energische Transfusionsbehandlung erreichbar zu sein (STODTMEISTER und BÜCHMANN [6], ULLRICH), bei der es zu einer gewissen, allerdings meist kurzdauernden Erholung des Marks kommen kann (Fall 29).

Akute aplastische Krisen: STODTMEISTER und BÜCHMANN [3] beobachteten neben dem sonst üblichen mehr wellenförmigen Verlauf eine krisenhafte, offenbar prognostisch günstigere Form, die sie als „aplastische Krise" bezeichneten. Ähnliche Fälle sind seitdem öfter beschrieben worden, so von GASSER und OWREN bei hämolytischem Ikterus und von SINGER, MOTULSKI und WILE während eines Infekts bei Sichelzellanämie, und werden auf allergische Vorgänge (anaphylaktischer Schock, Infektallergie) zurückgeführt (GASSER, ROHR [11]). Vermutlich kommen sie in abortiver Form viel häufiger vor, als bisher angenommen wurde. So berichteten GASSER und ADANK über eine Reihe von Kindern, bei denen die aplastische Krise nur die Erythropoese betraf und mit Megaloblastenbildung im Mark einherging, welche Ausdruck einer akuten Reifungsstörung sein dürfte.

Übergänge zu akuten Leukämien: Über Myeloblastenausschwemmungen im Endstadium durch einen abnorm starken, finalen Ausschwemmungsreiz oder durch vermindertes Haftvermögen der Zellen in der Agone, wie es PIECHL festgestellt hat, wurde bereits berichtet. Es gibt aber auch nicht wenige Fälle, bei denen schon früher Myeloblastenschübe auftreten, so daß ein Bild entsteht, das klinisch — und manchmal auch bei der Obduktion — von einer akuten Leukämie nicht zu unterscheiden ist[1]. In derartigen Fällen verläuft die Erkrankung zunächst — oft für lange Zeit — als Panmyelophthise, um dann in eine akute Leukämie überzugehen und, z. T. unter Entwicklung von Leber- und Milzvergrößerungen, bis zum Ende ein immer ausgesprocheneres leukämisches Bild zu bieten. Vielfach liegt zwischen der Panmyelophthise und der „finalen Leukämie" eine mehr oder weniger deutliche Remission mit weitgehender klinischer Besserung oder sogar scheinbarer Heilung[2]. LOEPER und MALLARMÉ sahen bei einem Patienten, der 1936 eine aplastische Anämie nach Benzol- und Trichloräthylenvergiftung durchgemacht hatte und 1937 wegen einer Halsdrüsenerkrankung röntgenbestrahlt worden war, 1941 eine tödliche akute Leukämie auftreten. FRANK beobachtete eine hämorrhagische Aleukie mit 3jähriger Remission und Tod an akuter Leukämie. KLIMA, SONNENFELD und neuerdings auch HEILMEYER haben darauf hingewiesen, daß es nicht nur Übergänge von aplastischer Anämie in Leukämie, sondern auch die umgekehrte Reihenfolge gibt, was allerdings meist auf vorhergegangene Röntgenbestrahlungen oder cytostatische Behandlung zurückgeführt werden kann. Die Deutung solcher Grenzfälle oder Übergänge in Leukämien ist z. Z. noch lebhaft umstritten (s. Kapitel C).

Prognose der exogenen Panmyelophthise: Während die essentielle Panmyelophthise trotz aller therapeutischen Bemühungen fast zu 100% tödlich verläuft, liegen die Verhältnisse bei den sekundären Formen etwas günstiger. Hier sind, wenn die Ursache rechtzeitig, d. h. solange die Schädigung des Marks noch in den Anfängen steht, beseitigt werden kann, Heilungen häufiger beobachtet worden. Das gilt für die Benzolvergiftung und besonders für die Salvarsanintoxikation und andere Gewerbe- oder Arzneimittelschäden. Auch bei diesen ist jedoch wegen der schon erwähnten Rezidivgefahr und der Möglichkeit einer trotz Beseitigung der Noxe allmählich fortschreitenden Aplasie des Marks die Prognose stets mit großer Vorsicht zu stellen, auch wenn das erste aplastische Stadium

---

[1] BINDER, L. BORCHARDT, DOMARUS, EDERLE und ESCHE, GLANZMANN, F. HERZOG, HOFF, LÜBBERS, MURALTER (2jähr. Kind), PALMÉN (ebenfalls 2jähr. Kind), PANIAGUA (bei Benzol), VAN RAVESTEYN (Benzol), SCHARFF und NEUMANN [1], SCHULTEN, SEGERDAHL u. a.

[2] GALLENKAMP, HOFF, LEDIEU, BAUDELOT und BRENET, LÜBBERS, NEUWSEN, RICH. SCHÄFER, SZONELL, ULLRICH u. a.

überwunden zu sein scheint oder der Befund bei Behandlungsbeginn noch relativ günstig ist (STODTMEISTER [3]). Bei vollentwickeltem klinischem Bild enden auch hier die meisten Fälle letal, wobei sich Leukopenie und Thrombopenie wiederum deletärer auswirken als ein Erythrocyten- und Hämoglobinmangel. So beobachteten SCHARFF und NEUMANN eine Heilung bei Salvarsanintoxikation, bei der die Erythrocytenzahl bereits auf 0,9 Millionen abgesunken, das weiße Blutbild aber normal geblieben war, während RÖSCH und HOLLAND (bei Benzol), BOON und ROF und BENITO (bei Salvarsan) ausnahmsweise auch bei weit fortgeschrittenen Zuständen mit Leukopenie mehrere Monate nachbeobachtete Heilungen sahen; über den endgültigen Ausgang ihrer Fälle ist bisher nichts bekannt geworden.

STODTMEISTER und BÜCHMANN [5] halten das Wiederauftreten eines Schüttelfrostes nach Transfusionen, den sie besonders bei schweren Zuständen vermißten. für ein gutes Zeichen. Weitere prognostische Anhaltspunkte vermögen das Blutbild und das Knochenmark zu geben. Das Erhaltenbleiben oder Wiedererscheinen von Eosinophilen im Blut gilt als günstig (FERRATA und STORTI, PIECHL, ROHR. SZONELL), ebenso eine Monocytose (FERRATA und STORTI). Auch unsere Erfahrungen liegen in der gleichen Richtung.

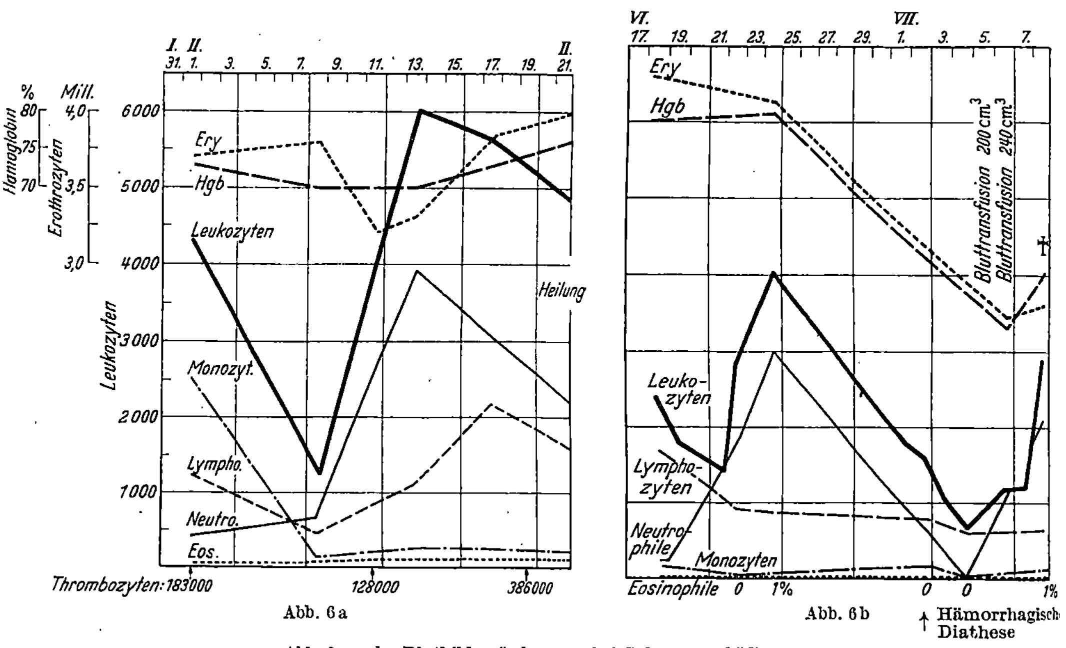

Abb. 6a

Abb. 6b

Abb. 6a u. b. Blutbildveränderungen bei Salvarsanschädigung.

a. A. Zw., weibl., 28 Jahre. Nach der 3. Spritze der 3. antiluischen Neosalvarsan-Bismogenol-Kur Auftreten eines schweren Ikterus und einer Granulopenie von 500 cm³. Anfänglich hohe Monocytose, Zahl der Eosinophilen dauernd normal. Trotz Verschlimmerung der Leberschädigung (Bilirubinspiegel im Blut bis 26 mg-%. Takata-Ara +)rasche Normalisierung der Blutbefunde ohne nennenswerte Beteiligung der Thrombocyten und des roten Blutbildes. Ausgang in Heilung.

b. K. Be., weibl., 31 Jahre. Nach der 7. Spritze der 1. Kur Ikterus (weniger schwer, 11 mg-% Bilirubin, Takata-Ara negativ) und Dermatitis, sonst ähnliches Bild (Näheres Fall 26). Im Blutbild jedoch fast ständige Aneosinophilie und Verminderung der Monocyten. Nach vorübergehendem Granulocytenanstieg rasch fortschreitende Verschlechterung unter Einbeziehung des roten Blutbildes und schließlicher hämorrhagischer Diathese mit Blutungen in Haut, Schleimhäuten und Meningen. Finale Granulocytenausschwemmung. Exitus letalis.

Abb. 6 zeigt zwei Salvarsanintoxikationen, die beide mit einem schweren Salvarsanikterus einhergingen und anfangs etwa gleich bedrohlich aussahen. Bei beiden Patientinnen war die Absolutzahl der neutrophilen Granulocyten auf weniger als 500 im Kubikmillimeter herabgesetzt. Bei der einen (a), bei der anfangs eine hohe Monocytose von 59% (= 2500 absolut) bestand und die Eosinophilen ständig in normaler Zahl nachweisbar blieben, trat ziemlich schnell völlige Wiederherstellung ein. Bei der anderen (b), bei der die Zahl der Monocyten vermindert war und die Eosinophilen fast dauernd völlig fehlten, entwickelte sich rasch eine fortschreitende Panmyelophthise, die tödlich endete; agonal kam es übrigens noch einmal zu einer Ausschwemmung neutrophiler Zellen.

Auch der Sternalmarkbefund vermag gewisse prognostische Hinweise zu geben. Eine myelocytäre Reaktion im Mark wird als relativ günstig angesehen, während die unreiferen Markbilder schwerwiegender sind. Eine plasmacelluläre Reaktion als letzter Abwehrversuch (THADDEA), ebenso ein lymphoides, reticuläres oder leeres Mark gelten als besonders ungünstig (FERRATA und STORTI). Zuverlässig sind jedoch alle diese Schlußfolgerungen im Einzelfall nicht (s. oben). Auch dürfen solche Hinweise nur bei den sekundären Formen Hoffnungen quoad vitam erwecken. Bei der primären, idiopathischen Panmyelophthise können sie zwar die Möglichkeit einer Remission anzeigen, ändern aber nichts an dem letzten Endes praktisch immer letalen Ausgang.

4. Pathologisch-anatomische Befunde.

Das makroskopische Bild der Organe auf dem Sektionstisch wird beherrscht von der Anämie, der hämorrhagischen Diathese und der Neigung zu nekrotisierenden Entzündungen. Während die hämorrhagische Diathese nur selten fehlt (im eigenen Material bei 2 von 22 Sektionen) und neben der Muskulatur, dem Herzen und anderen inneren Organen besonders auch die Hirnhäute und die Gehirn- und Rückenmarksubstanz betrifft, waren Nekrosen nur bei weniger als der Hälfte unserer obduzierten Fälle nachzuweisen. Wenn sie jedoch auftreten, sind sie nicht nur auf die Haut, etwa des Gesichts oder des Afters, und die von außen zugänglichen Schleimhäute, die Mundhöhle, die Tonsillen, die Vagina usw. beschränkt; sie finden sich vielmehr überall: im Oesophagus, Magendarmkanal, den ableitenden Harnwegen und auch in den inneren Organen selbst, in Leber, Milz, Drüsen, allgemein im lymphatischen Apparat und auch in den Muskeln. Im Darm sind besonders die PEYERschen Plaques mit Schwellung, Nekrosen und Ulcerationen beteiligt, so daß das Bild eines Typhus entstehen und noch bei der Sektion Verwechselungen hervorrufen kann (HERZOG und ROSCHER, KRETZ, THUMS).

In mehr als der Hälfte unserer Sektionen bestand eine *Hämosiderose*, die auch in der Literatur häufig beschrieben wurde (BEHR, CICOVACKI, DAVID, DOMARUS, DIECKHOFF (bei Benzol), FRIEMANN (bei Benzol), GALLENKAMP, GERLACH, THUMS usw.). Sie ist am ausgesprochensten in Leber und Milz (Abb. 9, 11, 12), meist weniger stark im Knochenmark, findet sich aber auch in allen möglichen anderen Organen, besonders auch im Darm in Form der Pseudomelanose. CHASSEL und FRANK haben sie ursprünglich als Folge innerer Blutungen aufgefaßt, während BRUGSCH glaubte, daß sie in Perioden vermehrten Blutabbaus aufträte, Ursachen, denen aber wohl nur untergeordnete Bedeutung beizumessen ist. Nach neueren Untersuchungen über den Eisenstoffwechsel wandert bei Störungen der Eisenverwertung, bei Infektanämien und bei infektiösen Prozessen überhaupt das Eisen in das Reticuloendothel ab und wird dort abgelagert (BÜCHMANN, CICOVACKI, HEILMEYER und PLOETNER, MOESCHLIN und ROHR, STODTMEISTER und BÜCHMANN). Ähnliche Verhältnisse dürften auch bei der Panmyelophthise vorliegen, ohne daß bisher die pathogenetischen Vorgänge im einzelnen geklärt sind. Darüber hinaus spielen bei Fällen, bei denen häufige Transfusionen durchgeführt wurden, sicherlich die mit diesen verbundenen, zusätzlichen Eisenzufuhren und Blutabbauvorgänge eine wesentliche Rolle (HURST und KARK, MOESCHLIN und ROHR [2], eigener Fall 29).

Das Knochenmark: Bei der makroskopischen Beurteilung des Knochenmarks ist die Verteilung von rotem und gelbem Mark in den verschiedenen Markabschnitten, die in vielen veröffentlichten Sektionsbefunden nur ungenau angegeben ist, von diagnostischer Bedeutung.

CUSTER und AHLFELDT haben über die Umwandlung des Marks im Lauf des Lebens systematische Untersuchungen angestellt. Danach findet sich im Tibiaschaft mit 8—10 Jahren noch etwa 50% rotes Mark, das bis zum 18. Jahr verschwunden ist; für den Femurschaft sind die entsprechenden Zahlen 14 bzw. 22 Jahre; in den Rippen sind mit 20 Jahren 50%, mit 70 Jahren 25% rotes Mark enthalten, und in Sternum und Wirbeln bleibt bis zum Lebensende die Hälfte des Marks blutbildend. Bei Anämien durch Blutverluste und vermehrten Blutabbau erfolgt die Rückverwandlung in rotes Mark in umgekehrter Reihenfolge, bei der Tibia meist nur noch unvollkommen, während sie bei Anämien durch echte Markatrophie nicht nur ausbleibt, sondern darüber hinaus mehr Mark in Fettmark umgebildet ist, als dem Alter entspricht. Aber auch bei schweren Panmyelophthisen ist nicht überall ausschließlich Fettmark zu erwarten, da ein solcher Zustand längst nicht mehr mit dem Leben vereinbar wäre. Das ist zu berücksichtigen bei der Verwertung der allzu kursorischen Angaben in der Literatur, nach denen sich bei der Sektion „Fettmark" gefunden habe. Schließlich kann ein rotes Aussehen des Marks gelegentlich vieldeutig sein, da Rotfärbungen in allen Abstufungen auch durch Blutungen und postmortale Imbibitionen verursacht werden können (FRIEMANN) und reticuläres Mark meist sogar dunkelrot aussieht (MARKOFF); praktisch dürften sich hieraus jedoch nur selten Fehldeutungen ergeben.

Im allgemeinen scheint auf dem Sektionstisch der Befund des Fettmarks häufiger zu sein als bei den Punktionen in vivo. Nach EHRLICH und ENGEL, die ein rein schwefelgelbes, nur in einigen Abschnitten rötlich-gelbes Mark feststellten, haben sich ähnliche Befunde immer wieder ergeben (BEHR, CHASSEL, CICOVACKI, FRIEDEMANN, HEGLER, STERN und HARTMANN, THUMS, UGRIUMOW und IDELSOHN, zusammengefaßt bei ASKANAZY und STERNBERG), teils mehr gelatinös aussehend (GALLENKAMP, GORKE, MATTHES), teils mehr fettig-fibrös (CATTANEO) oder ödematös, hyalinverquollen mit fibrös-sklerotischen Stellen im Sinne einer Myelosklerose (HEINSEN und LEZIUS), gelegentlich auch durch Pigmentablagerungen bräunlich-rot bis rostbraun tingiert (THUMS). In anderen Fällen (s. S. 306) war — entsprechend den Ergebnissen der Sternalpunktion — keine Atrophie, manchmal sogar eine deutliche Hyperplasie festzustellen. In den Sektionsbefunden des eigenen Materials ist etwa gleich häufig Fettmark oder fleckiges Mark in den Röhrenknochen verzeichnet, dagegen nur selten rotes Mark; in den platten Knochen wird es meist als rosa-rot oder sehr blaß-hellgrau beschrieben, hin und wieder aber auch als normal aussehend und hämatopoetisch.

Systematische histologische Untersuchungen des Marks verschiedener Abschnitte, die allein zuverlässigen Aufschluß über Zellgehalt und Zusammensetzung geben können, sind bisher bei Panmyelophthisen selten (GERLACH, ROHR, WIENBECK). Das liegt wohl z. T. an der Schwierigkeit einer exakten Differenzierung der Blutzellen im histologischen Schnitt, vor allem aber an der sehr rasch fortschreitenden Zersetzung des Marks nach dem Tode.

ROHR und HAFTER haben den Ablauf der postmortalen Veränderungen untersucht und gefunden, daß bereits wenige Stunden nach dem Tode der größte Teil der Leukocyten zerfällt, verschwindet oder unkenntlich geworden ist. ROHR glaubt, daß bereits in der Agone deutliche Veränderungen des Marks einsetzen, die möglicherweise acidotischer Natur sind. Wir haben, um diese Mängel nach Möglichkeit zu verringern und Vergleiche zwischen histologischem und hämatologischem Befund ziehen zu können, zunächst versucht, in enger Zusammenarbeit mit dem Pathologen Schnellsektionen durchzuführen, und in einigen Fällen schon 1—2 Std. nach dem Tode aus den verschiedensten Markabschnitten (Sternum, Rippe, Wirbel, Becken, Femur, Tibia) sowohl histologische Präparate wie hämatologische Ausstriche herstellen können. In anderen Fällen dagegen scheiterte das Verfahren an äußeren Umständen (Exitus bei Nacht usw.). Infolgedessen sind wir zuletzt dazu übergegangen, unmittelbar nach dem Tode Punktionen der verschiedenen Knochenregionen durchzuführen, und bedienen uns dabei eines Locheisens von der Art der Lederstanzen mit etwa 5 mm Durchmesser, mit dem es gelingt, nach kleiner Incision und Freilegung des Periosts zusammenhängende Knochen-

und Markzylinder herauszustanzen, aus denen hämatologische Ausstriche und mit Formol oder Susa fixierte und in Paraffin eingebettete Schnitte hergestellt werden. Dieses Verfahren

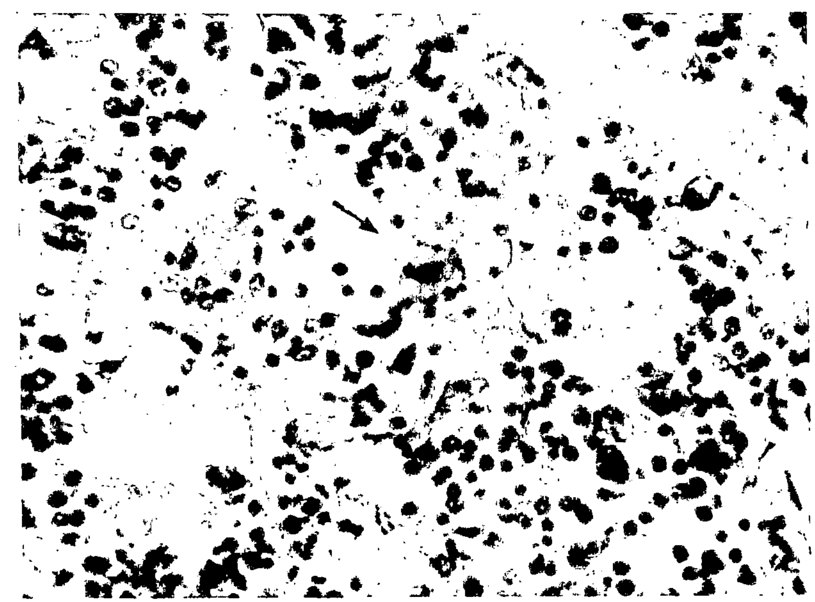

Abb. 7. Histologisches Präparat des Rippenmarks bei chronischer Panmyelophthise. Mäßig zellhaltiges Mark mit Vermehrung großer reticulärer Zellen, die Erythrocyten phagocytiert haben (↘). Erweiterte Biuträume. (Fall 29, Vergr. 100 mal).

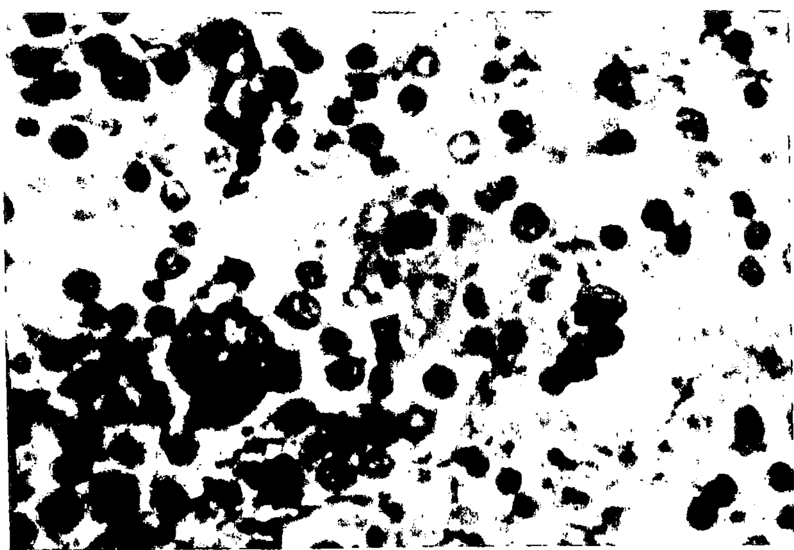

Abb. 8. Vacuolig aufgetriebene Reticulumzelle aus dem Sternalmark des gleichen Falles. Links unten Knochenmarksriesenzelle. (Fall 29, Vergr. 700 mal.)

gestattet regelmäßig die Fixierung des gesamten Untersuchungsmaterials innerhalb der ersten halben Stunde nach dem Tode.

Neben BECK, DARLING, PARKER und JACKSON, FITZ-HUGH und KRUMBHAAR, KAHANE, NACHTNEBEL und UFFENORDE haben sich vor allem DE OLIVEIRA (s. dort weitere Literatur) und WIENBECK um die Aufklärung der histologischen Bilder bei Panmyelophthisen bemüht. WIENBECK beschreibt neben Erschöpfungsmyelophthisen bei septischen Infektionen und Verdrängungsmyelophthisen bei lymphatischer Leukämie, die hier nicht zur Diskussion stehen, akute und chronische Panmyelophthisen, letztere teils mit Fett-, teils mit Fasermarkbildung, wobei sich neben wenigen blutbildenden Zellen Plasmazellen und vacuolig geschwollene Reticulumzellen mit Hämosiderinablagerungen fanden.

Bei einem 15jähr. Mädchen (Fall 29), das an einer typischen chronischen Panmyelophthise, bei der lange Zeit die Anämie vorherrschte, nach über 50 Bluttransfusionen starb, wurden histologische Präparate von Sternum, Wirbel, Rippe, Femur- und Tibiaschaft angefertigt. Sie zeigten keine so hochgradige Zellverarmung, wie nach den Sternalpunktionen, bei denen nur ausnahmsweise nennenswerte Mengen von Markzellen gewonnen werden konnten, vermutet worden war. Immerhin weist das Sternalmark einen unterdurchschnittlichen Zellgehalt auf (Abb. 7). Dabei waren kleinzellige Elemente, die nach den hämatologischen Präparaten teils als lymphoide Zellen (lymphoide Reticulumzellen), teils vielleicht auch als Stammzellen der myeloischen Reihe („Mikromyeloblasten") anzusprechen waren, vorherrschend (s. Abb. 3). Riesenzellen fanden sich nur vereinzelt (Abb. 8). Auffällig war die Vermehrung großer, speichernder histiocytärer Reticulumzellen, die teilweise, wie bei WIENBECK, vacuolig aufgetrieben (Abb. 8) und mit Hämosiderin angefüllt waren, teilweise Erythrocyten in sich aufgenommen hatten (Abb. 7). Gegenüber den Befunden an Leber und Milz (Abb. 9, 11 u. 12) war die Hämosiderose jedoch relativ gering und im histologischen Schnitt nur durch Eisenreaktionen mit Sicherheit nachweisbar. Es ist damit zu rechnen, daß ein wesentlicher Teil der letzteren Veränderungen auf die zahlreichen vorausgegangenen Transfusionen zu beziehen ist. Auch bei den ähnlichen Befunden WIENBECKs waren vorher Transfusionen gemacht worden (genauere Angaben fehlen), die dieser aber bei der Auswertung nicht berücksichtigt. Es wird schwer sein, Untersuchungsmaterial von chronischen Fällen zu bekommen, bei denen diese Komplikation nicht besteht. Dessen ungeachtet kann es als sicher gelten, daß Reticulumwucherungen und Hämosiderose auch bei der unbehandelten Panmyelophthise vorkommen; dafür sprechen unter anderem ältere Berichte aus einer Zeit, in der die Transfusionsbehandlung noch nicht üblich war (DE CASTELLO, HIRSCHFELD). Bemerkenswert war bei unserem Fall, daß auch in allen anderen untersuchten Knochen, insbesondere in den Röhrenknochen, kein Fett-, sondern verhältnismäßig zellhaltiges Mark enthalten war. Das zeigt, daß auch dann, wenn klinisch und im Sternalpunktat keine Zeichen einer kompensatorischen Hyperplasie nachweisbar sind, diese sehr wohl in anderen Markabschnitten bestehen kann. In einem anderen Fall hingegen (Nr. 36, s. auch S. 327) war das Sternalpunktat zwar zellarm, aber derart unreif, daß an eine Leukämie gedacht werden mußte (Abb. 13). In den histologischen Schnitten, unmittelbar post mortem in der oben beschriebenen Weise (S. 316) gewonnen, fand sich jedoch überall ein äußerst zellarmes Fettmark mit nur vereinzelten Regenerationsherden (Abb. 14).

Die histologische Untersuchung des Marks vermag somit bei entsprechender Technik die klinische Diagnose zu erhärten und sollte in größerem Umfang als bisher zu Vergleichen zwischen hämatologischem und histologischem Befund herangezogen werden.

Milz und RES: Entsprechend dem klinischen Befund zeigt die Milz auch bei der Sektion verschiedenes Aussehen und wird in der Literatur vielfach als atrophisch beschrieben. Auch in unseren Fällen 3 und 9 bestand eine ausgesprochene Atrophie. Dagegen war sie bei 10 Sektionen leicht geschwollen, z. T. septisch, bei 4 weiteren stark vergrößert. Entsprechend variiert das histologische Bild (LUBARSCH). Es ist manchmal ganz normal oder zeigt nur eine Hämosiderose. Bei kleinen atrophischen Milzen besteht meist eine Follikelarmut mit nur angedeuteten Keimzentren und Bindegewebswucherung (GALLENKAMP). Bei Milzvergrößerungen können die Follikel ebenfalls klein sein (HEGLER), sind aber häufiger vergrößert. Die Sinus heben sich schlecht ab. Die Pulpa ist meist blut- und zellreich (HEGLER, NISSEN und SCHILLING, THUMS). In ihr finden sich reichlich Erythrocyten, Eosinophile und Plasmazellen, vor allem aber geschwollene Reticulumzellen mit starker Erythrophagocytose, nach HEGLER,

STERN und HARTMANN insgesamt das Bild eines starken Reizzustandes. Wieviel davon auf die vorhergegangenen Bluttransfusionen zu beziehen ist, ist meistens nicht zu entscheiden.

Drei leicht vergrößerte, in der Bonner Chirurgischen Klinik operativ entfernte Milzen ergaben sämtlich ein sehr deutliches Hervortreten der MALPIGHIschen Körperchen mit großen

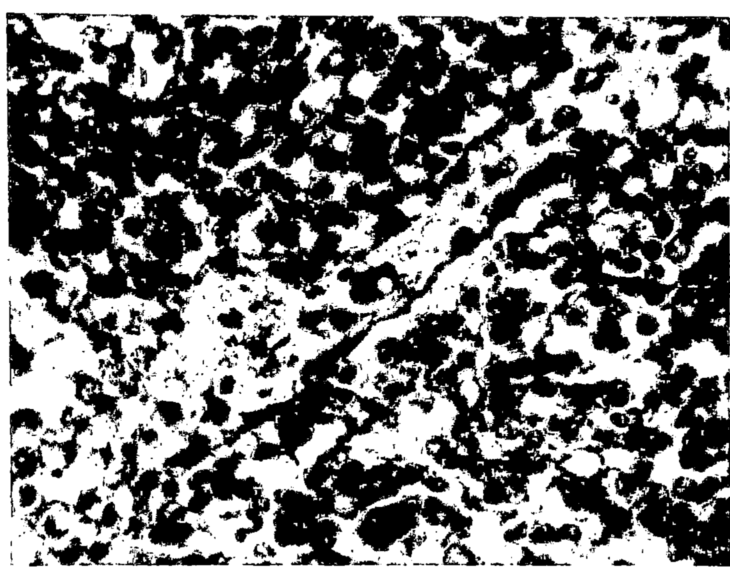

Abb. 9.   Milz bei chronischer Panmyelophthise.   Im Verlauf der Erkrankung mehrere Fieberperioden; über 50 Bluttranfusionen.   Starke Pulpazellhyperplasie.   Schwellung der Sinusendothelien.   Links neben dem Sinus Hämosiderinablagerungen (**).   (Fall 29, Operationspräparat, Vergr. 650mal.)

Keimzentren; das trabekuläre Gerüst war normal oder leicht verdickt, die Pulpa teils blutarm mit hyaliner Wandverquellung der Gefäße, teils hyperämisch mit Vermehrung der Pulpazellen und Hämosiderose (Prof. CEELEN, Dr. ROTH). In einer vierten, stärker vergrößerten Milz (530 g, von Fall 29, von dem auch die Knochenmarksschnitte stammen) waren die Lymphfollikel ebenfalls groß, die Pulpazellen proliferiert und das Reticulum mit Hämosiderin beladen. Die Reticulumzellen erschienen im ganzen vermehrt, die Sinusendothelien geschwollen (Abb. 9). Auch hier, wo keine agonalen Veränderungen in Frage kamen (Operationspräparat) — dagegen sind die vorhergegangenen Transfusionen wiederum in Rechnung zu stellen —, bestand eine Erythrocytophagie (Abb. 10), wie sie auch bei anderen Anämien und septischen Prozessen vorkommen kann (LUBARSCH, SCHILLING [4]).

Leber und Milz zeigen ebenso wie alle übrigen Organe meist keine myeloische Metaplasie (s. unten). Im Fall 29 enthielten die GLISSONschen Dreiecke lediglich einige wenige anscheinend lymphocytäre Zellen (Abb. 11). Dagegen fanden sich, vor allem in der Leber,

Abb. 10.   Erythrocytenphagocytose in der Milz beim gleichen Fall (Operationspräparat).   (Fall 29, Vergr. 1100mal.)

starke Hämosiderinablagerungen, und zwar sowohl in ihrem Parenchym wie in den KUPFFERschen Sternzellen, die erheblich geschwollen und vermehrt waren (Abb. 11 u. 12).

Ähnliche Reticulumwucherungen, meist kombiniert mit Vergrößerung der Lymphknötchen, Erythrophagen und Plasmazellen, haben ROTTER und CEELEN (nach LUBARSCH) in der Milz von Agranulocytosen gefunden. SCHMIDTMANN sah bei experimenteller Panmyelophthise (Benzol) in den Lymphknoten starke Wucherungen endothelialer Zellen und in der Milz Erythrophagen auftreten.

Im allgemeinen scheinen bezüglich des RES die Befunde in Leber, Milz und Knochenmark parallel zu gehen. Nur bei PHILIPTSCHENKO bestand bei einer

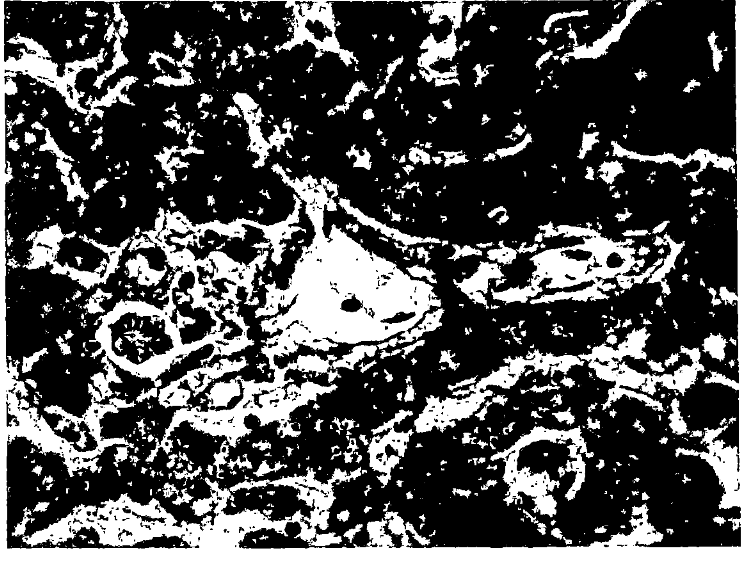

Abb. 11. Leber vom gleichen Fall. GLISSONsche Dreiecke frei von extramedullären Blutbildungsherden. Erhebliche Hämosiderose der Leberzellen. (Fall 29, Vergr. 500 mal.)

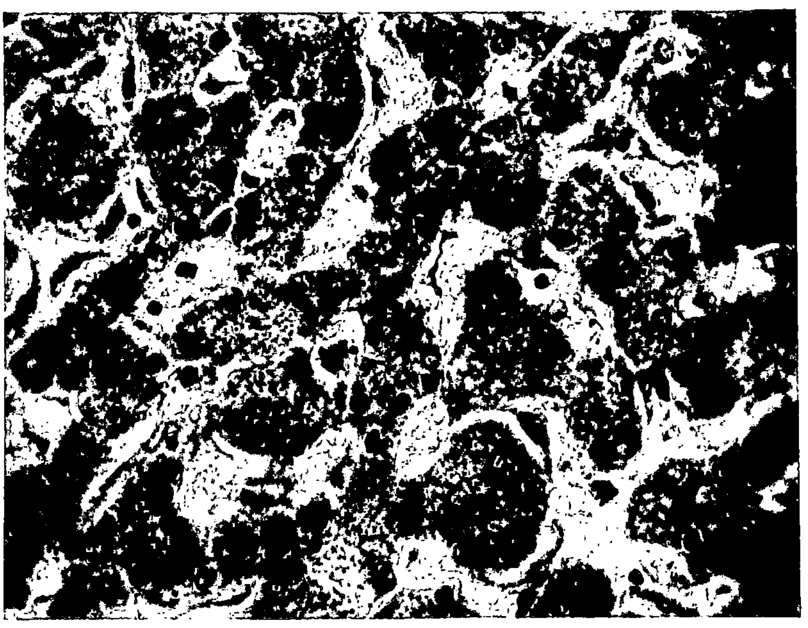

Abb. 12. Starke Schwellung der KUPFFERschen Sternzellen und Hämosiderose in der Leber vom gleichen Fall. (Fall 29, Vergr. 500 mal.)

Aktivierung des RES in Leber und Lymphknoten eine atrophische Induration der Milz. Wir glauben, daß die Veränderungen der Milz und des RES nicht ausschließlich Folge der Begleitinfektionen und der Transfusionen sind, sondern möchten mit Gorke annehmen, daß bei der Panmyelophthise eine koordinierte Störung von Knochenmark und gesamten RES vorliegt. So wie im Mark im einen Fall Hyperplasien oder Reticulumwucherungen entstehen, während im anderen eine völlige Atrophie zustandekommt, so kann offenbar auch das übrige RES je nach Reaktionslage und Art und Schwere der Schädigung sowohl in den Zustand der Reizung wie den der Atrophie geraten.

Extramedulläre Blutbildung: Bereits Meyer und Heineke fanden 1907 bei einer Panmyelophthise mit septischem Bild eine myeloische Metaplasie in Milz und Leber, ohne daß sonst ein Anhalt für eine Leukämie bestand. Laissle berichtete 1910 über myeloische Organmetaplasien bei mehreren subakuten und chronischen Fällen, während die akuten meist frei blieben, was sie darauf zurückführt, daß die Zeit zur Entwicklung derartiger Veränderungen nicht ausgereicht habe. Weitere entsprechende Fälle, bei denen die Autoren wegen des Fehlens aller anderen Zeichen das Vorliegen einer Leukämie ablehnen, sind die von Cicovacki, Friemann (bei Benzolvergiftung), Gerlach, Naegeli, Stern und Hartmann und Zadek, der 1925 eine geringe myeloische Metaplasie in der Milz beschreibt, „in dem üblichen Grade, wie es dem Infekt und der Anämie in natürlicher Weise entspricht". Daß sich tatsächlich bei reinen Panmyelophthisen extramedulläre Blutbildungsherde entwickeln können, beweisen die Fälle von Hegler, Nissen und Schilling, bei denen die operativ entfernten Milzen histologisch eine eindeutige myeloische Metaplasie mit oxydasepositiven Zellinfiltraten zeigten; einer der Kranken (Strahlenschädigung) wurde geheilt, ein anderer (essentielle Panmyelophthise) lebt unter Bluttransfusionen noch nach 10 Jahren, ohne daß sich irgendwelche Anhaltspunkte für eine Leukämie herausstellten. Solche Metaplasien, die Stodtmeister und Büchmann in Analogie zu der kompensatorischen Hyperplasie des Marks als einen durch den schweren Zellmangel des peripheren Bluts ausgelösten Regenerationsversuch auffassen, finden sich aber offenbar nur bei einem kleinen Teil der Panmyelophthisen (Hemmeler und Raymond). Bei dem von uns eingehend untersuchten Fall waren sie in keinem Organ nachweisbar (s. oben) und sind auch in den histologischen Befunden des übrigen Sektionsmaterials und der exstirpierten Milzen durchweg nicht vermerkt (Ausnahme: Fall 33). Wo sie auftreten, sind sie meist nicht sehr umfangreich und lassen sich vielfach auch in ihrem histologischen Aufbau (Beteiligung der verschiedenen Zellreihen des Knochenmarks, Verhältnis zu den Zellen des Milzgewebes) von leukämischen Infiltraten unterscheiden, wie dies neuerdings auch Moeschlin [4] auf Grund von Milzpunktionsbefunden hervorgehoben hat. Nur bei den noch zu besprechenden Grenz- und Übergangsfällen zur akuten Leukämie können sie erhebliches Ausmaß erreichen (weiteres s. S. 325 ff. und Kapitel C).

5. Differentialdiagnose.

Die Diagnose der Panmyelophthise wird zu einem wesentlichen Teil per exclusionem gestellt.

In allen Fällen, in denen die Störung der Erythropoese im Vordergrund steht, sind Anämien anderer Ursache auszuschließen. Die perniziöse Anämie unterscheidet sich durch den charakteristischen Megalocyten- bzw. Megaloblastenbefund in Blut und Knochenmark. Schwierigkeiten können nur bei den perniciosaähnlichen Formen entstehen, die vor allem unter dem Namen der achrestischen Anämie (Israels und Wilkinson) bekannt geworden sind. Besonders in der Zeit vor der Einführung der Sternalpunktion war die Abgrenzung unsicher; aber gerade bei diesen letzteren Formen kann auch das Sternalpunktat nicht immer eindeutig klären. Es ist zwar bei den achrestischen Anämien weniger hyperplastisch, seine Zellformen weisen aber große Ähnlichkeiten mit der echten Perniciosa auf (GERSTENBERGER und LEONHARDI). Während früher Beziehungen zwischen beiden Krankheiten angenommen wurden, wird die achrestische Anämie heute vorwiegend als Variante der aplastischen Anämie aufgefaßt (BICHEL, HEILMEYER, ROHR, SCHILLING. SCHULTEN, STODTMEISTER, ZANATY). Wie diese ist sie gegen Leber refraktär und weist weder hämolytische noch neurologische Erscheinungen auf. Entsprechend fehlt ihr das charakteristische Hautkolorit der perniziösen Anämie. Im Magensaft findet sich meist freie Salzsäure. Bei Beachtung dieser Merkmale dürften Verwechselungen zwischen sog. achrestischen und erst recht den nicht makrocytären aplastischen Anämien und der Perniciosa, wie sie noch gelegentlich vorkommen (s. Fall 35), vermeidbar sein.

Um Blutungs- oder Blutzerfallsanämien auszuschließen, genügt meist schon die Zählung der Reticulocyten. Unter welchen Bedingungen ihre Zahl gelegentlich auch bei Panmyelophthisen normal oder leicht erhöht gefunden werden kann, wurde bei Besprechung der Blutbefunde bereits erwähnt (Ausschwemmung von unreifen Erythrocyten oder solchen mit verkürzter Lebensdauer, zusätzliche hämolytische Vorgänge bei Blutgiften oder Hypersplenie, Remissionen). Werte von mehreren hundert Promille wie nach Blutungen und beim hämolytischen Ikterus kommen jedoch nie vor. Dieser letztere ist außerdem durch die bei ihm bestehende Erhöhung des Bilirubinspiegels im Blut, die Resistenzverminderung der Erythrocyten, die Mikrocytose und die konstitutionellen Veränderungen (Schädel usw.) leicht abzugrenzen.

Bei Eisenmangelzuständen und insbesondere bei den Infektanämien, die wie die aplastische Anämie durch eine verminderte Blutbildung charakterisiert sind, hat sich die Bestimmung des *Serumeisenspiegels* zu einem wichtigen Differentialdiagnosticum entwickelt. Er ergibt bei allen Eisenmangelzuständen wie Blutungsanämien, Eisenresorptionsstörungen und bei den Infektanämien, bei denen das Eisen in das RES abwandert, erniedrigte Werte, während er bei Eisenverwertungsstörungen wie der perniziösen Anämie und vor allem der aplastischen Anämie mehr oder weniger stark erhöht oder doch zum mindesten normal ist. Selbst wenn die Panmyelophthise mit Infektionen einhergeht, kommt es nach den bisherigen Erfahrungen im allgemeinen nicht zu entsprechenden Senkungen des Serumeisenspiegels, zum mindesten nicht zu so hochgradigen wie bei reinen Infektanämien. Ob auch die Serumkupferwerte eine derartige differentialdiagnostische Bedeutung erlangen werden, läßt sich mangels größerer systematischer Untersuchungen bisher noch nicht entscheiden.

GARNASCHELLI-RAGGIO gab an, daß die Serumphosphatase bei primären Anämien vermindert, bei sekundären normal oder vermehrt sei, und empfahl, sie zur Differentialdiagnose heranzuziehen. Während sie bei Prostatacarcinomen und anderen malignen Tumoren zunehmende Bedeutung gewinnt und auch bei Leukämien vermehrt gefunden wurde (RUPPERT), ist über entsprechende Resultate bei essentieller Panmyelophthise noch nichts bekannt geworden. Dagegen stellten STODTMEISTER [4], sowie ARNOLD und SANDKÜHLER bei Knochenmarksfibrosen stark erhöhte alkalische Phosphatasewerte fest, obwohl ein neoplastischer Prozeß auszuschließen war.

Bei den Fällen, bei denen außer der Anämie die Thrombopenie führendes Symptom ist, ist die Erkrankung gegen die essentielle Thrombopenie (WERLHOF) abzugrenzen, die durch Blutungen ebenfalls zu einer schweren Anämie führen kann. Diese ist jedoch als Blutungsanämie hypochrom mit Herabsetzung des Färbeindexes und weist vor allem eine Vermehrung der Reticulocyten auf, die meist um so größer ist, je schwerer die Blutverluste und die Anämie sind. Wenn einmal durch sehr chronische, rezidiviernde Blutungen sekundär ein Eisenmangelzustand mit Absinken der Reticulocytenzahlen zustande kommt, erleichert wiederum die Bestimmung des Serumeisenspiegels die Unterscheidung (s. oben). Schließlich findet sich im allgemeinen beim M. WERLHOF eine normale oder sogar deutlich vermehrte Zahl von Megakaryocyten (HEILMEYER), die nur qualitativ verändert sind, während sie bei Panmyelophthisen meist stark vermindert sind oder ganz fehlen.

Bei den vorwiegend leukopenischen Formen ist die Abgrenzung der SCHULTZschen Agranulocytose durch den klinischen, meist akuten Verlauf und die ungestörte Erythro- und Thrombopoese gegeben. Bei protrahierteren Fällen und Übergangsformen mit leichter Anämie oder Thrombopenie, wie sie nicht nur bei Salvarsan- und anderen Arzneimittelschädigungen (s. S. 326ff.), sondern auch bei unbekannter Ätiologie vorkommen können (LEON und ZADEK), ist allerdings eine scharfe Grenze gegenüber der Panmyelophthise nicht immer zu ziehen.

Bei voll entwickeltem klinischem Bild ist zu prüfen, ob die Panmyelophthise vielleicht Folge oder nur Begleitsymptom einer anderen Grundkrankheit ist. Praktisch, d. h. für die Therapie, wichtig ist die Klärung der Frage, ob einer Infektion ursächliche Bedeutung zukommt. Das gilt vor allem für die Lues. Die üblichen serologischen Syphilisreaktionen können wie bei anderen schweren Erkrankungen auch bei Panmyelophthisen unspezifische Ausschläge zeigen (eigene Beobachtung). Soweit die Anamnese und der klinische Befund keine Anhaltspunkte ergeben, hilft unter Umständen eine der spezifischen Spirochätenantikörperreaktionen weiter. — Manchmal kann klinisch und bei der makroskopischen Sektion (Nekrosen der PEYERschen Plaques) ein typhöses Bild bestehen, ohne daß ein echter Typhus vorliegt. Aber auch beim Nachweis von Typhusbacillen müssen diese nicht die Ursache der Panmyelophthise sein. Darauf hat u. a. SCHULTZ [5] hingewiesen und die in der Literatur veröffentlichten Fälle (z. B. die von KRUMMEL und STODTMEISTER und TAMALET) einer entsprechenden Kritik unterzogen. Für die Frage, ob ein Typhus primär (FERRATA und STORTI, SCHULTEN) oder sekundär (SCHULTZ [5]), ob eine Sepsis Ursache (BARTA und ERÖS, GIMPLINGER, LOEPER und LOEWE-LYON, MARCHAND) oder Folge (MONDON, PIROT und ANDRÉ) ist, ist vielleicht die genaue Erfassung der Anamnese und des klinischen Verlaufs aufschlußreicher als der bakteriologische und der Obduktionsbefund, der nur noch das oft unentwirrbare Endstadium zeigt, in dem Infektion und Panmyelophthise sich gegenseitig ungünstig beeinflußt haben. FRANK hat angegeben, daß bei primären Sepsisfällen die Leukopenie mit einer Linksverschiebung bis zu den Myelocyten verbunden sei, die bei nicht infektiösen Panmyelophthisen fehle. Das ist für einen Teil der Fälle richtig (s. Fall 22), manchmal aber auch nicht (ULLRICH), und insbesondere in fortgeschrittenen Fällen verwischen sich alle klinischen Unterschiede. Der Zeitpunkt des Fieberbeginns kann insofern täuschen, als er nur das erste dem Kranken bewußt werdende Symptom der schon lange bestehenden Insuffizienz des Knochenmarks sein kann wie in folgendem Fall:

Bei einem 50jähr. Mann (Fall 30), der wegen seit 14 Tagen allmählich ansteigenden Fiebers eingeliefert wurde und innerhalb von 6 Tagen unter dem Bild einer foudroyant verlaufenden hämorrhagischen Aleukie starb, ergab sich erst auf Befragen, daß er bereits seit über einem halben Jahr an rezidivierenden Infektionen an der Hand, Furunkeln und Zahneiterungen gelitten habe. Da die erste Zellgewebsentzündung nach einer leichten Handverletzung im Betrieb aufgetreten war, stellten die Angehörigen Rentenansprüche wegen chronisch-rezidivierender tödlicher Sepsis durch Betriebsunfall. Bei den Ermittlungen ergab sich — was der wohl schon bei der Aufnahme geistig nicht mehr ganz klare Patient ausdrücklich bestritten hatte —, daß er seit Jahrzehnten als Anstreicher mit Benzol in Berührung gekommen und vor allem in den letzten Jahren mit der Tarnung von Fabrikanlagen beschäftigt gewesen war, wobei Tarnfarben und Lösungsmittel mit hohem Benzolgehalt im Spritzverfahren verwendet wurden. Es handelte sich somit um eine chronische Benzolvergiftung, auf deren Grundlage erst sich die Infektionen entwickelt hatten.

Andere symptomatische Panmyelophthiseformen, durch markverdrängende und -verödende Prozesse, wie Osteosklerosen, Carcinosen, Lymphogranulomatosen, chronische aleukämische Lymphadenosen und Myelosen, sind meist durch die Sternalpunktion zu unterscheiden, soweit nicht schon der übrige klinische Befund die Diagnose klärt.

Große Milztumoren kommen, außer bei Leukämien, vor allem bei dem noch zu besprechenden Formenkreis der splenopathischen Markhemmung vor. Da bei dieser die Splenektomie angezeigt sein kann, ist ihre Abgrenzung von Wichtigkeit. Wenn eine splenomegale Lebercirrhose zugrunde liegt, kann sie durch die Leberfunktionsprüfungen und -reaktionen sowie durch den Nachweis einer Stauung im Pfortaderkreislauf erkannt werden (s. S. 342 ff.). Ist die Milz allein befallen (Milzvenenthrombose), kann die Diagnose recht schwierig und oft erst durch längere Beobachtung des Verlaufs möglich werden. SCHILLING gibt an, daß Milzvenenthrombosen und -sklerosen eine besonders starke Wirkung des Adrenalins auf das Milzvolumen aufweisen. Auch die Milzpunktion zog er bereits zur Unterscheidung heran, bei der er außer dem erhöhten Widerstand beim Punktieren den Reichtum an Erythrocyten neben fast völligem Mangel an eigentlichen Milzzellen für charakteristisch hielt. Die Milzpunktion ist in den letzten Jahre zu einer diagnostisch wertvollen und bei richtiger Technik und Beachtung der Gegenindikationen (akute Kapselspannung, hämorrhagische Diathese) relativ ungefährlichen Methode ausgebaut worden (MOESCHLIN); die Beurteilung der Punktate erfordert jedoch erhebliche spezielle Erfahrung.

Relativ häufig sind Verwechslungen mit Leukämien, deren aleukämische Stadien unter dem Bild der Panmyelophthise verlaufen können. Generalisierte Drüsenschwellungen zusammen mit Milz- und Lebervergrößerung sind stets verdächtig auf eine lymphatische Leukämie.

So stimmen wir WINTROBE zu, wenn er bei einigen Fällen VAUGHANs wegen der bei diesen bestehenden Drüsenschwellungen die Diagnose anzweifelt. Die gleichen Zweifel haben wir auch bei einem Fall CICOVACKIs, bei dem dieser trotz Drüsenschwellungen und einer 21 cm breiten, bis zum Nabel reichenden Milz die Vermehrung des lymphatischen Gewebes für reaktiv hält und eine Panmyelophthise mit begleitender Sepsis annimmt. Zu den Ausnahmen dürfte der Fall MARCHANDs gehören, bei dem trotz Leukopenie und Lymphocytose, Milz- und Drüsenschwellungen auch bei der Sektion kein sicherer Anhalt für eine Leukämie gefunden werden konnte. In unserem Fall 28, bei dem schon zu Beginn geringe Drüsenschwellungen bestanden und im Verlauf die Leukopenie durch vorübergehende stärkere absolute Lymphocytosen (90% Lympho bei einer Gesamtleukocytenzahl bis über 10000) unterbrochen wurde, müssen wir mangels Sektion die Möglichkeit einer aleukämischen Lymphadenose durchaus offen lassen, obwohl der Zustand, vor allem gegen Ende der Erkrankung, sonst völlig dem einer echten Panmyelophthise glich. UGRIUMOW und IDELSOHN berichten über einen Fall mit 18000 Leukocyten, davon 99% lymphoide Zellen, bei dem die Sektion eine geringe extramedulläre Blutbildung, aber angeblich keine Zeichen einer Leukämie ergab; das Knochenmark war völlig aplastisch (Fettmark). Die Literatur enthält zahlreiche Fälle, bei denen die Differentialdiagnose ohne Sektion schwierig oder unmöglich war (u. a. BÜTTNER und SCHMIDT, HIRSCHFELD, KAZNELSON, LARRABEE, LAWATSCHEK, LETTERER, SCHULTZ). Auch die Sternalpunktion bringt manchmal keine klare Entscheidung. Das liegt daran, daß einerseits bei der lymphatischen Leukämie das normale Mark nicht immer überall durch lymphatisches Gewebe ersetzt ist, sondern in manchen Bezirken eine Markaplasie, offenbar durch eine toxische Wachstumshemmung, entsteht, während andererseits bei Panmyelophthisen eine sekundäre Vermehrung lymphatischer Zellen im Mark auftreten kann (FRANK, s. oben), wenn sie auch niemals so hochgradig wird wie bei echter lymphatischer Leukämie (KLIMA und SEYFRIED [1]). BÜTTNER und SCHMIDT sind der Meinung, daß auch lymphatische Organinfiltrate nicht ohne weiteres Zeichen einer Aleukämie sind, wenn die Markschädigung im Vordergrund steht. THADDEA [5] macht darauf aufmerksam, daß bei lymphatischen Reaktionen im allgemeinen im Blut mehr Lymphocyten vorhanden sind als im Mark und die Gesamtzellzahl des Marks niedriger ist als bei einer lymphatischen Markmetaplasie. Riederzellen in größerer Zahl und pathologische Lymphocytenformen sprechen nach NAEGELI für lymphatische Leukämie, können aber ausnahmsweise auch ohne diese vorkommen (DAVID). Im allgemeinen wird der Verlauf der Blutbilder (lymphatischleukämische Schübe), der Sternalmarkbefund und das Auftreten von nicht infektiösen Drüsenschwellungen die Diagnose klären. Zum mindesten aber wird man bei der Sektion Drüsenschwellungen erwarten müssen. Rein medulläre, unter dem Bild der hämorrhagischen Aleukie verlaufende Formen mit vicariierender myeloischer Metaplasie in Leber und Milz, wie sie KLIMA [1] gesehen zu haben glaubt, dürften zu den größten Seltenheiten gehören.

Eine chronische myeloische Leukämie in aleukämischen Stadium zu erkennen, gelingt meist leicht. Die typische Vergrößerung von Milz und Leber fehlt nur selten; Verlauf, Sternalpunktion und notfalls Leber- oder Milzpunktion klären die Situation. Auch Erythroblastosen unter dem Bild der Panmyelophthise (PITTALUGA, LOEPER, LEMAIRE und MALLARMÉ) sind hierdurch, insbesondere die Sternalpunktion zu erfassen.

Die größten differentialdiagnostischen Schwierigkeiten entstehen gegenüber der akuten Leukämie, die anscheinend sowohl mit einem aleukämischen Vorstadium mit Anämie und Thrombopenie beginnen, als aus einer Panmyelophthise hervorgehen kann. Es ist immer wieder versucht worden, Kriterien zu finden, durch die die Panmyelophthise mit unreifem Mark und einigen unreifen Zellen im Blut mit finalem Myeloblastenanstieg abgegrenzt werden kann gegen die akute Leukämie, oder allgemeiner: Kriterien, die eine einwandfreie Unterscheidung zwischen echter akuter Leukämie und leukämoider Reaktion ermöglichen.

Die Ausschwemmung unreifer Zellen beweist noch nicht das Vorliegen einer echten Leukämie (BUTZENGEIGER [2]). Nach NAEGELI spricht eine anfängliche Granulopenie gegen akute Leukämie und für leukämoide Reaktion, während ein Hiatus leucaemicus und pathologische Reifungsbildungen an Kern und Protoplasma eine Leukämie sehr wahrscheinlich machen. Auch von anderen Autoren (BUDING, THADDEA) werden Strukturveränderungen der Zellen, pathologische Mitosen und Zelltypen, wie sog. Mikro- und Paramyeloblasten, bei denen MOESCHLIN und ROHR noch monocytoide, promyelocytoide und hochpolymorphe Paramyeloblasten unterscheiden, als typisch für die echte Leukämie und von den Anhängern der Tumortheorie der Leukämie als Ausdruck der malignen Zellentartung angesehen (HEILMEYER). Auch das Auftreten von Auerstäbchen soll charakteristisch sein. Das hat neben HASCHEN und LEITNER wiederum ARNETH [2, 3] bestritten, der auf Grund des Studiums der morphologischen und Granulationsverhältnisse (fehlende Oxydasereaktion bei erhaltenen Azurgranula) die sog. Mikro- und Paramyeloblasten meist für lymphatische Zellen hält. Er glaubt, durch genaue Analyse der Reifungsverhältnisse (Rechts- oder Linksverschiebung) mittels seines „qualitativen Blutbildes" leukämische Reaktionen von echten Leukämien abgrenzen zu können. Eigene Erfahrungen hierüber haben wir nicht, stimmen aber darin mit ihm überein, daß die beschriebenen morphologischen Merkmale nicht immer zuverlässig sind. Wir beobachteten vielmehr bei reinen, durch Sektion bestätigten Panmyelophthisen nicht nur unreife, sondern auch atypische Zellen, ohne daß Anhaltspunkte für eine Leukämie bestanden (s. S. 301, 309, 318, 327 u. Kap. C, sowie Abb. 3, 4, 13 u. 14).

Andere Autoren haben sich mehr auf die zahlenmäßigen Verhältnisse gestützt. So spricht nach GRUNKE ein zellarmes Myeloblastenmark für Panmyelophthise, ein zellreiches für Leukämie. KLIMA und SEYFRIED [2] geben an, daß bei der Panmyelophthise die Reifung immer mindestens bis zu den Myelocyten gehe und sich außerdem eine Vermehrung von Reticulum- und Plasmazellen und Lymphocyten im Mark finde, während ein Myeloblastenmark — vielfach nestförmig angeordnet — auch bei fehlender Organmetaplasie eine Leukämie anzeige (s. auch HEILMEYER). Diese nestförmige Anordnung bzw. ungleichmäßige Durchsetzung des Marks mit Myeloblastenwucherungen sieht auch WIENBECK auf Grund histologischer Schnitte als typisch für echte Leukämien an, während bei leukämoiden Reaktionen die normale Markraumanatomie erhalten bleiben soll. Diese ist aber nach unseren Erfahrungen auch bei Panmyelophthisen nicht immer deutlich erkennbar.

HEILMEYER [6] hat geglaubt, daß bei Zellvermehrungen und -atypien im Mark die Diagnose „Panmyelophthise" aufgegeben werden müsse. Er stützte sich hierbei auf ein — teilweise von JOCHUM ausführlich beschriebenes — Beobachtungsgut von 17 „scheinbaren Panmyelophthisen", unter denen nur einmal bei der Sternalpunktion bzw. Sektion das typische leere Mark nachweisbar war, während sich bei allen übrigen Fällen Wucherungen von atypischen Myelo- oder Lymphoblasten oder auch einzelnen Plasmazellnestern fanden, die er als Beweise einer aleukämischen Myelose oder Lymphadenose bzw. eines Myeloms ansah. Auf die Veröffentlichung HEILMEYERs hin haben wir unsere eigenen 36 Fälle und die davon noch vorhandenen Präparate nochmals eingehend durchgesehen, ohne aber dabei eine Bestätigung seiner Auffassung finden zu können (BUTZENGEIGER [2]).

Bei Fall 28 (zeitweilige, absolute Lymphocytose mit leichten Drüsenschwellungen; keine Sektion) ist, wie bereits erwähnt, zu vermuten, daß eine irrtümlich als Panmyelophthise gedeutete, aleukämische Lymphadenose vorgelegen hat. Im Fall 33 bestand Verdacht auf

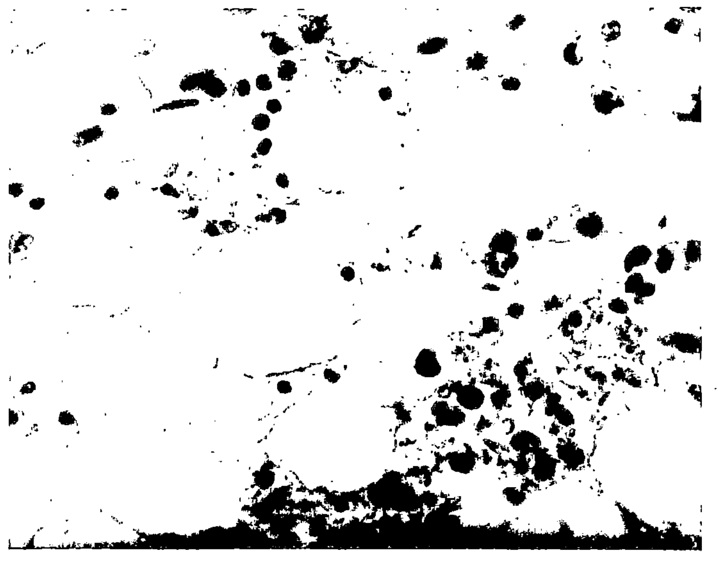

Abb. 13. Sternalpunktat bei chronischer Panmyelophthise (Fall Nr. 36, 66 jähr. Mann, Verdacht auf Benzolschädigung). Im ganzen zellarmes, unreifes Mark. Leukopoetische Reifungszahl nach Bock 507, erythropoetische Reifungszahl 325.

Abb. 14. Histologisches Präparat vom gleichen Fall (Sternum-Übersichtsbild). Sehr zellarmes, mit Fett durchsetztes Mark. Sehr spärliche Hämatopoese. Trotz der Unreife des Sternalpunktats im histologischen Schnitt kein Anhalt für Leukämie.

eine chronische Benzolschädigung (Kraftfahrer). Die Erkrankung verlief zunächst unter dem Bilde einer Aleucia haemorrhagica mit mäßiger Zellunreife im Mark (Abb. 1). Am Tage vor dem Tode setzte eine Myeloblastenausschwemmung ein, die wenige Stunden ante exitum mit einer Zellzahl von 111 000 ein typisch leukämisches Bild bot. Gleichzeitig hatten Zellreichtum und -unreife des Marks erheblich zugenommen (Abb. 2). Bei der Sektion fanden sich in mehreren Organen extramedulläre Blutbildungsherde, die jedoch nicht so umfangreich waren, daß der Pathologe mit Sicherheit eine akute Leukämie diagnostizieren konnte. Es handelte sich somit um einen der strittigen Fälle des „Übergangs einer Panmyelophthise in eine akute Leukämie". Bei diesen beiden Patienten ist die Diagnose der Panmyelophthise zweifelhaft (bezüglich der Deutung des letzteren s. Kap. C).

Unser übriges Beobachtungsgut bot keinerlei Anhalt für das Vorliegen einer aleukämischen Leukose. Bei 19 der älteren Fälle läßt sich einwenden, daß die von ihnen heute noch vorliegenden Untersuchungsbefunde nicht so ausführlich sind, um der Auffassung HEIL-MEYERs mit der nötigen Beweiskraft widersprechen zu können, obwohl sich auch bei ihnen irgendwelche Anhaltspunkte für eine Hämoblastose nicht finden lassen. Alle übrigen genauer untersuchten Kranken wiesen zu keinem Zeitpunkt ihrer Erkrankung irgendwelche Anhaltspunkte für das Vorliegen einer malignen Hämoblastose auf.

Es soll nicht bestritten werden, daß in praxi des öfteren lymphatische oder myeloische Leukämien im aleukämischen Stadium mit Panmyelophthisen verwechselt werden (ECKEY, Fall 28), und daß in manchen Krankheitsstadien selbst eine genaue Blut- und Knochenmarksdiagnostik die Situation nicht immer sofort klären kann. So waren in unserem Fall 36 (Verdacht auf chronische Benzolschädigung, s. S. 307) die Markzellen derart unreif, daß die Differentialdiagnose zwischen Panmyelophthise und beginnender Leukämie auch von maßgebenden Hämatologen (ROHR) nicht zu stellen war (Abb. 13); die Sektion zeigte jedoch in genauen histologischen Untersuchungen zahlreicher Markabschnitte eine eindeutige Panmyelophthise mit stark reifungsgehemmtem, d. h. unreifem, aber im Gegensatz zur Leukämie durchweg sehr zellarmem Knochenmark (Abb. 14). Daraus ergibt sich (ebenso wie aus Fall 29, s. S. 318), daß Zellatypie oder Zellunreife nicht gleichgesetzt werden darf mit der Diagnose einer Leukämie. (BÜTZENGEIGER [2]). Zu ähnlichen Ergebnissen kamen auch HASCHEN und THIELE und MEISSNER.

Es läßt sich somit zeigen, daß keines der oben genannten Zellkriterien wirklich beweiskräftig ist. Auch nach Agranulocytosen entwickelt sich gelegentlich ein sehr zellreiches, unreifes Myeloblastenmark mit entsprechendem leukämischem Blutbild und Hiatus leucaemicus, teils mit tödlichem Verlauf, teils aber auch mit Übergang in Heilung. Je nach dem Ausgang nun von einer echten Leukämie oder einer leukämoiden Reaktion zu sprechen und analog die allerdings sehr seltenen geheilten Myeloblastenleukämien, z. B. der Fall von GLOOR, als leukämische Reaktion zu bezeichnen, kann nicht befriedigen.

Es bleibt noch die Bewertung des Milztumors bzw. der ihm zugrunde liegenden myeloischen Metaplasie. Daß beide auch bei reinen Panmyelophthisen auftreten, hier aber meist keinen sehr hohen Grad erreichen, wurde bereits erwähnt. Eine extramedulläre Blutbildung kann sich grundsätzlich immer dann entwickeln, wenn das Mark aus irgend einem Grunde den Anforderungen nicht mehr gerecht werden kann, sei es durch Verdrängung (Carcinose, Osteosklerose, Lymphogranulom, lymphatische Leukämie usw.), sei es infolge toxischer Schädigung und Reifungshemmung (Panmyelophthise) oder durch abnorm hohe Anforderungen wie bei schweren chronischen Blutungen und Infektionen (BRANNAN, JORDAN, LU-BARSCH, MEYER und HEINEKE, PETRI). Neben BLOCK und JACOBSON haben neuerdings SCHULZE, FRANKE und KOCH über eine Reihe derartiger Fälle berichtet. Von dieser kompensatorischen Metaplasie, z. B. bei Blutungen und Osteosklerosen, unterscheidet sich die leukämische im histologischen Bild durch ihre mangelnde Ausreifung. Da aber der Panmyelophthise eine Reifungsstörung zugrundeliegt, ist eine Ausreifung der extramedullären Blutbildung hier ebenfalls nicht zu erwarten und tritt auch tatsächlich nicht ein, so daß dieses Unterscheidungsmerkmal ebenfalls versagt. Graduell ist die Entwicklung der Metaplasien bei akuten Leukämien und die Größe des Milztumors — wenn auch geringer als bei chronischen — zwar meist weitaus erheblicher als bei reinen Panmyelophthisen; die Festsetzung einer Grenze auf Grund quantitativer Unterschiede ohne entsprechende qualitative Kriterien wird jedoch immer etwas Willkürliches sein.

Wir müssen daher abschließend feststellen, daß es mit den bisher zur Verfügung stehenden diagnostischen Mitteln in gewissen Grenzfällen nicht möglich ist zu entscheiden, ob noch eine Panmyelophthise mit kompensatorischer Hyperplasie und Metaplasie und finaler Myeloblastenausschwemmung oder schon eine leukämoide Reaktion oder eine echte akute Leukämie vorliegt, eine recht unbefriedigende Situation, die aber an Bedeutung verliert, wenn wir uns die im nächsten Kapitel zu besprechenden, vorwiegend von HOFF und STODTMEISTER und BÜCHMANN entwickelten pathogenetischen Auffassungen zu eigen machen.

C. Die Beziehungen zwischen Panmyelophthise und Leukämie und der Begriff der essentiellen Knochenmarksinsuffizienz.

Die geschilderten, anscheinend fließenden Übergänge zwischen Panmyelophthise und akuter Leukämie werfen die Frage nach den Beziehungen dieser beiden Krankheiten zueinander auf. Daß irgendwelche inneren Zusammenhänge bestehen müssen, steht schon nach der relativ großen Zahl derartiger Beobachtungen außer Zweifel und wird noch weiter unterstrichen durch die ebenfalls gesicherte Tatsache, daß sowohl das Benzol wie die Röntgenstrahlen, also zwei der hauptsächlichen exogenen Ursachen der Panmyelophthise, beim Menschen und im Tierversuch gelegentlich zu Leukämien führen können[1]. Auch in einzelnen Fällen, in denen im Anschluß an Behandlungen mit Salvarsan, Goldsalzen und Sulfonamiden leukämische Bilder auftraten, sind ursächliche Zusammenhänge vermutet worden (HOFF [9]). Schließlich sah BÜNGELER bei Mäusen durch chronische Indolvergiftung teils Anämien, teils Leukämien entstehen.

Die einzelnen, in der Literatur geschilderten Fälle von Übergängen panmyelophthisischer Bilder in leukämische sind aufgefaßt worden teils als aleukämische Stadien der lymphatischen[2] oder der myeloischen Leukämie[3], teils als Übergänge in myeloische Leukämie[4] oder auch nur als myeloische oder leukämoide Reaktionen[5]. Relativ einfach sind die Verhältnisse bei den beiden ersten Gruppen, soweit tatsächlich eine chronische Leukämie vorlag und die Panmyelophthise sozusagen nur vorgetäuscht war durch deren aleukämisches Stadium. Diese Fälle scheiden aus unserer Betrachtung aus. Undurchsichtiger ist die Art der pathogenetischen Zusammenhänge bei sog. akuten Leukämien oder leukämoiden Reaktionen mit den fließenden Übergängen zwischen einer mäßigen Vermehrung unreifer myeloischer Zellen im Mark, geringen, als Kompensationsversuch deutbaren extramedullären Blutbildungsherden und Auftreten einiger unreifer Zellen im Blut einerseits und der Entstehung des voll entwickelten Bildes der akuten Leukämie im Verlauf einer Panmyelophthise andererseits. Da in manchen Fällen auch pathologisch-anatomisch keine sichere Entscheidung zu treffen ist, fragt es sich, ob dies nur daran liegt, daß unsere differentialdiagnostischen Mittel unvollkommen sind, oder ob eine Abgrenzung gar nicht möglich ist, weil alle derartigen Zustände eine Krankheitseinheit darstellen. Diese letztere Annahme wird von HOFF [9] eindeutig bejaht, während HENNING, HERZOG, HEILMEYER,

---

[1] Benzol-Leukämien: DELORÉ und BERGOMANO, FABRE und BOREAU, FALCONER, HEILMEYER, HERGHT, HERZOG, HUNTER, LOEPER, MARTLAND, PANIAGUA, PENATI und VIGLIANO, RACHNER, VAN RAVESTEYN, SABRAZES, BIDEAU und GLANNES, SCHULTEN, EMILE WEIL [1]; experimentell: LIGNAC; Strahlenleukämien: AUBERTIN, CLERC, ENGELBRETH-HOLM, GLOOR, MAINGOT, GIRARD und BOUSSER, LAUBRY und MARCHAL, NIELSEN (dort weitere Literatur), WEITZ, EMILE WEIL [2]; experimentell: FURTH und FURTH, KREBS, RASK-NIELSEN und WAGNER.

[2] BÜTTNER, BÜTTNER und SCHMIDT, DENECKE [1], HOTZ, KLIMA [1], KLIMA und SEYFRIED [1], SCHULTEN, THADDEA, WEBER und WEISSWANGE, ZADEK.

[3] ECKEY, FRIEDEMANN, GLANZMANN [3], GRUNKE, HENSCHEN und JEZLER, KLIMA [1], KLIMA und SEYFRIED [2], KRAEVSKIJ und NEMENOVA, LÜBBERS [1], MEYER und HEINEKE, MOWINCKEL, P. MÜLLER und SPRÖHNLE, QUATTRIN, RIMBAUD, SERRE und CAZAL, SANTI, R. SCHÄFER, SCHULTZ [3], STODTMEISTER und BÜCHMANN [1], WEBER und WEISSWANGE, WEIL und ASCHKENASY.

[4] L. BORCHARDT, DE CANDI, CHIEFFI, DUVOIR, DEROBERT und ALBAHARY (bei Benzol), EDERLE und ESCHE, GALLENKAMP, HEILMEYER, JACKSON, KAZNELSON, LOEPER und MALLARMÉ, LUPU und NICOLAU, MEUWSEN, MILHIT und LAMY, MURALTER, PANIAGUA, PAROULEK, SCHÄFER, SCHARFF und NEUMANN [1], SCHOLZ, SEGERDAHL, SONNENFELD, SZONELL, ULLRICH [1], VEIL [2].

[5] BINDER, CICOVACKI [2], GRUNKE, HENNING, JAGIC und SPENGLER, LÜBBERS [1], NORDENSON [2], STODTMEISTER und BÜCHMANN [2], THADDEA [4], UGRIUMOW und IDELSOHN.

STODTMEISTER und BÜCHMANN, ULLRICH u. a. die beiden Krankheitsbilder nicht miteinander identifizieren, aber doch recht enge Beziehungen zwischen ihnen annehmen.

Im einzelnen ergeben sich somit folgende Fragen:

1. Entsprechen die leukämischen Bilder bei Panmyelophthisen einer echten, akuten Leukämie, bzw. ist überhaupt eine Trennung zwischen akuter Leukämie und leukämoider Reaktion angebracht?

2. Ist in solchen Fällen die akute Leukämie nur ein Symptom der Panmyelophthise oder umgekehrt diese das aleukämische Vorstadium der Leukämie, oder sind beide nur Erscheinungsformen ein und derselben Grundkrankheit, die sich in deren Verlauf beliebig abwechseln können (Phasenwandel nach HOFF [9])?

Der Versuch, diese Verhältnisse zu klären, wird dadurch erschwert, daß in der Auffassung des Wesens der Leukämie noch weitgehende Meinungsdifferenzen herrschen. Ursprünglich war die Leukämie als Hyperplasie bzw. Systemerkrankung der blutbildenden Organe angesehen worden (HIRSCHFELD, MORAWITZ, NAEGELI, PAPPENHEIM, M. B. SCHMIDT, SCHRIDDE), eine Meinung, der auch heute noch maßgebende Autoren anhängen (FIESCHI, FERRATA, HENNING, HOFF, THADDEA). FIESCHI, FERRATA und NAEGELI denken speziell an eine Korrelationsstörung, die nach NAEGELI innersekretorischer bzw. hormonaler Natur sein soll. SCHULTZ und KRÜGER, die über die trialistische Auffassung hinaus weitere, in der Entwicklung voneinander unabhängige Zellreihen annehmen (Polyphyletismus), glauben, daß das Wuchern einer Zellreihe und das Zurücktreten der anderen nicht auf einer mechanischen Verdrängung der letzteren beruht, sondern auf einer falschen Regulation der Blutbildung, die auch einen Systemwechsel oder zwei wuchernde Zellstränge (z. B. Monocytenleukämie mit myeloischer Metaplasie) möglich mache und erkläre. Eine infektiöse Genese ist vor allem für die akuten Leukämien angenommen worden (ARNETH, KREHL, NOPONEN, STERNBERG, VOIT und LANDES), teils wegen des oft septisch aussehenden klinischen Bildes, teils wegen des Nachweises einer übertragbaren Virusleukose beim Tier (ELLERMANN und BANG, ROUSSY und GUÉRIN, SCHULTEN). Demgegenüber ist in neuerer Zeit die bereits von älteren Autoren (BANTI, BENDA, RIBBERT) vertretene Tumorauffassung der Leukämie stark in den Vordergrund gerückt (APITZ, ASKANAZY, ENGELBRETH-HOLM, HEILMEYER, ISAACS, MOESCHLIN und ROHR, PINEY, STODTMEISTER und BÜCHMANN [1], TISCHENDORF, WIENBECK). Nach STODTMEISTER und BÜCHMANN soll die chronische Leukämie dem benignen, die akute dem malignen Tumor entsprechen. Ähnlicher Meinung sind LEITNER, MOESCHLIN [1] und TISCHENDORF [3], der in der Myeloblastenleukämie eine leukämische Sarkomatose und in der Panmyelophthise deren präblastomatöses Stadium sieht. GREIF wiederum hält die akute Myeloblastenleukämie für ein präblastomatöses Stadium, das eine Zwischenstellung zwischen den reaktiven Hyperplasien und den irreversiblen, echten Leukämien einnehmen soll. Die Tumortheorie gründet sich außer auf die besonders bei akuten Leukämien auffällige Atypie der Zellen vor allem auf Tierversuche, bei denen es gelang, Leukämien zu übertragen und mit Leukämiezellen beim Empfänger sowohl Tumoren als auch leukämieartige Bilder hervorzurufen (DOBBERSTEIN, FÜRTH, LIGNAC, STORTI). Aber ebenso wie die infektiöse Virusleukose der Tiere wesensverschieden sein dürfte von der menschlichen Leukämie, so ist deren Identität mit den tumorartigen Tierleukosen ebenfalls noch nicht erwiesen. Außerdem treten andere Autoren wie KIRSCHBAUM, GARDNER, NAHIGIAN und STRONG, die bei der Übertragung von Lymphosarkomzellen auf Mäuse stets nur Sarkome, bei der von Zellen der lymphatischen Leukämie nur Leukämien entstehen sahen, nach wie vor für eine strenge Trennung zwischen Tumor und Leukämie ein.

Eine eingehende Erörterung der Gründe und Gegengründe für die verschiedenen Auffassungen über die Pathogenese der Leukämien würde den Rahmen dieser Arbeit überschreiten. Wir möchten hier nur betonen, daß wir ein gewichtiges Argument gegen die Tumortheorie in den eindeutigen Remissionen sehen, die bei akuten Leukämien ziemlich zahlreich beobachtet worden sind. MOESCHLIN [1], NAEGELI, PENATI und ULLRICH haben über 30 derartige Fälle zusammengestellt. Besonders beweiskräftig sind die Fälle von BERNARD, DE FILIPPI, HEMMELER und JÉQUIER-DOGE, HENNING, KIENLE, MAY, CATTAN, FRUMUSAN und BILSKI-PASQUIER, MOESCHLIN, ROTH und DE WEERDT, da sie durch Sternalpunktionen kontrolliert wurden. Dabei war die Übereinstimmung zwischen dem Verschwinden der Myeloblasten aus Blut und Knochenmark bis zur völligen

Normalisierung des Bildes bei gleichzeitiger klinischer Besserung — z. T. mit Rückbildung von „leukämischen" Haut-, Lungen- und Netzhautinfiltraten und Milztumoren — so vollkommen, daß an der Tatsache echter Remissionen nicht zu zweifeln ist. Bei einem Fall MOESCHLINs folgten drei solche Remissionen von teilweise mehrmonatiger Dauer aufeinander. Ein derartiger Verlauf ist bei einem malignen Tumor mit Metastasen kaum vorstellbar. Ebenso fehlen alle Anhaltspunkte, diese Fälle als leukämoide Reaktionen abzusondern, da sie die angeblich für echte Leukämien charakteristischen Zellatypien (s. Differentialdiagnose) und Organmetaplasien aufwiesen und schließlich unter dem vollentwickelten Bild der akuten Leukämie starben. Auch gewisse therapeutische Erfahrungen sind hier in Betracht zu ziehen: Unter der Vorstellung, irgendwelche toxischen Stoffe entfernen oder fehlende Substanzen zuführen zu können, haben BERNARD, BESSIS und PINEY bei akuten Leukämien große Entblutungstransfusionen von 5—6 Litern durchgeführt und über Erfolge (kurz- und langdauernde Remissionen) berichtet, welche allerdings speziell bezüglich der pathogenetischen Schlußfolgerungen noch weiterer Bestätigung bedürfen (BRAUNSTEINER). Wichtiger und ebenfalls gegen die Tumortheorie sprechend ist jedoch die vielfach bestätigte Tatsache, daß gerade bei den akuten, also den bösartigsten Leukämien das Urethan und auch die Röntgenbestrahlung so wenig auszurichten vermögen (ARNETH, SANDKÜHLER, SCHULZE, FRITZE und MÜLLER), während sonst gerade die besonders malignen und rasch wachsenden Tumoren auch besonders empfindlich gegen Strahlen (Sarkome), Urethan (Retothelsarkom) und andere antitumoröse Stoffe wie Lost usw. sind.

Für die Meinung, daß die „akute Leukämie" ein Syndrom darstellt, das als Reaktion auf alle möglichen Schädlichkeiten auftreten kann, sprechen zahlreiche Beobachtungen über die Entwicklung leukämischer Bilder im Verlauf schwerer Infektionen, bei Sepsis und Tuberkulose, insbesondere bei der als Typhobacillose Landouzy beschriebenen Tuberkelbacillensepsis (ARNETH, ECKEL, FRÄNKEL und ULRICH, HERZ, HEMMERLING und SCHLEUSSING, HIRSCHFELD, HOFF [9], SWIRTSCHEWSKAJA, STERNBERG [2], VOIT und LANDES). VEIL war sogar der Meinung, daß bei 30% der Myeloblastenleukämien eine Tuberkulose von Bedeutung sei. In einem wesentlichen Teil solcher Fälle dürften die Infektionen allerdings erst die Folge der verminderten Abwehrkraft gewesen sein, da bei der akuten Leukämie ein ebenso großer Mangel an funktionstüchtigen Granulocyten herrscht wie bei Agranulocytosen und Panmyelophthisen. So möchten wir auch bei unseren Panmyelophthisefällen 29 und 36 die bei der Obduktion festgestellten tuberkulösen Prozesse und Aussaaten als sekundär auffassen, da hier im Verlauf des mehrmonatigen Klinikaufenthaltes der Lungenbefund wiederholt röntgenologisch kontrolliert worden war und erst gegen Krankheitsende Infiltrationen und katarrhalische Erscheinungen zum Vorschein kamen. Bei anderen Fällen muß dagegen die Infektion als Ursache des leukämischen Bilds angesehen werden, wie z. B. bei einem von uns beobachteten Tuberkulosekranken:

Es handelte sich um einen 16 jähr. Jungen, bei dem wegen einer Ileocöcaltuberkulose mit erheblichem Befall der Mesenterialdrüsen eine ausgedehnte Darmresektion (unterste Ileumschlinge, Coecum und Colon ascendens) ausgeführt worden war. Drei Wochen später traten hohe Temperaturen auf. Bei der Aufnahme in die Medizinische Klinik bestand neben einer Anämie von 32—30% Hb und 1,3—1,5 Mill. Ery eine Leukocytose von 36—45000. Im Differentialblutbild fanden sich 48—61% sehr unreifer, teilweise atypischer Myeloblasten. Während das Sternalmark ebenfalls 59% Myeloblasten und Promyelocyten enthielt, davon 6,5% mit Auerstäbchen, war bei der Sektion noch keine myeloische Metaplasie nachweisbar. Außer der Darm- und Mesenterialdrüsentuberkulose bestanden vereinzelte tuberkulöse Herde in den Lungenspitzen sowie konfluierende, eitrige und tuberkulöse Bronchopneumonien in sämtlichen Lungenlappen.

Nach EMILE WEIL (der die Leukämien als Tumoren auffaßt) enden alle chronischen Leukämien, wenn sie nicht an interkurrenten Erkrankungen sterben, unter dem Bilde der akuten Leukämie.

Experimentell konnte LÜDKE bei Affen, die mit Pyrodin anämisch gemacht worden waren, durch Kokkeninfektionen leukämieartige Bilder hervorrufen. Besonders interessant sind in diesem Zusammenhang die Versuche von HOFF [3], der mit Pyrifer-Injektionen, wenn er sie jeweils im Stadium der Leukocytose wiederholte, Leukocytenzahlen bis 215000 mit Myeloblasten und Mitosen im Blut, Schwund der Oxydasereaktion und Hyperplasie des Marks erzielen konnte, während bei Injektionsserien im Stadium der Leukopenie ein fortschreitender Granulocytenschwund im Blut und im Knochenmark zustande kam.

Dem vielfach vertretenen Standpunkt, daß ein großer Teil der in der Literatur beschriebenen Fälle als myeloische oder leukämoide Reaktionen von der echten Myeloblastenleukämie abgetrennt werden müßte, können wir uns noch nicht vorbehaltlos anschließen. Wie bereits bei der Besprechung der Differential-diagnose dargelegt wurde, sind alle bisher angegebenen Unterscheidungsmerkmale nicht zuverlässig. Da in dem klinischen Material der Literatur bei den verschiedenen Grundkrankheiten jeweils alle Schweregrade von der leichten leukämischen Reaktion bis zu ausgedehnten Organmetaplasien und Zellatypien vorkommen, zweifeln wir noch, ob lediglich unsere diagnostischen Mittel zur Unterscheidung nicht ausreichen und die leukämoiden Reaktionen etwas grundsätzlich anderes sind als die „endogenen" akuten Leukämien, deren Ursache wir noch nicht kennen. Es erscheint uns nach dem derzeitigen Stand unseres Wissens vorerst noch wahrscheinlich, daß alle derartigen Zustandsbilder keine malignen Degenerationen, sondern Reaktionen der blutbildenden Organe auf irgendwelche nur in einem Teil der Fälle exogene und bekannte Schädlichkeiten sind. STODT-MEISTER und BÜCHMANN haben zwar ganz ähnliche klinische und hämatologische Betrachtungen angestellt, konnten aber zu diesem letzteren Resultat nicht kommen, da sie an der Tumorgenese der akuten Leukämien festhalten möchten; sie bleiben daher bei der Trennung zwischen leukämoider Reaktion und akuter Leukämie (die sie allerdings beim praktischen Fall auch nicht durchführen können) und helfen sich damit, die leukämoiden Reaktionen, deren Kreis sie ziemlich weit ziehen, als das präblastomatöse Stadium der „echten" akuten Leukämie zu bezeichnen. Es soll nicht in Abrede gestellt werden, daß sich, wie in jedem — insbesondere einem chronisch erkrankten — Körpergewebe, auch im hämatopoetischen System primär oder sekundär eine maligne Zellwucherung entwickeln kann, ebenso wie es neben lymphatischen Leukämien auch primäre Lymphosarkomatosen und neben akuten Myelosen die allerdings sehr seltenen Myeloblastome (HEILMEYER, MOESCHLIN und ROHR) und andere von den Blut-bildungsorganen und dem RES ausgehende Tumoren gibt. Für eine solche Annahme muß jedoch unseres Erachtens in jedem einzelnen Fall der Nachweis der Tumorbildung oder eines destruierenden oder infiltrierenden Wachstums erbracht werden. Wir stimmen in unserer Auffassung weitgehend überein mit der von HOFF, der die Myeloblastenleukämie für eine Phase des Versagens des Marks hält, das der Körper mit einem allerdings meist mißglückenden Regenerations- bzw. Kompensationsvorgang hintanzuhalten versucht.

Mit dieser Auffassung lassen sich nun auch die Grenzfälle und Übergänge der Panmyelophthise zur akuten Leukämie erklären. Bezüglich der myeloischen Metaplasie liegen bei der Panmyelophthise gleichartige Verhältnisse vor wie bei der Osteosklerose, schweren Blutungen usw. Auch bei der Panmyelophthise herrscht ein Mangel an Blutzellen in der Peripherie mit entsprechenden Anforderungen an das Mark, denen dieses nicht mehr gerecht werden kann. Es kommt daher zur Heranziehung extramedullärer Blutbildungszentren. Offenbar ist aber bei einem Teil der Fälle analog den Verhältnissen im Mark zwar die Fähigkeit zur Bildung extramedullärer Metaplasien erhalten, die Fähigkeit zu ihrer Ausreifung jedoch verlorengegangen, so daß sie für den Organismus praktisch wertlos bleiben. Unter der immer größeren Notlage kann in Fällen mit erhaltener Zellbildungsfähigkeit, aber gestörter Reifung eine immer umfangreichere myeloische Metaplasie entstehen, aus der immer mehr unreife Zellen in die Peripherie abgegeben werden. Da sich die gleichen Vorgänge auch im Mark abspielen, entsteht schließlich in jeder Hinsicht das Bild der akuten Leukämie, deren Entwicklung wir uns ganz allgemein in ähnlicher Weise vorstellen möchten. Dieses Geschehen haben, wie schon erwähnt, STODTMEISTER und BÜCHMANN, deren Darstellung wir weitgehend gefolgt sind, als „frustrane, kompensatorische Hyperplasie und Metaplasie" bezeichnet, um damit zum Ausdruck zu bringen, daß es sich grundsätzlich um einen Ausgleichsversuch handelt, der aber angesichts der verlorengegangenen Reifungsfähigkeit zum Scheitern verurteilt ist. Ihre Betrachtungsweise scheint den Verhältnissen besser gerecht zu werden als die Meinung GLANZMANNs, der einfach eine ungehemmte Teilungsfähigkeit der Myeloblasten durch das Ausbleiben der Differenzierung annehmen möchte. Es ist weiterhin HOFF [9] zuzustimmen, daß Markhyperplasie und myeloische Metaplasie grundsätzlich rückbildungsfähig sind, auch bei sog. akuter Leukämie, wenn die zugrunde liegende Schädlichkeit beseitigt werden kann. HOFF sah bei „leukämoiden Reaktionen" im Ausheilungsstadium der Agranulocytose bis 100000 Leukocyten, darunter massenhaft atypische Myeloblasten mit Hiatus leucaemicus auftreten, sowie eine erhebliche Milz- und Lebervergrößerung, die durch eine myeloische Metaplasie bedingt gewesen sein dürfte. Alle diese Veränderungen bildeten sich bei der anschließenden Heilung völlig zurück. Beim Myeloblastenschub von einer grundsätzlichen Heilungs*tendenz* zu sprechen (HOFF [9]), erscheint aber nicht glücklich, eher von einem letzten Heilungs- oder Abwehr*versuch* (NORDENSON [4]), der aber bereits die Zeichen des Zusammenbruchs in sich trägt und nur, wenn die Noxe sich raschest behebt, wie bei manchen anaphylaktischen Agranulocytosen und anderen seltenen Fällen, noch zur Wiederherstellung führen kann.

Daß solche Hyper- und Metaplasien nur bei einem kleinen Teil der Panmyelophthisefälle auftreten, kommt wohl daher, daß bei den meisten Kranken die Reaktionsfähigkeit des hämatopoetischen Systems — auch extramedullär — durch den Krankheitsprozeß mehr oder weniger schwer beeinträchtigt ist. Die Reifungshemmung kann schließlich so weit gehen, daß es überhaupt nicht mehr zur Bildung hämatopoetischer Zellen kommt und ein zellarmes, vorwiegend Reticulum-, Endothel- und Bindegewebszellen enthaltendes Fett-, Gallert- oder Fasermark, also das Bild der Markphthise im pathologisch-anatomischen Sinn entsteht.

So klären sich auch die Beobachtungen über Übergänge der einen Panmyelophthiseform in die andere und die Remissionen, denen dann manchmal eine finale Leukämie folgt (s. S. 313). Wie bei anderen Krankheiten, deren letztere innere Ursache wir nicht kennen, so z. B. dem hämolytischen Ikterus und auch der perniziösen Anämie, können Spontanschwankungen mit verschieden tiefgreifender Störung durch das schädigende Agens auftreten. Dabei können Phasen, in denen die gesamte Zellbildung gehemmt ist, wechseln mit solchen, bei denen nur die Ausreifung mehr oder weniger stark behindert wird und schließlich mit — meist allerdings nur kurzen — Perioden, bei denen die Zellen wieder reifen und ausgeschwemmt werden können. In solchen Fällen kann auch das Sternalmark eine annähernd normale Zusammensetzung zurückgewinnen. Da aber die der Erkrankung zugrunde liegende Störung offenbar nur in den seltensten Fällen für die Dauer reversibel ist, kommt es früher oder später unter erneuter Reifungshemmung zum Rezidiv. Dieses kann dann auf dem beschriebenen Wege in das Bild der Myeloblastenleukämie übergehen. HENNING, der als erster einen solchen durch Sternalpunktion kontrollierten Fall beobachtet hat, bei dem zunächst eine Panmyelophthise, dann eine Remission mit Normalisierung des Sternalpunktats und schließlich eine akute Myeloblastenleukämie entstanden war, hat bereits auf die Notwendigkeit innerer Beziehungen hingewiesen, ohne aber auf die Art der Zusammenhänge näher einzugehen. Dies ist erst durch HOFF und STODTMEISTER und BÜCHMANN geschehen.

Fassen wir das Gesagte noch einmal kurz zusammen, so ergibt sich etwa folgendes Bild:

Die essentielle Knochenmarksinsuffizienz führt meistens zum klinischen Syndrom der Panmyelophthise (Panhämocytophthise nach STODTMEISTER) oder ihren Teilbildern (aplastische Anämie, aplastische Granulocytopenie, aplastische Thrombopenie). Diese kann entweder primär mit einer Aplasie des Marks einhergehen (Fettmark = Panmyelophthise im engeren pathologisch-anatomischen Sinn) oder über die zugrunde liegende Ausreifungshemmung und den Reiz des peripheren Zellmangels zu einer „frustranen kompensatorischen Hyperplasie", evtl. mit extramedullären Blutbildungsherden führen. Aus dieser letzteren wiederum kann sich entweder durch allmähliche Erschöpfung eine Markaplasie oder durch weitere Zellvermehrung — nach STODTMEISTER und BÜCHMANN: maligne Entartung — eine „akute Leukämie" entwickeln.

HOFF war bereits früher zu einer ähnlichen Zusammenfassung gekommen, die unseres Erachtens insofern besser als die von STODTMEISTER und BÜCHMANN ist, als sie nicht von der Tumorätiologie ausgeht und deshalb den Begriff der malignen Entartung als Ursache eines gelegentlich remittierenden Krankheitsbildes nicht einzuführen braucht. Der von HOFF verwendete Name „myeloische Insuffizienz" als Oberbegriff ist jedoch wegen des sonst für eine bestimmte Zellreihe vorbehaltenen Wortes „myeloisch" mißverständlich und die STODT-MEISTERsche Bezeichnung deshalb vorzuziehen. Nicht ganz zu folgen vermögen wir ferner HOFF in der straffen und engen Zusammenfassung der Panmyelophthise und akuten Leukämie in ein einziges Krankheitsbild, in dem diese nur noch verschiedene Phasen darstellen, die sich beliebig abwechseln können („Phasenwandel"). Die auch hier ausführlich geschilderten Beziehungen zwischen beiden Erkrankungen dürfen unseres Ermessens den Blick nicht trüben dafür, daß in der Mehrzahl der Fälle während des ganzen Krankheitsverlaufes keine Übergänge zwischen der akuten Myeloblastenleukämie und der meist ausgesprochen chronischen Panmyelophthise vorkommen. Der Begriff der essentiellen Knochenmarksinsuffizienz muß daher etwas weiter und lockerer gefaßt werden als Sammelbezeichnung für alle auf einer Hemmung der normalen Blutzellbildung und -reifung beruhenden Krankheiten. Die Panmyelophthise ist eine dieser Krankheiten; auf dem Boden der ihr zugrunde liegenden Knochenmarksinsuffizienz und Reifungsstörung und auf dem Wege über die geschilderten Vorgänge der kompensatorischen Hyperplasie und Metaplasie kann sich gelegentlich eine „akute Leukämie" entwickeln, ähnlich wie es manchmal auch bei schweren septischen Infektionen sowie in fortgeschrittenen Stadien der chronischen Leukämie, bei denen es ebenfalls zur Insuffizienz des Marks kommt, geschieht. Die Panmyelophthise bleibt somit ein eigenes Krankheitsbild oder zum mindesten — solange wir ihre eigentlichen Ursachen nicht kennen — ein klinisch fast immer scharf umrissenes Syndrom.

D. Sekundäre Panmyelophthise-Formen und verwandte Zustände von Knochenmarksinsuffizienz.

Neben der essentiellen Panmyelophthise und den in ihren hauptsächlichen Befunden gleichartigen, durch gewerbliche Gifte, Arzneimittel, Röntgenstrahlen oder Infektionen hervorgerufenen Fällen gibt es eine Reihe von verwandten Zuständen, die hinsichtlich der Pathogenese und des klinischen Bildes wesentliche Verschiedenheiten aufweisen.

Wir unterscheiden:

1. *chemisch-toxisch-infektiöse Schäden,*
    a) *echte Intoxikationen,* meist durch gewerbliche Gifte, vor allem Benzol,
    b) *vorwiegend allergische Schäden,* meist durch Arzneimittel, wie Salvarsan und andere Medikamente, insbesondere Chemotherapeutica,
    c) *Strahlenschäden,* durch Röntgenstrahlen und radioaktive Substanzen,
    d) *Infektionen;*
2. *die splenopathische Markhemmung;*
3. *aplastische Zustände infolge Verdrängung, toxischer Verödung oder Erschöpfung des Knochenmarks* durch Osteosklerosen, Carcinosen und konsumierende Allgemeinerkrankungen.

1. Chemisch-toxisch-infektiöse Schäden.

Die klinischen Befunde werden im nachfolgenden nur insoweit erwähnt, als sie in Beziehung zu pathogenetischen Besonderheiten stehen, zumal sie in den vorhergehenden Kapiteln bereits zu einem großen Teil mitbehandelt wurden.

a) Benzolvergiftung.

Nach der Erstbeschreibung SANTESSONS und der fast gleichzeitigen Beobachtung von LENOIR und CLAUDE ist aus gummiverarbeitenden Industrien, Lackierereien (Spritzlackierung) und anderen Betrieben, in denen mit Benzol gearbeitet wird (Tiefdruck, Kraftfahrwesen), eine so große Zahl von Vergiftungen veröffentlicht worden, daß das Benzol als die häufigste äußere Ursache der Panmyelophthise gelten muß[1]. DIMMEL berichtete über eine Massenvergiftung, in der fast die ganze Belegschaft einer Gummifabrik erkrankte und unter 66 beschriebenen Fällen 5 tödlich endeten. Das zeigt, daß die Benzolintoxikation eine echte Vergiftung ist, von der alle Menschen ergriffen werden, wenn nur die Dosis genügend hoch ist. Die individuelle Disposition und die jeweilige Abwehrlage ist zwar für das Zustandekommen und den Verlauf der Vergiftung nicht ohne Bedeutung (BECK, S. MEYER), spielt aber demgegenüber eine wesentlich geringere Rolle. Das Krankheitsbild gleicht dem der idiopathischen Panmyelophthise in allen wichtigen Punkten. Ebenso wie bei ihr ist die Schädigung des Knochenmarks der ausschlaggebende Faktor des Krankheitsgeschehens. Daneben scheint aber auch eine Zerstörung der Zellen in der Peripherie vorzukommen, wofür das relativ häufige Auftreten toxischer Veränderungen an den Leukocyten

---

[1] ADLER-HERZMARK, BECK, BERNARD-PICHON, BORMANN, McCLURE, DANYSZ, DEBRAY und Mitarbeiter, DIECKHOFF, DIMMEL, v. DOMARUS, DUKE, DUVOIR, DEROBERT und ALBAHARY, ENGELHARDT (bei diesem weitere chronologisch geordnete Kasuistik), ERF und RHOADS, FELLINGER, FRIEMANN, GOLDWATER, GREENBURG und Mitarbeiter, HAYHURST und NEISWANDER, HEGLER, HOGAN und SCHRADER, HUMPERDINCK, LIND, LITZNER, MALLORY, GALL und BRICKLEY, KRACKE, MATTHES, S. MEYER, S. MEYER und SCHNEIDER, MYTNIK und GENKIN, A. H. MÜLLER, NIKULINA und TITOWA, PERLES und ASKANASY, RAMVAD, STODTMEISTER [1, 3], EMILE WEIL, eigene Beobachtungen; größere Zusammenstellungen bei BOWDITSCH und Mitarbeitern, SELLING und OSGOOD (100 Fälle) und HUNTER (1943).

und die gelegentlich beobachtete leichte Vermehrung der Reticulocyten spricht (STODTMEISTER [3]). Ob die mehrfach beschriebenen mäßigen Milzvergrößerungen hiermit zusammenhängen, ist zweifelhaft, da sie auch durch extramedulläre Blutbildungsherde (BOWDITSCH und Mitarbeiter) und die anderen auch bei der essentiellen Panmyelophthise maßgebenden Ursachen bedingt sein können. SELLING hat bereits 1910 auf Grund tierexperimenteller Befunde das Benzol nicht nur als Myelotoxin, sondern auch als Leukotoxin bezeichnet. ROBINSON und CLIMENKO stellten im akuten Versuch eine Zerstörung der Erythrocyten in der Peripherie mit entsprechendem Reticulocytenanstieg fest. PONTICACCIA hat die leukolytische Kraft von Serum und Organextrakten untersucht und bei Benzolvergiftung eine verstärkte Wirkung der Extrakte aus Leber und Knochenmark gefunden, die aber nicht auf einem Leukolysin im Sinne der Organhämolysine beruhen, sondern wahrscheinlich fermentativer Natur sein soll; eindeutig waren die Befunde jedoch nur im Beginn der Benzolvergiftung. Da Leukocytenzerfallsprodukte einen leukopoetischen Reiz ausüben sollen (HOFF [7], WALLBACH), ist daran zu denken, daß die im Frühstadium der Benzolschädigung gelegentlich beobachteten Leukocytosen (S. MEYER und SCHNEIDER) hierauf beruhen. Für die Meinung, daß auch die Benzolleukämien (s. S.328) auf einen chronischen Reizzustand durch dauernd leicht vermehrten Blutabbau zurückzuführen seien (HOFF [4]), fehlen jedoch bisher entsprechende Beweise. Im ganzen gesehen, ist die hämotoxische Komponente der Benzolwirkung gegenüber der myelotoxischen von untergeordneter Bedeutung; ausschlaggebend für den klinischen Verlauf ist wie bei der essentiellen Panmyelophthise die Schädigung des Marks, die auch nach scheinbar überstandener Vergiftung latent weiter bestehen bleiben kann. Die Ausscheidung des Benzols erfolgt teils unverändert durch die Lungen und die Nieren, teils erscheint es zu Phenol oxydiert und an Schwefel- und Glucuronsäure gepaart im Urin.

Von Interesse ist hier die Feststellung SIMMELs, daß bei der Oxydation von Phenylhydrazin Benzol gebildet wird, das SIMMEL zwar nicht bei der Vergiftung des Menschen, wohl aber in vitro und bei hochdosierten experimentellen Vergiftungen in Blut und Leber von Kaninchen nachweisen konnte, so daß er zur Vermutung kam, daß die Wirkung des Phenylhydrazins bei der Polycythämie auf der Abspaltung kleiner Benzolmengen, d. h. auf einer leichten chronischen Benzolvergiftung beruht.

Andere gewerbliche Gifte führen nur selten zu echten Panmyelophthisen. Xylol und Toluol rufen im allgemeinen eher eine Knochenmarksreizung hervor (DUVOIR und LEROUX); wo ein panmyelophthiseartiges Bild entsteht (KLIMA [3], S. MEYER), ist daran zu denken, daß beide Stoffe in ihrer industriellen Form meist Benzolbeimengungen enthalten (ADLER-HERZMARK, HUMPERDINCK [1]). In Einzelfällen wurden nach Trinitro-Toluol (EDDY, EGGERS) Dinitrophenol (IMMERMAN und IMMERMAN), Trichloräthylen (HUBER, MATTHES) und Tetrachlorkohlenstoff (GÜNTHER) Panmyelophthisen beobachtet (experimentelle Befunde mit m-Dinitrobenzol bei KIESE); in den Fällen von MATTHES, der einen ähnlichen von GAENSSLEN zitiert, und von GÜNTHER ist der Zusammenhang jedoch nicht ganz sicher. Die Bedeutung des Benzins ist ebenfalls umstritten (BRUGSCH, ENGELHARDT, HEITZMANN); bei besonders empfindlichen Personen können anscheinend ausnahmsweise schwerere Knochenmarksschädigungen auftreten (FRUMINA und FAINSTEIN, GRAN), die aber mehr mit Leukocytosen einhergehen. Das Saponin, mit dem ISAAK und MOECKEL Panmyelophthisen mit Fettmarkbildung erzeugen konnten, spielt in der menschlichen Pathologie keine Rolle.

In Rußland wird seit einigen Jahren eine Krankheit beobachtet, die nach Genuß von Getreide auftritt, das unter Schnee überwintert hat und schimmelig geworden ist. Nach BRUMPT beginnt sie mit einer Stomatitis. Nach deren Abheilung folgt ein leukopenisches Stadium, an das sich unter septisch-nekrotisierender Angina, Pharynxnekrosen und hämorrhagischer Purpura mit Massenblutungen eine Agranulocytose, aplastische Anämie und Thrombopenie anschließen, also das vollentwickelte Bild der akuten hämorrhagischen Aleukie. Die ersten Krankheitssymptome entwickeln sich nach Genuß von durchschnittlich 1—2 kg des schwarz aussehenden und fade schmeckenden Getreides, wobei die Zubereitung (Suppen, Brot) ohne Einfluß ist; nach Hirse oder Buchweizen können dieselben Erscheinungen auftreten. Seit Erkennung der ursächlichen Bedeutung des Getreidegenusses ist bei rechtzeitig, d. h. vor Beginn der Aleukie einsetzender Behandlung mit Magenspülungen, Brech- und Abführmitteln, evtl. Bluttransfusionen die Letalität von anfänglich 100% auf etwa 32% zurückgegangen. Spontanrezidive können vorkommen. Als Krankheitsursache wird ein von Schimmelpilzen gebildetes Toxin angenommen, das aber noch nicht isoliert werden konnte. Die Tierpathogenität ist gering. Nach dem, was bisher bekannt geworden ist, handelt es sich um eine Panmyelophthise auf dem Boden einer echten Intoxikation (Brumpt).

b) Arzneimittelschädigungen.

Während bei Benzol und den übrigen erwähnten Stoffen eine echte Vergiftung mit einer relativ geringen individuellen Variation der toxischen Dosis vorliegt, handelt es sich bei den Arzneimittelintoxikationen im wesentlichen um individuelle Überempfindlichkeiten, bei denen völlig normale therapeutische Dosen, ja selbst kleinste Gaben, schwere Vergiftungsbilder hervorrufen können. Besonders charakteristisch und gut studiert sind diese Verhältnisse bei den Arzneimittelagranulocytosen (H. E. Bock) und der Sedormidpurpura, bei denen durch $^1/_2$—1 Tablette Pyramidon oder Sedormid per os schwere Leukocytenstürze bzw. völliges Verschwinden der Thrombocyten hervorgerufen werden können (H. E. Bock [5]). Selbst mit 0,0003 g Antipyrin (Damashek und Colmes) oder 0,000022 g Neosalvarsan intracutan (Hansen) können bei sensibilisierten Menschen ähnliche Reaktionen ausgelöst werden, so daß die allergische Natur dieser Krankheitsbilder unzweifelhaft ist. Nachdem neuerdings Moeschlin und Wagner durch Übertragung des Blutes von Pyramidonagranulocytosen auch bei Gesunden Leukocytenstürze erzielen konnten, ist anzunehmen, daß das Blut solcher Kranker spezifische Allergene enthält.

Während nach Sedormid nur reine Thrombopenien, nach Pyramidon und Barbitursäurederivaten fast nur reine Agranulocytosen auftreten (Ausnahmen vielleicht in 2 Fällen von Luchsinger und Matthes), führt das Salvarsan nicht nur häufig zu Agranulocytosen, sondern neben selteneren isolierten Störungen anderer Blutzellsysteme vor allem auch zum Vollbild der Panmyelophthise[1]. Im allgemeinen ist die Allergie streng spezifisch und tritt schon beim Übergang zu verwandten Präparaten — z. B. Salvarsannatrium an Stelle von Neosalvarsan — nicht mehr in Erscheinung. Nach den Tierversuchen von Rosentul, Winnikowa und Studnizyn kann Salvarsan allerdings auch als unspezifischer Sensibilisator wirken. Vielfach besteht schon vorher eine Disposition bzw. latente Markschwäche. Sie ist in dem Fall von Heinsen und Wachter, bei dem nach einer einmaligen kleinen Neo-S-Dosis ein totaler Thrombocytenmangel mit akut tödlichem Ausgang eintrat, möglicherweise in einer präexsistenten Benzolschädigung zu suchen, da der Kranke Monteur gewesen war. Sonst kommen außer einer familiären Markschwäche Infekte und andere interkurrente Erkrankungen als disponierende Momente in Betracht. Kuhl hält es für möglich, daß auch die verschlechterte Ernährungslage für das vermehrte Auftreten von Salvarsanschädigungen in den Nachkriegsjahren von Bedeutung ist. Besonders Kranke mit Fokalinfekten (Allergie! Kleine-Natrop) und alte Luiker mit Neigung zu Leukopenie scheinen stärker gefährdet zu sein, so daß bei diesen die Indikation zur spezifischen Kur sorgfältig abgewogen werden muß. Matthes berichtet über einen Fall, bei dem sich während der Kur aus einer chronischen Leukopenie

---

[1] Reine aplastische Anämien: Scharff und Neumann [2], Severin; isolierte Thrombopenien: Heinsen und Wachter, Schürer und Waldheim; Panmyelophthisen: Bermier, Biava und Lucrezi, H. E. Bock, Boon und Walton, Ciscar-Rius, v. Domarus, Farley, Freeman, Gorke, Hart und Humble, Heckner, Kirkham und Perlmutter, Kleine-Natrop, Koohs, Lachniet, Leger, Lellan und Buron, Lovisato, Luchsinger, Lundt, Matthes, Moore und Keidel, Poli, Rof und Benito, Rosentul, Winnikowa und Studnizyn, Semenza, Thums, Ugriumow und Idelsohn u. a.; Zusammenstellung von 200 Fällen bei Kadin.

eine schwere Panmyelophthise entwickelte; nach Besserung des Zustandes blieb die Leukopenie weiter bestehen und führte im späteren Verlauf auch ohne Salvarsan zu zwei Agranulocytoserezidiven. Da die große Mehrzahl der Schädigungen bei kombinierten Kuren auftritt und auch Wismut (AUBERTIN und Mitarbeiter, DASSEN und RAY, RASTELLI, SÉZARY und BOUDIER) und Quecksilber (WIEDEMANN) hin und wieder zu ähnlichen Bildern geführt haben, kann die Erkennung der wirklichen Noxe im Einzelfall schwierig sein; im allgemeinen wird man bei der ganz überwiegenden Bedeutung des Salvarsans dieses als Ursache ansehen dürfen. Nach experimentellen Befunden von JANCSO wird das Arsenobenzol im Reticuloendothel und speziell im Knochenmark gespeichert. LANG glaubt, daß nur die Salvarsan-Agranulocytose, die meist bei der ersten Kur auftrete, allergischer Natur sei, während der bei der zweiten oder dritten Kur beginnenden Salvarsan-Panmyelophthise eine chronische Benzolintoxikation zugrunde liege. Nach unseren Erfahrungen kommen beide Erkrankungen vorwiegend bei Wiederholungskuren vor, und zwar so oft vergesellschaftet mit anderen Überempfindlichkeitsreaktionen — Dermatitis, Encephalitis, Hepatitis —, daß wir sie einheitlich als Folge einer meist bei den vorhergehenden Kuren erworbenen Allergie auffassen. Auch anorganische Arsenpräparate sind gelegentlich für das Auftreten aplastischer Knochenmarksschädigungen verantwortlich gemacht worden (ISAACS, LAWSEN, JACKSON und CATTANACH, LUCHSINGER, WHEELIHAN); da aber die Arsenkuren meist bei schweren Grundkrankheiten durchgeführt wurden, sollte ihre ätiologische Bedeutung nicht überschätzt werden.

Dagegen haben Goldpräparate (Solganal usw.) schon öfter schwere Panmyelophthisen hervorgerufen (BOON und WALTON, DAMASHEK, ELLMANN und LAWRENCE, GAUTIER, SEIDMANN und BAUDOUIN, HALBERKANN, KEMPF, KOPPENHÖFER, LEITNER, LOCKY, NORCROSS und GEORGE, LUCHSINGER, SAUERTEIG, SCHWARTZ und HEISE, ORESTANO, WEIL, OUMANSKY und LANGLOIS, WEISSENBACH und Mitarbeiter, WINTROBE, STOWELL und ROLL). Einen entsprechenden Fall nach Kollargol sahen HERZOG und ROSCHER.

Auch Atebrin scheint als Ursache in Frage zu kommen. Jedenfalls beobachteten DRAKE und MOON im Südwestpazifik zahlreiche Fälle von Atebrin-Dermatitis, von denen 7 durch eine nachfolgende aplastische Anämie tödlich endeten. Das gleiche kann bei Schwarzwasserfieber bzw. nach Chinin geschehen (CHAPUIS und HEMMELER, DITTRICH und HITTMAIR JR. (Togal), SCHULTZ [1, 2]). Auch hier dürften chronische Infekte eine begünstigende Rolle spielen (DITTRICH und HITTMAIR JR.). — W. FRANK sah bei einem $3^1/_2$jähr. Mädchen mit Disposition zu toxisch-allergischen Reaktionen nach einer Santoninkur eine Panmyelophthise auftreten, die in Heilung ausging.

Bei Sulfonamiden sind Leukopenien häufig, Panmyelophthisen dagegen selten und setzen im allgemeinen eine bereits bestehende Schädigung des Marks voraus (GLANZMANN [2]); nach MARKOFF kommen Leukopenien, thrombopenische Purpura und aplastische Anämien (K. KLEIN) vor, wobei die Toxizität in der Reihenfolge Sulfanilamid — Sulfapyridin — Sulfathiazol abnehmen soll. Nach dem letzteren Präparat haben MEYER und PERLMUTTER eine aplastische Anämie mit Leukopenie, STRAUSS eine reine aplastische Anämie beobachtet. Im Tierversuch fanden MACHELLA und HIGGINS eine Verminderung der Erythrocyten, die am stärksten nach Sulfanilamid war. Die Überempfindlichkeit soll auch bei den Sulfonamiden so spezifisch sein, daß nicht nur gegen ihre allgemeine Anwendung bei Panmyelophthise keine Bedenken bestehen, sondern sogar bei Allergie gegen ein bestimmtes Derivat die Fortsetzung der Therapie mit einem anderen statthaft sein soll; durchweg wird man sich aber dazu doch nicht gern entschließen.

Bei den meisten Antibiotica scheint die Gefahr geringer. Nach Penicillin wurden flüchtige Leukopenien bis unter 2000 pro Kubikmillimeter mit Markhemmung beschrieben (LEHMANN), jedoch keine echten Agranulocytosen oder gar Panmyelophthisen. Auch nach Streptomycin treten (neben den bekannten

Schädigungen des N. Statoacusticus) meist nur Leukopenien, manchmal aber auch Thrombopenien (Gilg) und vereinzelt Panmyelophthisen auf (im Falle Haizmann und Hommel mit günstigem, im Falle Gaede und Palm mit tödlichem Ausgang). Ähnliches gilt für das Conteben (Agranulocytosen: Heilmeyer, Kahrs, Merkel, Sturm, Windolph und Arnolds. Thrombopenien: Kuhlmann und Knorr, Schmidt-Voigt und Gensch. Aplastische Anämien: Kuhlmann und Knorr. Panmyelophthisen: Schmidt und Blaha). Das Isonicotinsäurehydrazid scheint nach den bisherigen Erfahrungen die Blutbildung kaum zu beeinflussen. Dagegen sind in jüngster Zeit nach Chloromycetin in größerer Zahl tödlich verlaufene Panmyelophthisen mit Aplasie des Knochenmarks beobachtet worden (Claudon und Holbrook, Hargraves, Mills, Heck, Rheingold und Spurling, Hawkins, Lederer und Wolman, Loyd, Smiley, Cartwright und Wintrobe, Sturgeon, Wilson, Harris u. a.); da sie durchweg erst nach wiederholter, langdauernder Anwendung mit entsprechend hohen Gesamtdosen aufgetreten sind und andererseits das Chloromycetin ein Nitrobenzolradikal enthält, ist es noch unentschieden, ob sie zu den Arzneimittelallergien oder mehr zu den echten Intoxikationen (Benzol) zu rechnen sind.

Die Thiourazilderivate führen ebenfalls öfters zu Leukopenien, spielen aber als Ursache vollentwickelter Panmyelophthisen keine allzu große Rolle; während Moore bei 1091 Fällen 19 und Seligman bei 1985 Fällen 31 Agranulocytosen, aber keine Panmyelophthisen beobachteten, erwähnen van Winkle und Mitarbeiter auf Grund eines Beobachtungsgutes von 5745 Patienten neben 2,5% Granulopenien auch Anämien und Purpura. Ebenso sahen Gennes, Bricaire, Courjaret und Deltour, sowie Greenberg und Bruger nach Methyl-, Propyl- und Benzylthiourazil nur Leukopenien, während Fewell, Engel und Zimmermann auch eine thrombopenische Purpura erlebten. — Ausnahmsweise kann auch nach Colchizin eine Panmyelophthise auftreten (Boon und Walton).

Dagegen hat die Therapie mit den moderneren cytostatischen Stoffen, insbesondere Urethan und Lost, wiederholt zu schweren Knochenmarksschädigungen geführt, die aber auch vorwiegend die Leukopoese betreffen. Speziell bei lymphatischen Leukämien, bei denen ohnehin die Granulocytenbildung geschädigt ist, scheint in der Urethananwendung nach unseren Erfahrungen besondere Vorsicht am Platze zu sein. Jedenfalls haben wir nach Urethanbehandlung lymphatischer Leukämien des öfteren schwere Granulopenien, z. T. mit tödlichen agranulocytotischen Pneumonien erlebt. Entsprechend den schweren Knochenmarksaplasien, die Krumbhaar im Ersten Weltkrieg nach Senfgasvergiftungen sah, und den Veränderungen an Blutzellen und Knochenmark, die Kindred bei Ratten ähnlich wie mit Röntgenstrahlen auch mit Lost erzeugen konnte, haben sich bei der Losttherapie von malignen Tumoren, Lymphogranulomatosen usw. derart oft Leukopenien und panmyelophthiseartige Bilder mit entsprechenden klinischen Symptomen ergeben, daß der praktische Wert dieser Behandlungsmethode hierdurch wesentlich eingeschränkt wird. Auch von anderen Autoren sind nach Lost teils reversible (Goldeck), teils irreversible Knochenmarksaplasien beobachtet worden (Batemann, Klopp und Cromer, Sweitzer, Cumming und McAfee; weitere Literatur bei Heilmeyer und Begemann). Beim Triäthylenmelamin (TEM), das zum Lost chemische Beziehungen hat, scheint die Gefahr von Markschädigungen bis zur Panmyelophthise ebenfalls erheblich zu sein (Kravitz, Diamond und Craver; weitere Literatur bei L. und J. Heilmeyer und Pribilla). Schließlich können auch nach Aminopterin neben anderen toxischen Symptomen tödliche Knochenmarksaplasien auftreten (Taylor, Hass, Crumrine und Slaughter).

Die cytostatischen Stoffe führen in hoher Dosierung bei vielen Menschen zu Störungen des Zellwachstums. Die individuelle Empfindlichkeit ist jedoch offenbar recht verschieden und kann sich im Behandlungsverlauf relativ plötzlich ändern, so daß die genannten Substanzen eine Mittelstellung zwischen den reinen Giftwirkungen (wie bei Benzol) und toxisch-allergischen Schäden einzunehmen scheinen.

Das aus Amerika stammende Antiepilepticum Mesantoin und andere Hydantoinpräparate haben desgleichen wiederholt zu schweren Blutbildungsstörungen mit hämorrhagischer Diathese und Exanthemen geführt, die teilweise überwunden wurden, vielfach aber auch unter autoptisch nachgewiesener Markaplasie tödlich endeten, so daß bei der Anwendung dieser Mittel besondere Vorsicht angebracht erscheint (BEST und PAUL, BLOOM, LYNCH und BRICK, BONDUELLE, DAVIES, FISCH und FISCHER, ENGLAND und EACHERN, FORSTER und FRANKEL, FRANK und HOLLAND, GARVIN und GIBBS, GAUSTAD, HARRISON, JOHNSON und AYER, JONES, KOZOL, MALAN und HARRISON, MANNHEIMER, PAKESCH, REIMER und VETTER, McKAY und GOTTSTEIN, NIELSEN, OLDENBERG, ROHRBACH, RUSKIN). — Schließlich sah WOLK nach BCG-Impfung eine akute allergische Panmyelophthise mit letalem Ausgang bei einem Patienten, bei dem anscheinend eine konstitutionelle Disposition (Anämien und Lymphocytosen in der Familie) bestand.

Wenn es sich bei den geschilderten Vorkommnissen auch meist um Einzelfälle handelt, so kann man sich doch des Eindruckes nicht erwehren, daß die Neigung zu medikamentösen Blutbildungsstörungen zugenommen hat. Es erscheint daher notwendig, bei der Anwendung der genannten Präparate und der Erprobung neuer chemotherapeutischer und cytostatischer Stoffe die Blutbefunde sorgfältig zu überwachen, damit die überragenden therapeutischen Fortschritte auf diesen Gebieten nicht durch üble, mit entsprechender Vorsicht meist vermeidbare Zwischenfälle beeinträchtigt werden.

c) Strahlenschäden.

Strahlenschädigungen des hämatopoetischen Systems sind schon verhältnismäßig bald nach Einführung der Röntgenstrahlen beobachtet und von HEINEKE ausführlicher beschrieben worden. Bei einem Teil der Fälle handelt es sich um berufliche Schädigungen (Ärzte, Schwestern, technische Assistentinnen, Röntgenröhrenarbeiter), bei einem anderen um Schäden bei der therapeutischen Strahlenanwendung, vor allem bei Tumordosen, aber auch bei Bestrahlung von Hauterkrankungen, Analfisteln usw.[1]. Über die dabei auftretenden Veränderungen am Mark haben DUNLOP, HAMPERL, HSÜ und MA, HENSHAW und WEGELIN berichtet, sowie ENGLMANN, der betont, daß bei den üblichen Tumordosen eine Dauersterilisierung des Marks mit Verschwinden des Markparenchyms entstehen kann. Experimentelle Untersuchungen ergaben, daß das hämatopoetische Gewebe bezüglich seiner Strahlenempfindlichkeit an der Spitze aller Gewebe steht (PFEIFFER). Dabei ist nach BAUER die Erythropoese etwa ebenso empfindlich wie die Leukopoese, jedoch gleichen sich die Schäden der ersteren schneller aus. Die Sensibilität der unreifen Zellen, insbesondere der Myeloblasten, ist relativ gering. Was die Zellsysteme im einzelnen betrifft, so werden nach TÖPPNER zuerst die Lymphocyten betroffen, dann folgen Leukocyten, Erythrocyten, Riesenzellen, Reticuloendothelzellen und schließlich die Plasmazellen. Dem Verschwinden der Granulocyten geht im akuten Versuch manchmal eine kurzdauernde Zunahme voraus, die möglicherweise wie beim Benzol durch einen Ausschwemmungsreiz durch den Zellzerfall hervorgerufen sein kann. Eine echte Wachstumsanregung ist im bestrahlten Gebiet nicht zu erkennen; andererseits

---

[1] BEHR, BOON und WALTON, COSTA, FIESSINGER, GAULTIER und LAUR, GAVAZZENI und MINELLI, GROEDEL und LOSSEN, HEGLER und GRIESBACH, DEN HOED, LEVIE und STRAUB, KOELSCH, LELLAN und BURON, LUCHSINGER, NISSEN und SCHILLING, ROLLESTON, SCHILLING [2], SCHRETZENMAYR, SCHULTEN [4], WEGELIN, ZACCARIA.

entwickeln sich im Tierversuch keine indirekten Schäden an unbestrahlten Markabschnitten. Das Auftreten eines Rö-Leukotoxins, das (nach KOELSCH) CURSCHMANN und GAUB, sowie LINSER und SELLER gefunden haben wollen, ist nach den sonstigen experimentellen Befunden und dem hämatologischen Bild nicht sehr wahrscheinlich. Histologisch kommt es bereits frühzeitig zu einer echten Entvölkerung des Marks mit Wucherung des Zwischengewebes. Nach FLORENTIN und BINDER beginnt die Regeneration nach akuten Schädigungen bei jugendlichen Organismen nach 3 Wochen, im Alter oft erst nach Monaten. Bei chronischen Einwirkungen kommen ziemlich große Intervalle bis zum Manifestwerden der Erkrankung vor (TELEKY). ZADEK hat auch im Experiment lange Nachwirkungen und Spätauslösungen gesehen; entsprechend dem meist zellarmen aplastischen Mark war die Zahl der irreversiblen Schädigungen und der Rezidive erheblich. Daß ausnahmsweise neben Markhyperplasien (LEUBNER, WEGELIN) auch Leukämien auftreten können, sowohl beim Menschen, wie im Experiment, wurde bereits erwähnt (s. S. 328). Durch die inzwischen entwickelten Schutzvorschriften haben sich die Gefahren der Röntgenstrahlen bei medizinischer Anwendung wesentlich vermindert.

Gleiche Erscheinungen wie die Röntgenstrahlen kann auch das Radium hervorrufen, und zwar sowohl aplastische Anämien und Leukopenien wie Leukämien (GOODFELLOW, GOUDSMIT und LEVIE, KOELSCH), jedoch kommen hier wesentlich häufiger ausgesprochen hyperplastische Markbefunde vor (ADAMS, MARTLAND, WEGELIN). Die größte Zahl der Schädigungen ereignete sich in der Leuchtfarbenindustrie (MARTLAND). Die dabei auftretenden Kiefernekrosen (CASTLE, DRINKER und DRINKER) sind außer auf die Agranulocytose vor allem auf lokale Strahlenwirkungen zurückzuführen, ähnlich wie die Radiumosteosarkome und der Röntgenkrebs. In der Thorium-X-Industrie kommen gleichfalls Schädigungen des hämatopoetischen Gewebes vor (WEIS und LACASAGUE; entsprechende experimentelle Befunde bei WALLBACH). Die Anwendung des thoriumhaltigen Thorotrasts hat ähnliche Schädigungen mit sich gebracht. SPIER, CLUFF und URRY sahen eine tödliche Aleucia haemorrhagica 9 Jahre nach einer Thorotrastdarstellung der Leber, bei der in der Milz und dem sehr zellarmen Knochenmark noch radioaktive Substanzen nachweisbar waren; ferner fanden sich Nekrosen in der Leber, sowie ein dunkelgraues Pigment in Leber, KUPFFERschen Sternzellen, Lymphknoten, Milz und Knochenmark. Nach diesen und ähnlichen Befunden anderwärts ist der Gebrauch thoriumhaltiger Kontrastmittel weitgehend wieder verlassen worden.

Schwere Markschäden wurden auch bei den Atombombenwürfen in Japan beobachtet. BECK und MEISSNER sahen bei 20 Fällen das typische Bild der Panmeylophthise, das durch 7 Obduktionen bestätigt wurde. Die Markschädigung erreichte ihren Höhepunkt nach 5 Wochen und führte zu Werten des Hb zwischen 70 und 13%, der Erythrocyten zwischen 3,0 und 0,6 Millionen, der Leukocyten zwischen 5100 und 125, ferner zu Thrombopenie und hämorrhagischer Diathese. Die gleichen Beobachtungen machte KELLER bei 21 Patienten. Ein Teil der Kranken hatte Fieber und Leber- und Nierenschädigungen. Es bestand starke Appetitlosigkeit mit häufigem Erbrechen wie bei Röntgenüberdosierung. Die Schäden waren außerordentlich hartnäckig und erforderten monatelange Krankenhausbehandlung. Bei 5 der 21 Fälle KELLERs trat der Tod ein (durchschnittlich nach 26 Tagen). Auch nach LASKIN erreichte die Leukopenie ihren Tiefpunkt erst am 28. Tage, während sich die meisten Todesfälle am Ende der 7. Woche ereigneten. In schwersten Fällen führt die hämorrhagische Diathese schon in 4—7 Tagen zum Tode, während Spättodesfälle noch nach 2—4 Monaten eintreten können (HEILMEYER, SCHLUNGBAUM). Im allgemeinen entwickelt sich nach LE ROY die Erythropenie erst nach 6—8 Wochen und kann ebenso wie die früher einsetzende und für die Prognose maßgebende Leuko- und Thrombopenie durch Transfusionen, Infusionen und Antibiotica (Penicillin) oft lebensrettend beeinflußt werden. Bei den Tierversuchen auf Bikini (CRONKITE, TULLIS und WARREN) wurden Ziegen und Schweine Strahlenintensitäten von 100—20000 r ausgesetzt. Bei mehr als 1000 r trat der Tod meist in einer Woche unter massiver hämorrhagischer Diathese mit Thrombo- und Leukopenie ein; aber auch bei weniger als 300 r wurden toxische Symptome beobachtet. Dagegen sind maligne Tumoren nach den Atombombenwürfen bis jetzt nicht aufgetreten (WARREN).

d) Infektionen.

Die foudroyant verlaufenden Allgemeinfunktionen im Rahmen der Panmyelophthise sind zum größten Teil als sekundär aufzufassen. Das gilt unter anderem auch für die Tuberkelbacillensepsis (HEILMEYER und BEGEMANN, A. H. MÜLLER, SIEGMUND, STEINBRINCK). Besonders eindrucksvoll ist ein Erlebnis von HOFF [9], der nach einer Blutentnahme aus der Fingerbeere eine von der Stichstelle ausgehende, durch nichts zu bekämpfende Phlegmone mit tödlicher Sepsis beobachtete. Umgekehrt sieht man aber bei manchen schweren, vor allem chronischen Infektionen erst in deren Verlauf allmählich hypoplastische Blutbefunde auftreten, die sich bis zu kompletten Panmyelophthisen weiterentwickeln können. Auch bei akuten Infektionen können, wenn sie genügend massiv sind oder eine schlechte Abwehrlage oder Allergie besteht, rapide Markinsuffizienzen auftreten, beispielsweise bei einer von PARCHATKA beobachteten otogenen Sepsis eines 13 tägigen Kindes, das unter dem Bild der Agranulocytose starb, während sein eineiiges Zwillingsgeschwister völlig gesund war. Auch bei einem $3^1/_2$ Monate alten Mädchen (HOTZ) mit einer schweren Anämie und Leukopenie, Reifungsstörung im Mark und Leber- und Milztumor dürfte die dabei vorliegende Furunkulose das Primäre gewesen sein, da die Krankheit in Heilung ausging, was bei einer endogenen Panmyelophthise bei einem Säugling nicht zu erwarten gewesen wäre. Weitere Fälle von wahrscheinlich sekundärer Panmyelophthise wurden bei Streptokokken- und Staphylokokkensepsis beschrieben, die dann manchmal unter typhösen Bildern verlaufen und bei der Sektion aplastisches Fettmark ergeben (BARTA und ERÖS, LOEPER und LOEWE-LYON, LUCHSINGER, MARCHAND). Auch Puerperalfieber (BARBERIS) und Endokarditis (HEILMEYER [2]), LUCHSINGER) wurden als Ursachen angesprochen. Die chronische Osteomyelitis kann sowohl als septischer Prozeß wie als Focus eine Rolle spielen (s. Fall 22, S. 306). Relativ häufig sind Panmyelophthisen im Verlauf akuter und vor allem chronischer Polyarthritiden beobachtet worden (BAISCH, KAHLMETER und GUNNAR, LUCHSINGER, MATTHES, ROHR). ROHR nimmt an, daß bei diesen und bei der Lues (BENEDETTI und NUTI, HEILMEYER [2], LOTZ, LUCHSINGER, MATTHES, PRETI) die Panmyelophthise vielfach auf dem Wege über eine chronische Entzündung des Knochenmarks entsteht (hierüber und über die Rolle der Fokalinfekte s. S. 351 u. 357).

Eine nicht unwesentliche ursächliche Bedeutung scheint den Darminfektionen zuzukommen, worauf besonders BRUGSCH hinweist. Jedenfalls sollte bei Erhebung der Anamnese immer in dieser Richtung gefahndet werden (s. auch S. 353). Bei schweren Wurmerkrankungen sind gelegentlich aplastische Anämien mit Fettmarkbildung auch in den Rippen beobachtet worden (bei Ankylostomum duodenale von SCHRETZENMAYR, bei Bothriocephalus latus von KRANTZ und NAEGELI [2]). Eine tödliche, offenbar allergische Panmyelophthise sah MÜHLBAUER bei Trichinose. Aus der Leukopenie des Typhus kann sich manchmal das Bild der Panmyelophthise entwickeln. Während HEILMEYER [4] glaubt, daß die Typhusleukopenie mit dem Milztumor zusammenhängt, betont TISCHENDORF [1], daß sie auch bei milzlosen Menschen vorkommt und somit auf eine direkte Markschädigung hinweist; HOFF [3] nimmt an, daß die mangelhafte Marktätigkeit durch die Ansiedelung der Typhusbacillen im Mark verursacht wird. HIRSCHFELD konnte mit einem bestimmten Typhusbacillenstamm beim Kaninchen eine Umwandlung des hämatopoetischen Marks in Fettmark erzeugen. DE FILIPPI beobachtete eine hochgradige Verminderung der Leukocyten, Erythrocyten und Thrombocyten mit zellarmem Mark bei Maltafieber (der Kranke hatte allerdings vorher Arsenbenzol bekommen), und MARKOFF sah einen Morbus Bang unter dem Bild der Panmyelophthise tödlich enden; bei der Sektion fanden sich miliare Bangknötchen mit chronischer Osteomyelitis und Fibrose des Marks, das nur vereinzelt Blutbildungsherde enthielt. Allgemein scheinen Infektionen, die das RES besonders beanspruchen, die Entwicklung von Panmyelophthisen zu begünstigen (MATTHES). Das kann auch für die mit Hypoplasie und mesenchymaler Reaktion des Marks einhergehenden Fälle von chronischer Malaria zutreffen (BENEDETTI und MERLO, MATTHES). Bei diesen ist aber vor allem an die spezielle Rolle des Milztumors zu denken (splenopathische Markhemmung, s. unten).

Letzteres gilt besonders auch für das Felty-Syndrom, das im wesentlichen in einer chronischen Polyarthritis, Splenomegalie, hochgradiger Leukopenie und manchmal auch Anämie besteht und nach CURTIS und POLLARD eine Variante des chronisch-infektiösen Rheumatismus, nach BÜCHLER eine besondere Erscheinungsform der Viridans-Sepsis ist. Das Knochemnark ist hierbei teils unreif-hyperplastisch, teils zellarm (vielfach mit lymphatischer Infiltration), teils aber auch annähernd normal zusammengesetzt (CREMER [2]). Die vielfach beschriebene, allerdings häufig nur vorübergehende Besserung der Blutbefunde nach. Milzexstirpation spricht dafür, daß auch hier eine splenopathische Markhemmung im Spiele ist (BÖHLKE, DONNER). Andere Beobachtungen, nach denen sich die Blutbefunde jeweils bei polyarthritischen Schüben verschlechterten (PETRIDES und SCHMENGLER), lassen an eine rheumatische Markerkrankung denken. Es ist aber noch nicht geklärt, ob die Gelenkerscheinungen Ausdruck eines rheumatischen Geschehens oder nicht vielmehr Symptom einer septischen Allgemeininfektion sind, der dann. auch die Blut- und Knochenmarksveränderungen zur Last zu legen wären.

2. Die splenopathische Markhemmung.

Die Beobachtung, daß des öfteren panmyelophthisische Bilder mit mehr oder weniger hochgradiger Milzvergrößerung einhergehen, und die therapeutische Beeinflußbarkeit der Bluterscheinungen solcher splenomegaler Fälle durch operative Entfernung oder Bestrahlung der Milz haben zur Abtrennung eines gesonderten Syndroms, der *splenopathischen Markhemmung* geführt. In ausgeprägten Fällen geht der Milztumor den Blutveränderungen zeitlich voraus und beherrscht das Bild so sehr, daß er ohne weiteres als primäre Krankheitsursache imponiert. So ist es nicht verwunderlich, daß das Syndrom: Milztumor und Anämie eher bekannt war als die essentielle Panmyelophthise und bereits 1866 als „Anaemia splenica" beschrieben wurde (GRETSEL). Auch die von BANTI erstmals 1882 veröffentlichten Zustandsbilder — später meist als Banti-Syndrom oder Morbus Banti bezeichnet und in der Literatur sehr umstritten (CHANEY, EPPINGER, FRANK, HOWELL, NAEGELI, PATRASSI, VEIL) — dürften z. T. hier einzuordnen sein. Um ein einheitliches Krankheitsbild handelt es sich jedoch nicht. Vielmehr kann jeder Milztumor, gleich welcher Ätiologie, zu einer Markhemmung führen. Das trifft für alle infektiösen Milztumoren zu wie bei Typhus, Bang, chronischer Malaria, dem Felty-Syndrom (s. oben) und besonders ausgeprägt bei Kala azar. Auch bei Milztuberkulose (ENGELBRETH-HOLM), luetischer Perisplenitis (BEHR), M. GAUCHER, Leukämien (HEINLE und HOLDEN) und abdominellem Lymphogranulom mit isoliertem Befall von Leber und Milz (KUTSCHE, MARCHAL, MAHOUDEAU und FRESSINAUD, SCHOUSBOE, VANNOTTI) sind panmyelophthiseartige Bilder beobachtet worden. Die splenopathische Markhemmung im engeren Sinn, bei der die Blutveränderungen für den Krankheitsausgang bestimmend sind und die Milzexstirpation angezeigt sein kann, entsteht auf dem Boden von Milzvenenthrombosen, -sklerosen und angeborenen Gefäßanomalien („Milzvenenatresie") (WENDT und LANDES, eigene Beobachtung), splenomegalen Cirrhosen und den zum Formenkreis des Morbus Banti gehörenden

Erkrankungen mit teilweise noch ungeklärter Ätiologie (BRAUN, CHANEY [69 Fälle] GASBARRINI, HÖGLER, LIMARZI und Mitarbeiter, MOBITZ, NISSEN und SCHILLING, RAVENNA, ROUSSELOT u. a.). Gelegentlich kann die Milz gewaltiges Ausmaß erreichen; in einem durch Operation geheilten Fall wog sie 3100 g (LOTZ). Histologisch besteht neben der von BANTI als Fibroadenie bezeichneten Fibrose der MALPHIGHISCHEN Körperchen, die sich erst in fortgeschrittenen Stadien entwickelt und auch bei der Felty-Milz zustandekommt, allgemein eine starke Vermehrung des Reticulums, meist mit Hyperplasie der Sinusendothelien, während die übrigen Befunde uneinheitlich und uncharakteristisch sind (CHANEY, NAEGELI, W. SCHMIDT). In manchen Fällen weist auch das übrige RES Veränderungen auf (JASINSKI). Ebenso wie bei der Panmyelophthise liegt keine Aufhebung der Zellbildungsfähigkeit schlechthin, sondern eine Störung der Ausreifung und Ausschwemmung vor. Dementsprechend findet sich bei der Sternalpunktion sehr häufig ein ausgesprochen hyperplastisches Mark mit Vermehrung der unreifen Zellen (CICOVACKI [1], CREMER, HEILMEYER [2], SCHOUSBOE). Daneben kommen aber auch hypoplastische Befunde, reticuläres oder gelatinöses Fettmark vor (HÖGLER, KIENLE [3], VANNOTTI). Gemäß der etwas größeren Häufigkeit makrocytärer Anämien (CREMER [4]) treten manchmal megaloblastenähnliche Zellformen auf (REVOL). Die Megakaryocyten sollen nach FIESCHI und KIENLE stets vermehrt sein; CICOVACKI [1] und MALLARMÉ fanden jedoch auch eindeutige Verminderungen. Wo die Reticulocytenzahlen erhöht sind, ist damit zu rechnen, daß sich eine hämolytische Komponente als zweite Art pathologisch gesteigerter Milztätigkeit komplizierend hinzugesellt hat; zum reinen Bild der splenopathischen Markhemmung gehört sie nicht.

WISEMAN und DOAN haben unter dem Namen „primary splenic neutropenia" ein manchmal mit Fieber und Milzbeschwerden beginnendes Krankheitsbild beschrieben, das ebenfalls durch Milzexstirpation geheilt werden konnte. Da die entfernten Milzen eine hochgradige Phagocytose der Granulocyten aufwiesen, nahmen die Autoren als wesentlichen Krankheitsvorgang eine Auflösung der Leukocyten durch die Milz an. Ähnliche Beobachtungen machten LANGSTON und Mitarbeiter, MUETHER und Mitarbeiter, NORDENSON und ROEDEN und SALZER und Mitarbeiter. Später stellten DOAN und WRIGHT auch Fälle fest, bei denen nicht nur die Leukocyten, sondern auch die Erythrocyten und Thrombocyten in großem Ausmaß durch Makrophagen der Milz phagocytiert wurden („splenic panhaematopenia"). Auch sie ließen sich durch Milzexstirpation günstig beeinflussen (VAN CREVELD, DESA, HAUSER, WILLIAMS und RELSEY). Das Mark war stets zellreich, die Reticulocytenzahl und der Blutabbau aber nur in einem Teil der Fälle vermehrt. Diese letzteren Befunde stimmen mit der Deutung des Krankheitsbildes als durch vermehrte Zellzerstörung in der Milz bedingt nicht recht überein, und es erscheint noch nicht ganz sicher, ob die Abtrennung der splenic panhaematopenia, bzw. neutropenia von der splenopathischen Markhemmung als pathogenetisch andersartig gerechtfertigt ist. Auch bei der Milzvenenthrombose z. B. findet sich eine gesteigerte Makrophagenbildung (DOST), und zwar nicht nur in der Milz, sondern manchmal auch im Knochenmark (s. auch die eigenen Befunde über Erythrocytenphagocytose bei essentieller Panmyelophthise nach komplizierenden Infektionen und Bluttransfusionen, S. 319), ohne daß Anhaltspunkte für eine primäre Steigerung des Blutabbaues vorliegen.

Dagegen gibt es sicherlich auch Fälle, bei denen die splenopathische Markhemmung mit einer hypersplenischen Hämolyse im Sinne des hämolytischen Ikterus kombiniert ist (DOAN und WRIGHT, HEINLE und HOLDEN, HITTMAIR, NAGEL, ROHR, ROTH und JASINSKI, SCHULTEN). LEHNDORFF und PITKIN berichten über einen 11 jähr. Jungen mit „Pancytopenia splenica", bei dem schon mit 6 Monaten ein Milztumor festgestellt wurde und dessen Blutbefunde sich nach Splenektomie normalisierten; auch seine Tante war splenektomiert worden und seine Mutter an einer hämolytischen Krise gestorben.

Bei der splenopathischen Markhemmung soll nach DOST das Markreticulum durch die splenopathische Einwirkung in der normalen Differenzierungsrichtung gehemmt und so zum Makrophagenbildner werden. GUICHARD und JEUNE sehen das Wesentliche des Krankheitsvorganges in Hyperplasie und Reizzustand des RES und der Makrophagen. TISCHENDORF [1] spricht von einer korrelativen Erkrankung von Milz und Knochenmark und glaubt, daß die Leukopenie bei

Lebercirrhosen auf einer „Dysorose", d. h. einer serösen Entzündung der blutbildenden Organe beruhe. Wenn auch die Verhältnisse nicht so einfach liegen
dürften, wie es das Wort „splenopathische Markhemmung" zu besagen scheint,
so sprechen die Erfolge der Splenektomie (s. Kapitel F) doch eindeutig für eine
zentrale Stellung der Milz im Krankheitsgeschehen. Nach REISSMANN liegt der
Erkrankung entweder die Produktion eines pathologischen Myelotoxins oder
eine Übersteigerung der schon normalerweise hemmenden Einflüsse der Milz
auf das Knochenmark zugrunde. Die letztere Auffassung, die schon FRANK
vertrat, ist wohl zutreffender; für ein pathologisches Toxin haben sich jedenfalls
bisher keine Anhaltspunkte ergeben. Dagegen konnten BOCK und FRENZEL
zeigen, daß allein durch Unterbindung der zur Pfortader abführenden Milzvenen
das Bild der splenopathischen Markhemmung erzeugt werden kann; die Autoren
schlossen daraus, daß der hemmende Milzstoff normalerweise beim Passieren
der Leber weitgehend unwirksam wird, während bei einer Verlegung der Pfortader, bei der das Milzvenenblut über Kollateralen unmittelbar in den großen
Kreislauf gelangt, auch ohne gesteigerte Milztätigkeit eine starke Hemmung der
Knochenmarksfunktion zustandekommt. Derartige Kreislaufverhältnisse liegen
nun tatsächlich bei der Milzvenensklerose und -thrombose, sowie bei den splenomegalen Lebercirrhosen und dem M. Banti vor, bei dem Milzvenendrucke bis
500 mm Wasser gemessen worden sind (WINTROBE, ausführliche Darstellung bei
EWERBECK). Bei anderen Fällen, insbesondere den infektiösen Milztumoren,
die auch bei der essentiellen Panmyelophthise zu einer zusätzlichen Markhemmung
führen können (s. S. 318 u. 364 ff.), wird man dagegen ohne die Annahme einer
gesteigerten Tätigkeit des vergrößerten Organs nicht auskommen.

In Grenz- und Mischfällen kann die Unterscheidung zwischen splenopathischer
Markhemmung, Panmyelophthise und anderen Anämien, bzw. die richtige
Einschätzung der einzelnen pathogenetischen Faktoren schwierig sein (s. S. 365).

3. Aplastische Zustände durch Verödung, Verdrängung oder Erschöpfung des Knochenmarks.

a) Osteosklerotische Anämien.

Unter den knochenmarksverödenden Prozessen sind zunächst diejenigen zu
erwähnen, die mit ausgeprägten Veränderungen der Knochenstruktur einhergehen: „osteosklerotische Anämien". Auch bei ihnen finden sich manchmal — vor
allem in den Anfangsstadien — hyperplastische Markbilder, später vorwiegend
Knochenmarksaplasien, vielfach mit Vermehrung der reticulären Elemente und
Narbenbildungen (Markfibrose). Sie müssen jedoch pathogenetisch und klinisch
von den Panmyelophthisen im engeren Sinn abgetrennt werden. Obwohl für
diese Zustände eine große Zahl von Namen geprägt wurden — nach HELLER,
LEWISSOHN und PALIN sind es mehr als 25 —, können wir im wesentlichen
3 Hauptgruppen unterscheiden:

α) *Die juvenile Osteosklerose oder Marmorknochenkrankheit* (ALBERS-SCHÖNBERG).

Sie ist gekennzeichnet durch eine meist von frühester Kindheit an bestehende,
massive, strukturlose („marmorartige") Verdichtung der Knochen, die mit einer
erhöhten Brüchigkeit — multiplen Spontanfrakturen — und meist auch mit
einem Milztumor einhergeht. Hämatologisch besteht eine Anämie mit reichlichen
Erythroblasten im strömenden Blut; Sternalpunktionen sind wegen der weit-
gehenden Sklerosierung des Marks meist unmöglich. Eine luische Ätiologie,
wie sie nach der Erstbeschreibung von ALBERS-SCHÖNBERG zu vermuten war,

ist nach den späteren Veröffentlichungen (ALBRECHT und GEISER, CONRAD, FANCONI, HEINE, KRAUS und WALTER, LOREY und REYE, SCHULZE, VERCO, WORTIS) nicht mehr anzunehmen. Dagegen kommt eine gewisse familiäre Häufung vor (LAMB und JACKSON, THEILKÄS, WEICKER und SCHMITZ-CLIEVER), die für erbliche Faktoren spricht.

β) *Die osteosklerotische Anämie der Erwachsenen* (HEUCK-ASSMANN):

Sie ist nach den Erstbeschreibungen von HEUCK, SCHWARZ, SCHMORL, NAUWERCK und MORITZ, sowie ASSMANN Gegenstand zahlreicher Publikationen gewesen[1] und weist einen oft großen Milztumor und ungleichmäßige Knochenverdichtungen auf, die an einen M. Paget (BEGEMANN) oder Knochencarcinosen (FRANK und BREITKREUZ) erinnern und damit verwechselt werden können. Im Gegensatz zur Marmorknochenkrankheit ist die Neigung zu Spontanfrakturen gering und die durchschnittliche Lebensdauer größer (bis zu 16 Jahren). Neben Anämien mit auffälliger Vermehrung der Erythroblasten im Blut und Leukopenien kommen auch Monocytosen vor (BINDER und RIEDL). Da die Sternalpunktion auch hier vielfach an der Härte der Knochen scheitert, sind nähere Angaben über die Zusammensetzung des Marks und speziell über die Reifungsverhältnisse der Zellen spärlich. Im allgemeinen wird das Mark bei hochgradiger Einengung seiner Räume als zellarm, fibrös oder gelatinös beschrieben (APITZ [4], BINDER und RIEDL, FRANK und BREITKREUZ). GRIESHAMMER, HEILMEYER u. a. haben bei einigen Fällen aber auch relativ zellreiche, unreife Markbezirke gefunden, wobei besonders erythroblastische Herde auffällig waren. Es ist aber nicht so, wie man erwarten möchte, daß die verbliebenen Markreste generell eine besondere Aktivität entwickeln. Dies hat zu der Auffassung geführt, daß die eigentliche Ursache eine Markerkrankung sei und die Osteosklerose erst der Hypoplasie des Marks als Vernarbungsvorgang folge (v. BAUMGARTEN, CLAIRMONT und SCHINZ, MARKOFF). Ähnliche Bilder sollen nach PANTLEN auch auf dem Boden chronischer Entzündungen (rezidivierende, fibröse Osteomyelitis) entstehen können. APITZ [4] hat an eine primäre Gefäßerkrankung mit abnormer Durchlässigkeit der Capillaren und anschließender fibrinöser Entzündung gedacht und auch MARKOFF, der ziemlich allgemein in den Beziehungen zwischen Knochen und Mark dem letzteren das Primat einräumt, betont die Bedeutung von Gefäßveränderungen wie Sklerosen mit Verschluß der Sinuswände und Sauerstoffmangel des Marks. FERRATA und STORTI, HEILMEYER, M. B. SCHMIDT und ZADEK nehmen demgegenüber eine koordinierte Störung an, etwa im Sinne einer Fehldifferenzierung des Marks mit Bildung von Bindegewebe und osteoblastischen Zellen anstelle von blutbildendem Gewebe durch eine falsche Entwicklung der omnipotenten Zellen des Reticuloendothels. ACHENBACH glaubt, daß bei der Marmorknochenkrankheit die Blutveränderungen sekundär, bei der Osteomyelosklerose koordiniert mit den Knochenprozessen entstehen. Demgegenüber vertreten WEICKER und SCHMITZ-CLIEVER die Auffassung, daß auch die Marmorknochenkrankheit, die sie in einer Familie gehäuft beobachteten, auf einer — vielfach erblichen — zentralen Fehlsteuerung der Blutbildung und der enchondralen Ossifikation beruht.

Bemerkenswert ist, daß sich in der Mehrzahl der Fälle eine ausgedehnte extramedulläre Blutbildung entwickelt, die zu erheblichen Leber- und

---

[1] APITZ, W. ARNOLD und SANDKÜHLER, BEGEMANN, BINDER und RIEDL, BURKERT, CHAPMANN, CLAIRMONT und SCHINZ, CONRAD, FERRIMAN, FRANK und BREITKREUZ, GRASSER, GRIESHAMMER, HEILMEYER, LESZLER, LIÈVRE und MALLARMÉ, OVERGAARD, M. B. SCHMIDT, SCHULTZER und JOHANNSEN, SJÖRGREN, STORTI, WEICKER und SCHMITZ-CLIEVER, WINDHOLZ und FORSTER, WYATT und SOMMERS.

Milzvergrößerungen und zum Auftreten unreifer roter und auch weißer Zellen im peripheren Blut führen kann, so daß Bilder entstehen, die einer Leukämie oder einer Erythroblastose ähneln (ARNETH [3], ASSMANN [2], BEGEMANN [2], CARPENTER und FLORY, ROHR [6], VOGT). Sie haben aber zu den Leukämien keine inneren Beziehungen — zumal das Mark oft aplastisch bleibt (KLIMA [1], ROHR [6], STORTI [4]) —, sondern erklären sich offenbar aus einer Ausschwemmung unreifer Zellen aus den wahrscheinlich kompensatorisch entstandenen extramedullären Blutbildungsherden (s. unten).

γ) *Die Myelosklerose oder Anämie leukoerythroblastica* (VAUGHAN):

Sie hat enge Verwandtschaft zur osteosklerotischen Anämie (HEUCK-ASSMANN) und zeichnet sich röntgenologisch meist durch grobsträhnige Strukturverdichtungen in den Markräumen aus, wodurch ebenfalls Verwechslungen mit Knochencarcinosen möglich sind. Klinisch ist der Milztumor besonders hervorstechend (VAUGHAN und HARRISON, ROHLF, STODTMEISTER und SANDKÜHLER). Noch mehr als bei der Osteosklerose treten hier unreife Zellen der erythro- und leukocytären Reihe im peripheren Blut auf, vielfach ohne wesentliche Verminderung der Gesamtzellzahl. In den Anfangsstadien können sogar Polyglobulien und Leukocytosen mit Erythroblasten und Myeloblasten im Blut gefunden werden, wie sie sonst als charakteristisch für Erythroleukämien angesehen werden. ROHR nimmt wohl mit Recht an, daß manche Fälle von sog. „Erythroleukämie Di Guglielmo mit Myelosklerose" (DUBOIS-FERRIERE und DELLA-SANTA) in Wirklichkeit der VAUGHANschen Myelosklerose zuzurechnen sind.

Die Unterscheidung von echten Leukämien gelingt meist durch den histologischen Befund. Zur Untersuchung in vivo haben sich nach STODTMEISTER Probeexcisionen aus den Knochen, nach MOESCHLIN Milzpunktionen bewährt. Das Mark, das in fortgeschrittenen Stadien meist fibrös-aplastisch ist, kann anfangs zwar auch hyperplastisch aussehen, zeigt aber dann im Gegensatz zu Leukämien eine Vermehrung der Vorstufen aller aus dem Mesenchym stammenden osteo- und hämatoblastischen Zellreihen (VAUGHAN und MORRISON), wodurch die Annahme einer koordinierten Störung des Knochen- und Blutaufbaus durch eine Fehldifferenzierung der primitiven Stammzellen unterstrichen wird. Im Milzpunktat ist trotz ausgedehnter Metaplasien die lymphatische Grundstruktur und die Lymphocytenbildung erhalten (MOESCHLIN). Bei der Sektion sind oft in allen möglichen Organen in großem Umfang extramedulläre Blutbildungsherde nachweisbar, die gleicherweise erythro-, wie leukopoetische Zellen und manchmal auch reichlich Megakaryocyten enthalten (EMILE-WEIL, CHEVALIER und SÉE). Außerdem kommen Hämosiderosen vor, wie auch klinisch Zeichen gesteigerten Blutzerfalls — Vermehrung des Urobilinogens und des Blutbilirubins, Resistenzminderung der Erythrocyten — bestehen können (FIESSINGER und OLIVIER, ROHLF). Im übrigen erstreckt sich meist die Krankheitsdauer über Jahre bis Jahrzehnte und unterscheidet sich auch darin von dem Gros der Leukämien.

Neuerdings haben WYATT und SOMMERS eine zusammenfassende Darstellung der verschiedenen osteomyelosklerotischen Krankheitsbilder gegeben. Auf Grund großer eigener Erfahrungen und der Auswertung der Literatur stellen sie primär degenerative Prozesse mit Nekrosenbildung in den Vordergrund des pathologischen Geschehens, welche von reaktiven unreifen Hyper- und Metaplasien gefolgt oder begleitet sein können. Ähnlich wie bei der essentiellen Panmyelophthise (s. Kapitel E) rechnen sie bei ätiologisch unklaren Bildern mit einer endogenen Toxinbildung oder irgendwelchen Mangelzuständen, während sie für andere Fälle Schäden durch Benzol und andere Kohlenwasserstoffderivate verantwortlich machen konnten. Bei einem Kranken beobachteten sie den

Übergang in eine Leukämie. Trotz des klinisch recht verschiedenartigen Bildes ergeben sich somit eine Reihe sehr interessanter und bemerkenswerter Parallelen zur Panmyelophthise.

Entsprechend der oben (Kapitel C) vertretenen Auffassung über die Entwicklung der Blut-, Knochenmarks- und Organveränderungen bei der Panmyelophthise stellt — ebenso wie bei schweren Blutungsanämien — auch bei den Osteomyelosklerosen die extramedulläre Blutbildung einen physiologischen Kompensationsvorgang dar (TISCHENDORF und NAUMANN, WYATT und SOMMERS). Daß dieser bei den Osteomyelosklerosen wirksam wird und zur Bildung funktionstüchtiger Zellen führen kann, zeigen die üblen Folgen, die gelegentlich nach der Exstirpation oder Bestrahlung solcher Milztumoren entstanden sind; es kann danach, und zwar auch schon nach kleinen Strahlendosen, ebenso wie nach der Anwendung cytostatischer Stoffe, zu starken Leukocytenstürzen und Verschlimmerungen der Anämie, unter Umständen mit Übergang in eine rasch tödlich verlaufende Panmyelophthise kommen (BEGEMANN [2], MÜLLER, STODTMEISTER und SANDKÜHLER).

b) Knochencarcinosen und andere konsumierende Allgemeinerkrankungen.

Die gleichen Vorgänge liegen den leukämieähnlichen Bildern bei *Knochencarcinosen* zugrunde (ARNETH [3], DUCUING, MILETZKY und LAPEYRERE, KAST, LEITNER [3], RUNDLES und JONSSON, WEBER, YTREHUS), bei denen das Mark ebenso aplastisch sein kann wie bei den mit hochgradigem peripherem Zellmangel einhergehenden osteoblastischen Metastasierungen (SCHULTEN [5], SCHULTZ [3]). Nicht alle carcinomatösen Panmyelophthisen sind durch eine rein mechanische Markverdrängung erklärbar. Nicht nur bei ausgedehnten Carcinosen sind vielfach auch die frei gebliebenen Markabschnitte aplastisch; selbst in Fällen, in denen nur wenige Knochenmetastasen nachweisbar sind, kann eine allgemeine Markaplasie entstehen, so z. B. bei einem von HEILMEYER beschriebenen Prostata-Carcinom mit vereinzelten Knochenmetastasen, bei dem eine aplastische Anämie mit zellarmem, reticulärem Mark bestand. Am Ende dieser Reihe stehen die einfachen hypoplastischen Tumoranämien, die auch ohne Markmetastasen zustandekommen, wenn auch nicht so regelmäßig und ohne derart hohe Grade zu erreichen.

Welcher Art die toxischen Einwirkungen sind, die hier wie bei allen hypoplastischen Anämien auf dem Boden konsumierender Allgemeinerkrankungen angenommen werden müssen, ist noch völlig unbekannt. Bei diesen letzteren kommt es übrigens gelegentlich auch zu osteosklerotischen Veränderungen. So haben MARCHAL, MAHOUDEAU und FRESSINAUD eine Lymphogranulomatose beschrieben, in deren Endstadium eine schwere Anämie und hämorrhagische Aleukie auftrat und bei der die Sektion eine ausgeprägte Sklerose des Knochenmarks ergab. Andere Krankheiten, bei denen ausnahmsweise final schwere Aplasien mit und ohne sekundäre Sklerose vorkommen, sind die Polycythämie und die Leukämie. MARKOFF bezeichnet sie als Erschöpfungsreaktionen. Es ist jedoch höchst zweifelhaft, ob es eine echte, d. h. nicht durch toxische (oder therapeutische) Einwirkung, sondern nur durch chronische Überbeanspruchung bedingte Markerschöpfung (z. B. auf dem Boden chronischer Blutungen) gibt. Wo sie beobachtet worden ist, sei es klinisch (vor allem von den älteren Autoren wie KAZNELSON, neuerdings von HABELMANN) oder experimentell (BLUMENTHAL und MORAWITZ), ist sie wahrscheinlich durch Eisenmangelzustände vorgetäuscht worden (STODTMEISTER und BÜCHMANN [4]). Die wiederholt beobachteten Übergänge von perniciösen in aplastische Anämien (BÜTTNER, HIRSCHFELD,

Hoff [9], Kaznelson, Naegeli [2], Siebert und Eberhard, Wintrobe) sind von anderen Autoren als Verwechslungen mit primär aplastischen makrocytären Anämien bezeichnet worden (Gerstenberger und Leonhardi, Stodtmeister [2]). Bei den mit Markaplasie endenden Polycythämien (Markoff [2], Schulten [4]), Leukämien (Büttner, Forconi, Kaznelson, Schulten [4], Wintrobe) und Lymphogranulomatosen (Jezler und Scheidecker, Marchal, Mahoudeau und Fressinaud) sind vielfach Röntgenbestrahlungen oder andere cytostatische Maßnahmen vorhergegangen.

Bezüglich der pathogenetischen Zusammenhänge von Interesse sind schließlich noch die Anämien bei chronischer Nephritis und Urämie, soweit sie nicht durch Eisenmangel infolge chronischer Blutungen und Infekte, sondern durch toxische Hypoplasie des Marks bedingt sind. Wenn sie auch nur ausnahmsweise, wie z. B. in dem Fall von Alder, zum Vollbild der Panmyelophthise führen, so können sie doch alle Züge aplastischer Anämien einschließlich der Erhöhung des Serumeisenspiegels aufweisen (Cartwright und Mitarbeiter, Saifi und Vaughan, Stodtmeister und Büchmann [1]). Sie treten vor allem bei präurämischen und urämischen Zuständen ziemlich häufig auf und zeigen im Sternalpunktat eine fortschreitende Hypoplasie der blutbildenden Elemente mit Vermehrung der lymphoiden und histiocytären Zellen wie bei Panmyelophthisen (Mergoni). Während Faarup und Ohlsen Beziehungen zwischen Blutharnstofferhöhung und Markaplasie gefunden haben wollen, geht die allgemeine Ansicht dahin, daß die Vermehrung von bei der Darmfäulnis entstehenden Phenolderivaten und aromatischen Aminen im Blut für die Anämie maßgebend ist (Becher, Stodtmeister und Büchmann [1], Litzner). Entsprechend den experimentell festgestellten Blutgifteigenschaften dieser Stoffe (s. Kapitel E) kommen auch bei Nierenkranken hämolytische Komponenten vor. Marcolongo und Leone konnten mit Ultrafiltration von Urämieseren bei Kaninchen Anämien erzeugen. Es ist nicht ganz ausgeschlossen, daß derartige Stoffe auch bei der Entstehung der essentiellen Panmyelophthise eine Rolle spielen können (s. S. 353).

E. Pathogenetische Faktoren der essentiellen Panmyelophthise.

Es wurde schon dargelegt, daß der Panmyelophthise eine Markinsuffizienz zugrunde liegt, deren wesentliches Merkmal die Unfähigkeit zur Bildung reifer Blutzellen ist. Bezüglich der eigentlichen Ursachen dieser Störung ist man bei der essentiellen Panmyelophthise über Vermutungen bisher nicht hinausgekommen. Moeschlin und Rohr [2] haben als in Frage kommende Faktoren bezeichnet: heredo-degenerative, zentrale (Zwischenhirn oder innere Sekretion), entzündliche (Markentzündung), allergische und toxische Vorgänge, wozu noch die Möglichkeiten eines speziellen Mangelzustandes oder intermediärer Stoffwechselstörungen hinzuzufügen wären.

Konstitutionelle Faktoren: Die im Einzelfall mehr oder minder starke Beteiligung eines konstitutionellen Faktors im Sinne einer verminderten Widerstandskraft oder Leistungsfähigkeit des Marks wird von den meisten Autoren anerkannt (Curschmann, Frank, Heilmeyer, Kleinschmidt, Rosenow, Schulten, Stodtmeister und Büchmann, Szonell, Türk, Vaquez und Aubertin u. a.). Besonders evident ist er bei den angeborenen oder kindlichen Anämien von Benjamin, Diamond-Blackfan und Fanconi. Sie betreffen vorwiegend das erythropoetische System, sind mit anderen Fehlbildungen vergesellschaftet (Althoff, Cathie, van Leeuwen, Palmén und Vahlquist, Rohr [8], é-Weil) und treten familiär gehäuft auf (Baumann, Dacie und Gilpin, Estren und Damashek). Hierher gehören offenbar auch die bereits erwähnten Fälle von Esser und Freudenberg, Hoyer, Saracoglu und Sauerbrei. Es wurde wiederholt berichtet, daß mehrere Mitglieder einer Familie von Erkrankungen befallen wurden, die dem Formenkreis der Knochenmarksinsuffizienz (Panmyelophthise oder Agranulocytose und Leukämie) oder anderen z. T. konstitutionellen Blutkrankheiten wie dem hämolytischen Ikterus oder den osteosklerotischen Anämien angehören (Baumann, Bichel, Hirschfeld, Hoff [6], Kallenbach, Klima und SEYFRIED [2]; Zusammenstellungen bei PETRI und ROHR [4, 8 u. 9]). ANDERSON und MACCIOTTA beschrieben akute Leukämien bei je fünf Familienmitgliedern; DOXIADES, GÖTZ, ZINNINGER sahen familiär gehäufte Agranulocytosen. Diese Beobachtungen waren Veranlassung, Sippenuntersuchungen bei scheinbar gesunden Familienangehörigen Panmyelophthisekranker vorzunehmen. CICOVACKI, AUBERTIN, RAYNAUD-IMBERT und D'ESHOUGUES stellten dabei leichte Anämien oder Lymphocytosen, Thrombopenien und hämorrhagische Diathesen mit positivem RUMPEL-LEEDEschem Phänomen fest. HUBER fand in drei Sippen von Kranken mit essentieller Panmyelophthise gehäuft Leukopenien, während er in der Familie eines vierten Kranken, bei dem die Panmyelophthise auf dem Boden einer Trichloräthylenvergiftung entstanden war, keine entsprechenden Befunde erheben konnte. GAENSSLEN hat 31 Beobachtungen über Familien mit gehäuften Leukopenien, darunter einige mit Knochenmarksinsuffizienz, gesammelt; auf Grund dieser Untersuchungen nimmt er eine dominant vererbbare Anlage an. Im allgemeinen reichen aber die konstitutionellen Faktoren allein als Ursache für das Manifestwerden der Erkrankung nicht aus. Es müssen fast stets noch irgendwelche schädigenden Einflüsse hinzutreten, die dann, wenn sie stark genug sind, wie z. B. bei der Benzolvergiftung, auch bei nicht disponierten Individuen eine Panmyelophthise hervorrufen können. Immerhin wird eine konstitutionelle Disposition vielfach auch dann vorliegen können, wenn ihr unmittelbarer Nachweis nicht gelingt. So ist wohl der Anschauung GLANZMANNs zuzustimmen, daß bei einem großen Teil der Panmyelophthisefälle ein konstitutioneller Faktor im Sinne einer Schwäche des hämatopoetischen Systems mit schlechter Immunitätslage und erhöhter Anfälligkeit gegenüber schädigenden Einflüssen eine Rolle spielt, aber auch bei diesen meist ein zweiter Faktor zur Manifestierung der Krankheit hinzutreten muß.

Regulationsstörungen der Blutbildung:

Daß die Blutbildung neben zahlreichen innersekretorischen und humoralen Einflüssen (Literatur bei HEILMEYER und BEGEMANN) auch zentralnervösen Regulationen unterworfen ist, hat vor allem HOFF nachgewiesen (s. auch DENECKE [2], MARKOFF, OTTO, ROSENOW). Es hat sich aber bisher nicht wahrscheinlich machen lassen, daß die Entstehung der Panmyelophthise von zentralnervösen Störungen irgendwelcher Art abhängig ist. HOLLER hat zwar einmal die Vermutung ausgesprochen, daß bei Panmyelophthise die Ansprechbarkeit des Marks sowohl für die normale Regulation wie für Reize aller Art vermindert sei. BEGEMANN, HEILMEYER, MOESCHLIN und ROHR haben bei reinen Erythroblastophthisen an eine Regulationsstörung im Zwischenhirn gedacht. Schlüssige Beweise für ihre Auffassung haben sie jedoch nicht erbracht.

Dagegen sind bei *innersekretorischen Störungen* gelegentlich Panmyelophthisen bzw. ähnliche Zustandsbilder beobachtet worden:

Hypophyse: Tierexperimentell sinken nach Hypophysektomie Hämoglobin, Erythrocytenzahl und Reticulocyten für längere Zeit und unter Entwicklung einer Hypoplasie des Marks ab. SCHITTENHELM, der eine aplastische Anämie bei pluriglandulärer Insuffizienz beobachtete, führte sie auf die Atrophie des Hypophysenvorderlappens zurück. Einen ähnlichen Fall sah P. MÜLLER bei einer hypophysären Kachexie mit einer Anämie von 25% Hämoglobin und 1,2 Millionen Erythrocyten, sowie einer Leukopenie von 2000; er nahm an, daß sie durch das Fehlen der von dem Hypophysenvorderlappen ausgehenden innersekretorischen oder der vom Zwischenhirn kommenden nervösvegetativen Wachstumsreize für das Mark hervorgerufen wurde. Die noch unbestätigten Untersuchungen von CARSTENS, der bei Panmyelophthisen und anderen Blutkrankheiten eine Häufung von Abweichungen der Größe und Form der Sella turcica gefunden zu haben glaubt, wurden bereits erwähnt (S. 295).

Die *Schilddrüse* soll nach MANSFELD und SOS ein myelotropes Hormon produzieren, das aus der säureunlöslichen Thyroxinfraktion abgetrennt werden kann, so daß nach BANNES bei Ausfall der Schilddrüsenfunktion ihre physiologische Reizwirkung auf das Mark wegfällt. Nach UNVERRICHT haben CURSCHMANN, HOLBOLL u. a. über schwere Anämien bei Hypothyreosen berichtet, die sich nur auf Thyroxinzufuhr allmählich besserten, aber offenbar von der Panmyelophthise wesensverschieden sind, zumal diese auf Schilddrüsenpräparate nicht reagiert (weitere Literatur über die Blutbildveränderungen bei Schilddrüsenstörungen bei GEORGI und FISCHER, über die Knochenmarksbefunde bei AXELROD). Dagegen hat EPPINGER Zusammenhänge zwischen Schilddrüse und aplastischer Anämie angenommen. WEYENETH beobachtete eine tödliche aplastische Anämie mit hämorrhagischer Diathese bei Myxödem auf dem Boden einer atrophischen Thyreoiditis; dabei blieb die Granulopoese ungestört. Die Sektion ergab außer atrophisch-entzündlichen Schilddrüsenveränderungen eine Vermehrung der Hauptzellen der vergrößerten Hypophyse, eine Gefäßsklerose der Ovarien und eine Atrophie der Nebennieren. Einen ganz ähnlichen Fall, der unter dem vollentwickelten Bild der Panmyelophthise letal ausging, beschrieb JAFFÉ; auch bei ihm bestand eine lymphocytäre Infiltration der Schilddrüse mit Fibrose und Gefäßsklerose, sowie eine Vergrößerung der Hypophyse, in der allerdings diesmal die basophilen Zellen vermehrt waren. In beiden Fällen haben somit wohl innersekretorische Störungen vorgelegen, die aber mangels eingehender Hormonuntersuchungen und entsprechender Parallelfälle nicht näher analysiert werden können.

Auch der *Thymus* soll nach NAKAO (beim Tier) und FUGAZZOLA (beim Kleinkind) an der Blutregulation teilnehmen. In seltenen Fällen sind bei Thymusvergrößerungen und Thymuscarzinomen aplastische Anämien vorgekommen (WINTROBE).

Die Rindenhormone der *Nebenniere* sind nach HOFF neben der Schilddrüse für das Knochenmark besonders wichtig. LEWIS fand bei nebennierenlosen Tieren in Endstadien Leukopenien und Hypoplasie des Marks. Hinweise für Nebennierenstörungen als Ursache echter Panmyelophthise beim Menschen fehlen. Dagegen hat GASSER bei Fanconi-Anämien, bei denen er, ebenso wie ROHR [11], eine postfetale Adaptations- und Regulationsstörung annimmt, vorübergehende Besserungen nach Cortisone und ACTH gesehen.

Das *Ovarium*, aus dem SCHWARZHOFF und VOSSSCHULTE einen markanregenden Stoff isoliert haben wollen, hat nach FEUCHTINGER enge und vielfältige Beziehungen zur Hämatopoese. Nach großen Dosen weiblichen Sexualhormons (Oestradiolmonobenzoat, Progynon B-oleosum) sowie nach Diäthylstilböstrol fanden ARNOLD und Mitarbeiter im Tierversuch eine völlige Hemmung der Blutbildung. Dabei bestand im Mark oft eine starke Vermehrung unreifer Vorstufen der myeloischen Reihe mit Verminderung oder Veränderung der Riesenzellen und starker Verminderung der Erythroblasten; in der Milz entwickelte sich manchmal eine myeloische und erythropoetische Metaplasie. An den innersekretorischen Organen fand sich histologisch außer einer gelegentlichen Hyperplasie der Nebennieren nichts Besonderes. Über eine gleichartige Schädigung beim Menschen hat BOKELMANN berichtet, der bei einer älteren Frau nach 140 mg Oestradiolmonobenzoat einen schweren aplastischen Zustand auftreten sah. Andererseits sind gelegentlich in der Schwangerschaft neben Anämien anderen Typs auch aplastische Anämien beobachtet worden (DÜPMANN, MASSARY und WEIL, STODTMEISTER und BAUM). Bei einer aplastischen Krise von STODTMEISTER und BÜCHMANN [3] kam die Dekompensation der Blutbildung erst im Wochenbett voll zum Ausdruck mit Absinken des Hämoglobins auf 10%, der Erythrocyten auf 300000 und Anstieg des Serumeisenspiegels bis auf 200 γ%; obwohl gleichzeitig noch Ödeme und Erhöhung des Reststickstoffs und des Bilirubins im Blut aufgetreten waren, wurde der Zustand überwunden; in der Rekonvalescenz kam es noch zu einer Leukopenie bis 3000. Während CRAMER und BRODERSON bei Leukämien die Leukocytenzahlen prämenstruell ansteigen sahen, beobachteten wir längere Zeit eine Studentin mit einer chronischen Leukopenie unklarer Ätiologie, bei der die Granulocytenzahlen jeweils während der Menses noch weiter abfielen (Abb. 15); eine unmittelbare Medikamentwirkung kommt dabei nicht in Betracht, da die Patientin schon seit längerer Zeit alle Tabletten — die sie früher während der Periode regelmäßig nahm — weggelassen hat. Über mehrere Fälle von cyclischer Leukopenie, aber ohne nachweisbaren Zusammenhang mit den Menses oder sonstigen innersekretorischen Vorgängen, berichteten REIMANN und DE BERARDINIS, sowie COBET und SCHILLING.

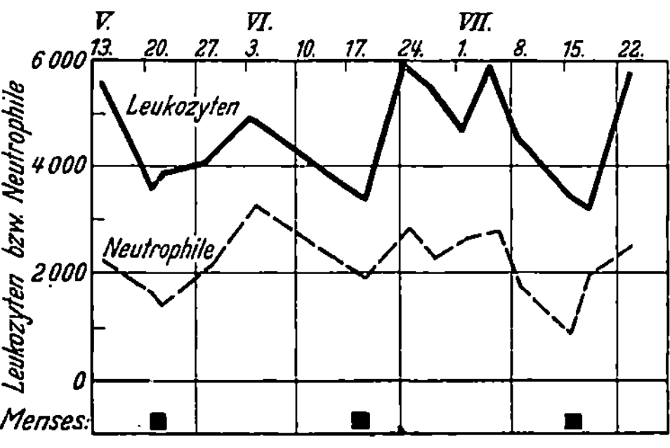

Abb. 15. Chronische Leukopenie mit menstruellen Verschlechterungen. H. Ju., 24 Jahre. Kompensierte Mitralinsuffizienz. Nahm früher bei jeder Periode 2—4 Tabletten Veralgit. Vor ¼ Jahr bei stationärer Beobachtung eines Lungeninfiltrates Feststellung einer Granulopenie. Seitdem keine Tabletten mehr genommen. Trotzdem Fortbestehen der Leukopenie und während jeder Periode vorübergehender weiterer Abfall der Leuko- und Granulocytenzahlen.

Trotz einiger Einzelbeobachtungen sind also im ganzen doch nur recht *spärliche Beziehungen* zwischen innerer Sekretion und Panmyelophthise zu erkennen; auch da, wo sie etwas deutlicher erscheinen, wie bei der Schilddrüse und den weiblichen Sexualhormonen, beschränken sich die Beobachtungen auf relativ wenige Fälle. Wir haben bei einer Obduktion (Fall 29) alle innersekretorischen Organe außer dem Thymus histologisch untersucht und keine Abweichungen gefunden mit Ausnahme einer gewissen Hyperplasie der Nebennierenrinde, die, wie erwähnt, ARNOLD auch bei seinen tierexperimentellen Untersuchungen mit Progynon B festgestellt hat. Wir möchten aber aus diesem Befund keine Schlußfolgerungen ziehen, zumal er an einem Fall mit sehr langer Krankheitsdauer, langwierigen Infektionen und zahlreichen Bluttransfusionen erhoben wurde. Die übergroße Mehrzahl aller Panmyelophthisen entsteht offenbar nicht auf dem Boden innersekretorischer Störungen; auch für die Annahme einer innersekretorischen Komponente als disponierendem Moment fehlen genügende Anhaltspunkte.

Entzündliche und infektiöse Faktoren: Daß sich im Verlauf schwerer Infektionen das Bild der Panmyelophthise entwickeln kann und umgekehrt, steht nicht mehr zur Diskussion. Es ist aber vermutet worden, daß auch der sog. essentiellen Panmyelophthise infektiöse bzw. entzündliche Prozesse zugrunde liegen können. So vertritt ROHR die Auffassung, daß ein Teil der idiopathischen Panmyelophthisen durch eine unspezifische chronische Markentzündung (chronische Myelitis) bedingt sei. Er deutet so die bei manchen Panmyelophthisen gefundenen reticulären und lymphocytären Wucherungen und glaubt, daß sie eine allmähliche Verdrängung des myeloischen Gewebes, Narbenbildung, Verödung und Sklerosierung der Markhöhle hervorrufen. Eine ähnliche Vorstellung hat MARKOFF, der primär ein im Mark wucherndes Granulationsgewebe annimmt mit rarefizierender Ostitis, Vernarbungen, Markfibrose, Osteosklerose und schließlich Panmyelophthise. ORSOS hält Gefäßveränderungen für bedeutungsvoll, die bei chronischer Myelitis über eine vasculäre Sklerose mit Verschluß der Sinuswände zur Hypoplasie des Marks führen sollen. Nach ROHR entsteht, besonders bei chronischer Polyarthritis, Lues und Herdinfekten, auf diese Weise eine allmähliche Markinsuffizienz, die unter Umständen jahrelang latent bleiben kann und erst bei einer erhöhten Beanspruchung des Marks durch Infektionen, Schwangerschaft usw. manifest wird. Diese Auffassung verdient insbesondere für die mit einer Markaplasie einhergehenden Formen der Panmyelophthise weitere Beachtung, wenn wir auch in dem eigenen Material beweiskräftige Befunde in dieser Richtung nicht erheben konnten. Insbesondere haben wir Granulombildungen und vernarbende Stellen im Mark, wie sie ROHR abbildet, in unseren histologischen Markschnitten bisher nicht finden können. Es soll aber auch ohne entsprechendes histologisches Substrat entzündliche Mesenchymerkrankungen geben (seröse Entzündung), die zu Markinsuffizienzen insbesondere auch Erythropoesestörungen führen können (ROHR [11]). Wie oft einer scheinbar essentiellen Panmyelophthise Herdinfekte oder andere nicht erkannte chronische Infektionen zugrunde liegen (s. Fall 22) und welche Bedeutung ihnen allgemein zukommt, läßt sich generell nicht entscheiden. FERRATA und STORTI und VEIL schätzen sie sehr hoch ein; zahlenmäßiges Material darüber ist nicht vorhanden. Sehr eindrucksvoll ist der Bericht von FULD und LOEHR, die bei einer fortschreitenden Panmyelophthise, bei der die bisherigen therapeutischen Maßnahmen, u. a. auch eine Unterbrechung der Schwangerschaft, erfolglos blieben, nach Entfernung von Zahngranulomen und -eiterungen prompte Heilung eintreten sahen.

Für das Vorliegen einer spezifischen Infektionskrankheit, etwa durch ein Virus, bestehen keine Anhaltspunkte. Beim Tier haben KIKUTH, GÖNNERT und SCHWEIKERT eine durch ein Virus hervorgerufene Katzenaleukie beschrieben, die als akute Infektionskrankheit unter dem Bild der Panmyelophthise mit Zerstörung des Marks verläuft. In Amerika haben HAMMER und ENDERS und LAWRENCE und SYVERTON gleiche Beobachtungen gemacht. Ferner hat PETERS über eine infektiöse Pferdeanämie berichtet, die bei Übertragung auf den Menschen bei diesem die gleichen Erscheinungen hervorruft. Diese Krankheitsbilder dürften analog den Verhältnissen bei den Virusleukosen der Tiere von der menschlichen Panmyelophthise wesensverschieden sein.

Anaphylaxie: Daß bei den Arzneimittelschäden allergische Vorgänge von ausschlaggebender Bedeutung sind, wurde bereits besprochen. Auch bei manchen postinfektiösen Fällen dürften Allergien eine Rolle spielen. Das gilt vor allem für die zum rheumatischen Formenkreis gehörenden Erkrankungen (Polyarthritis) und die Fokalinfekte (VEIL). SEILER hat bei derartigen Zuständen von einem „Rheumatismus der blutbildenden Organe" gesprochen und auch MOESCHLIN und ROHR empfehlen, stets nach rheumatischen Erscheinungen in der Anamnese zu fahnden. SMITH neigt dazu, angeborene aregeneratorische Erythropoese-störungen auf das Vorhandensein von Anti-A-Agglutininen zurückzuführen. Experimentell hat SZORAY durch Kombination von Arsenobenzol und Strepto-kokkentoxin Agranulocytosen hervorrufen können. Bei essentiellen Panmyelo-phthisen sind allergische Symptome nur ausnahmsweise beobachtet worden, so in einem Fall von DAVID, bei dem sich zeitweilig im Mark bis zu 50% eosino-phile Zellen fanden, und bei einigen Kranken von HEILMEYER und MATTHES, bei denen gleichzeitig chronische Ekzeme, bzw. Urticaria und QUINCKEsche Ödeme bestanden. Dafür, daß der essentiellen Panmyelophthise schlechthin eine allergische Reaktionslage zugrunde liegt, sind keine Beweise vorhanden.

Vermehrter Untergang von Blutzellen in der Peripherie: PAPPENHEIM hat bei einer der ersten Beschreibungen der Panmyelophthise neben der Schädigung des Marks einen hämotoxischen Faktor angenommen. Bereits FRANK, HIRSCHFELD und fast sämtliche späteren Autoren lehnen einen solchen für die essentiellen Krankheitsformen ab. Bei einigen Fällen symptomatischer Erkrankungen wie der Benzolvergiftung (PONTICACCIA, SELLING), der splenic panhematopenia bzw. neutropenia (WISEMAN und DOAN) und auch bei manchen anaphylaktischen Formen (akute Agranulocytose) ist ein vermehrter peripherer Leucocyten-untergang wahrscheinlich (MOESCHLIN und ROHR [2]). Das gleiche scheint für die Virusagranulocytose der Katze zu gelten (LAWRENCE). Bei der essentiellen Panmyelophthise ist bisher nur eine geringe sekundäre Vermehrung des peri-pheren Zellabbaus infolge Ausschwemmung weniger widerstandsfähiger Zellen angenommen worden. Im Gegensatz dazu hat FRANCKE auf Grund von Versuchen mit dem Serum mehrerer Panmyelophthisekranker das Vorkommen von leuko-cytenzerstörenden Toxinen im Blut behauptet.

Wir haben in der Absicht, die Natur dieser Stoffe näher aufzuklären, bei einigen unserer Fälle entsprechende Versuche angestellt und sind, den FRANCKEschen Angaben folgend, in der Weise vorgegangen, daß wir das Serum von Panmyelophthisekranken mit gruppengleichen Blutkörperchen oder Gesamtblut von Gesunden und von Kranken mit Leukocytosen und Leukämien unter sterilen Bedingungen zusammenbrachten und die Leukocytenzahlen sofort und nach 6—24stündiger Aufbewahrung im Brutschrank bestimmten. Dabei ergaben sich bei 10 Versuchen von 4 Kranken (Fall 29, 32, 34, 35) in einzelnen Proben ziemlich große, auch durch sorgfältige Technik nicht vermeidbare und wahrscheinlich durch Verklumpungs-vorgänge verursachte Schwankungen, die jedoch ohne Beweiskraft sind, da sie bei den stets gleichzeitig angesetzten Kontrollversuchen mit Normal-, Leukocytose- und Leukämieserum in der gleichen Weise vorhanden waren. Differentialblutbilder, die wir immer gleichzeitig mit der Leukocytenzählung machten, ergaben zwar ähnliche Zellauflösungsvorgänge, wie sie FRANCKE beschreibt, jedoch wiederum ohne sichere Unterschiede gegenüber denen der Kontrollversuche. Bei einem Teil der Versuche wurden auch Hämoglobin, Erythrocyten- und Reticulocytenzahlen sowie Blutkörperchenresistenz mitbestimmt — eine brauchbare Beur-teilung der Thrombocyten ist mit der angegebenen Versuchsanordnung nicht möglich —, ohne daß sich Unterschiede herausstellten. Die gleichen negativen Resultate hatten Versuche mit Sternalpunktaten, sowie Milzvenenblut und Milzextrakten, die aus einem operativ entfernten Organ mit verschiedenen Extraktionsmethoden (Ringerlösung, Alkohol, Aceton) hergestellt worden waren (BUTZENGEIGER und GARTZ).

Es ergibt sich somit, daß Leukolysine zum mindesten nicht generell nachweisbar sind. Die von FRANCKE untersuchten Fälle waren auch dadurch auffällig, daß bei ihnen eine ausgesprochene toxische Granulation der Leukocyten bestand, die bei den meisten essentiellen Panmyelophthisen nicht vorhanden ist. Nach HEILMEYER hat die Weiterverfolgung der FRANCKEschen Befunde durch seine Mitarbeiter WEIGELIN und V. MUTIUS ebenfalls nicht zu eindeutigen Ergebnissen geführt.

Hemmende und toxische Wirkungen auf das Knochenmark: Im Gegensatz zur splenopathischen Markhemmung scheint die Milz für die Entstehung der essentiellen Panmyelophthise keine ursächliche Bedeutung zu haben. Dagegen ist damit zu rechnen, daß die manchmal im Verlauf der Erkrankung auftretenden, vorwiegend infektiösen Milztumoren sekundär zu einer zusätzlichen Hemmung des Knochenmarks und Verschlimmerung des Zustandes führen. Dafür sprechen die geschilderten histologischen Befunde, die auf eine gesteigerte Tätigkeit des Organs hinweisen, und vor allem die Besserungen, die in Einzelfällen durch die operative Entfernung solcher Milzen bei primär nicht splenogenen Erkrankungen wie essentieller Panmyelophthise, Röntgen- und Benzolschädigungen erzielt worden sein sollen (HEGLER und GRIESBACH, NISSEN und SCHILLING). Bei unkomplizierter Panmyelophthise, bei der die Milz ausgesprochen atrophisch werden kann, scheidet sie als pathogenetische Komponente aus.

Myelotoxische Faktoren haben bereits FRANK und HIRSCHFELD, später BEHR, BAKALOS und THADDEA angenommen, ohne daß ihr Nachweis oder gar die Aufklärung ihrer Natur gelungen wäre. Die Rolle von Darmgiften und pathologischen Produkten des intermediären Stoffwechsels, die unseres Erachtens Beachtung verdienen, ist noch nicht eingehender untersucht worden. Eine Reihe von Autoren (u. a. BRUGSCH, WEIL und Mitarbeiter) weisen darauf hin, daß in der Anamnese von Panmyelophthisekranken gehäuft schwere oder chronische Magendarmkrankheiten (u. a. auch Darmstenosen) vorkommen.

Auch die Entstehung der aplastischen Knochenmarkszustände bei chronischer Nephritis und Urämie (s. oben) wird zurückgeführt auf die Anhäufung von cyclischen Verbindungen im Blut, also von Stoffen, die bei pathologischen Stoffwechsel- und Zersetzungsprozessen vermehrt im Darm auftreten. LUPU, BRAUNER und MATICA konnten mit Coli-Autolysaten makrocytäre Anämien und Thrombopenien hervorrufen. ROSENTHAL und Mitarbeiter haben mit einer Reihe von aromatischen Aminen sowohl hämolytische wie aplastische Anämien, teils mit Leukocytose, teils mit Leukopenie verbunden, erzeugen können; insbesondere bei größeren Dosen von Oxyharnstoff entwickelten sich schwere aregeneratorische Anämien mit fast völligem Leukocytenschwund und blassem, zellarmem Fettmark.

Nach Ansicht der Autoren können diese Stoffe unter Umständen sowohl beim Eiweißabbau in der Leber gebildet werden und zu oxydativen Selbstvergiftungen führen, wie auch als bakterielle Abbauprodukte des Phenylalanins unter dem Einfluß von Darmbakterien auftreten. MEINERTZ nimmt an, daß solche oder andere Blutgifte dann entstehen, wenn irgendein Stoff fehlt, der zum normalen Abbau der Aminosäuren erforderlich ist. BOMFORD und RHOADS, sowie WYATT und SOMMERS vermuten, daß es sich um exogene oder endogen gebildete Benzolderivate handelt (s. auch die Erklärung der Phenylhydrazinwirkung bei Polycythämien S. 335), zu deren Entgiftung die Leber Panmyelophthise- bzw. Osteosklerosekranker nicht in der Lage ist. Tatsächlich konnten ABELS, BOMFORD, RHOADS und Mitarbeiter gewisse Störungen der Leberfunktion, des Pigmentstoffwechsels und der Inaktivierung und Ausscheidung aromatischer Kohlenwasserstoffe nachweisen. Die genannten Befunde sind zwar noch spärlich und bedürfen weiterer Bestätigung; auch die Anwendbarkeit der experimentellen Resultate (ROSENTHAL und Mitarbeiter) auf die menschlichen Verhältnisse ist vorerst hypothetisch. Trotzdem scheinen sie uns bei künftigen Untersuchungen über die Pathogenese der Panmyelophthise besonderer Berücksichtigung wert zu sein.

Mangel an Baustoffen der Blutbildung: WINTROBE führt als Faktoren der Hämatopoese auf: Aminosäuren und Proteine, Eisen, Kupfer, Kobalt, Nickel und andere Spurenelemente, Vitamine, vor allem aus dem Vitamin B_2-Komplex wie B_6, Riboflavin, Nicotinsäureamid, Folinsäure, Xanthopterin, Thymin, Extrinsik- und Intrinsik-Faktor und pyrrolhaltige Pigmente. Dazu kommen vielleicht noch einige, im einzelnen noch nicht näher bekannte Hämo- und Leukopoetine. Daß Eiweißmangel zu Anämien und Leukopenien führt, hat sich bei der Unterernährung der letzten Jahre wiederholt bestätigt (BERNING, FIESSINGER, TIFFENEAU und TRÉMOLIÈRES, FOY und Mitarbeiter, KLEIN, LOTZ, TÜNNERHOFF). Dies ist leicht verständlich, da das Hämoglobinmolekül zu über 95% aus Proteinen besteht und außerdem nach experimentellen Untersuchungen bestimmte Aminosäuren für die Blutzellbildung unentbehrlich sind; dazu gehören für die Erythropoese Histidin und Tryptophan (WHIPPLE und ROBSCHEIT-ROBBINS) sowie Lysin (LI), für die Leukopoese vor allem Tryptophan (CARTWRIGHT, WINTROBE und Mitarbeiter). K. LANG hat die bereits von SCHENCK festgestellte individuelle Verschiedenheit des Globinaufbaues näher untersucht und glaubt, bei verschiedenen Anämien zum Teil gesetzmäßige Veränderungen gefunden zu haben. Besonders bei Perniciosa und aplastischer Anämie ergaben sich stärkere Globinveränderungen, bei letzterer hauptsächlich Erniedrigungen des Tyrosin- und Histidingehalts. JACOBSEN und PLUM stellten fest, daß die Reticulocytenreifung nur durch Tyrosin und verwandte Stoffe, bei denen die Phenolgruppe in Parastellung zur Seitenkette steht, gefördert werden kann, nicht dagegen durch die übrigen Aminosäuren. Nachuntersuchungen auf breiterer Basis scheinen noch nicht vorzuliegen. Daß die alimentären Anämien nicht auf einem Eisenmangel beruhen, wie KLEIN meint, zeigen schon die begleitenden Leukopenien und der Färbeindex, der bei Eisenmangelanämien stets stark erniedrigt ist, während sich bei der alimentären Blutarmut meist normale oder nur leicht verminderte, manchmal auch deutlich erhöhte Werte ergeben (BERNING, FOY und Mitarbeiter). Es muß also nicht nur eine Störung der Hämoglobinsynthese, sondern auch der Zellbildung vorliegen. Entsprechend fand BERNING eine prozentuale Verminderung der Erythropoese und Unreife beider Zellsysteme im Sternalpunktat, sowie starke Erhöhungen des Serumeisenspiegels auf 185—286 γ-% im Blut, so daß der aplastische Charakter dieser Anämien gesichert ist.

Es war deshalb naheliegend, die Unterernährung, die SONNENFELD schon vor 20 Jahren als Teilursache der Panmyelophthise bezeichnet hat, für die Häufung der Erkrankung in den letzten Jahren verantwortlich zu machen. In unserem Material war jedoch auch die Zahl solcher Kranker vermehrt, bei denen alimentäre Schäden auszuschließen waren. Auch sind Übergänge einer schweren Eiweißmangelanämie in eine irreparable Panmyelophthise noch nie beobachtet worden. Immerhin erscheint es uns — wie auch anderen Autoren (LOTZ, TÜNNERHOFF) — möglich, daß einem chronischen Eiweißmangel eine gewisse disponierende Bedeutung zukommt.

Die Entwicklung einer echten, d. h. eisenrefraktären Panmyelophthise aus einem chronischen Eisenmangelzustand, wie sie HABELMANN behauptet, gibt es nach STODTMEISTER und BÜCHMANN [4] nicht. Von anderen für die Hämatopoese erforderlichen Metallen, wie Kupfer, Mangan und Kobalt, werden nur so kleine Mengen benötigt, daß Mangelerscheinungen beim Menschen kaum auftreten können (HEILMEYER, KEIDERLING und STÜWE, WINTROBE).

Vitaminmangel: Durch Vitaminmangel gelingt es, im Tierversuch Anämien zu erzeugen. Während FORNAROLI bei Vitamin B_1-arm ernährten Ratten nur verminderte Reticulocytenwerte fand, die nach SCHITTENHELM auch bei Mangel an Vitamin A und C vorkommen, erzielten FOUTS und GYÖRGY und Mitarbeiter bei B_6-freien Hunden panmyelophthiseartige Krankheitsbilder mit erhöhtem Eisenspiegel. MILLER und RHOADS beobachteten nach Vitamin B-armem Futter ebenfalls Markaplasien, die sie teils durch Zufuhr des aleukieverhütenden Vitamins M (DAY und Mitarbeiter), teils durch Nicotinsäureamid verhüten, bzw. beseitigen konnten. Auch bei PP-armen Hunden entstehen Anämien, die höhere Grade erreichen, wenn gleichzeitig Indol oder Pyramidon gegeben wird (CALTABIANO und VASTA). Nach ABRAMI führt B_2-Mangel ebenso wie ein Aminosäurendefizit zu schlechter Eisenausnützung. In der Schwangerschaft (ELSON und SAMPLE) und unter der Einwirkung von

Pyramidon und Darmfäulnisprodukten (Indol und Scatol) besteht ein erhöhter Vitamin B- bzw. Hämogenbedarf. Der Mangel an Folinsäure und gleichartigen Faktoren des B-Komplexes [B_c, B_{10}, B_{11} und Vitamin M (DOAN)] führt zur Insuffizienz der Zellbildung, bei Tieren zu Anämien, Leukopenien, Nekrosen und Resistenzschwäche und Hypoplasie des Marks; gleichzeitige Gaben von Sulfonamiden, die die Folinsäurebildung im Körper behindern, sollen die Leukopenie verschlimmern (ENDICOTT, DAFT und OTT; weitere Literatur bei RUDOLPH und TSCHESCHE).

Alle diese Befunde über den Einfluß von Vitaminmangelzuständen auf die Blutbildung sind am Tier gewonnen und scheinen für die menschliche Pathologie ohne allgemeine praktische Bedeutung zu sein, da es offenbar einen so hochgradigen Vitaminmangel auf alimentärer Grundlage beim Menschen nicht gibt. Nur in sehr seltenen Fällen von schwerstem Skorbut (BIERICH) und Ziegenmilchanämien hält HEILMEYER die Entwicklung echter Panmyelophthisen für möglich; er glaubt auch, daß die Knochenmarksaplasien, wie sie bei Darmstenosen (s. oben) und ausnahmsweise auch bei Sprue auftreten können, durch einen Vitamin B-Mangel mitbedingt und durch B-Zufuhr zu bessern sind. Bei essentiellen Panmyelophthisen sind Therapieversuche mit den genannten Vitaminen weitgehend negativ verlaufen.

Mangel an hämato- und leukopoetischen Substanzen: Die Natur der Hämatopoetine und Leukopoetine, zu denen neben Milzstoffen solche hormonaler Art gehören sollen (ROHR[6]) ist bisher weitgehend unbekannt. Die Existenz der Hämatopoetine nach CARNOT und DEFLANDRE war lange umstritten und wird ebenso wie die Bilirubinregulierung der Blutbildung nach VERZÁR und ZIH (durch ein Produkt des Bilirubins ohne Gallenfarbstoffreaktion) von SCHULTEN bezweifelt. Nach den Befunden von LOESCHCKE und Mitarbeiter, die wir in eigenen Versuchen (BUTZENGEIGER und LANGE) bestätigen konnten, sind jedoch die CARNOTschen Hämatopoetine als erwiesen anzusehen. PLUM fand im Blut Stoffe, die die Reticulocytenreifung förderten und sich beim Normalen im umgekehrten Verhältnis zur Zahl der Reticulocyten bewegten. Bei sekundären Anämien waren Reifungsstoffe und Reticulocyten vermehrt, während bei Panmyelophthisen analoge Untersuchungen noch fehlen. Die Reifungsstoffe werden in der Leber durch Thyrosin aktiviert, so daß JACOBSEN und PLUM die Hypothese aufgestellt haben, daß das RES durch Verbindung zweier Stoffe den Reifungsfaktor erzeuge.

Nach GLANZMANN bedürfen die angeblich dem Nicotinsäureamid nahestehenden Leukopoetine zur Erlangung ihrer Wirkung einer Kuppelung an einen endogenen Faktor, der bei der Panmyelophthise fehlen soll. Ähnlich rechnete auch HEILMEYER [2] mit der Hemmung eines für die Zellreifung notwendigen Ferments. MITCHELL hat festgestellt, daß durch X- und γ-Strahlen die Synthese der Thymonucleinsäure in den Kernen gestört wird, so daß es zu einer Ansammlung von Ribonucleotiden im Cytoplasma kommt. Über entsprechende Untersuchungen bei essentieller Panmyelophthise ist bislang nichts bekannt. BAUMANN konnte aus der Darmschleimhaut und anderen Organen einen antileukopenischen Stoff gewinnen, der bei Leukämie vermehrt sein, bei Panmyelophthise fehlen und nach GYÖRGY dem Vitamin B_6 nahestehen soll. SCHULTEN schließlich vermutet, daß bei der aplastischen Anämie ein spezieller Mangel vorliegt, ähnlich wie er in den letzten Jahrzehnten für die Perniciosa im Leberprinzip, für die asiderotischen Anämien im Eisen und für die hämorrhagische Diathese des Skorbuts im Vitamin C nachgewiesen worden ist. Tatsächlich ähnelt die heutige Situation der Panmyelophthiseforschung sehr der bei der Perniciosa vor der Entdeckung des Leberprinzips, bis zu der man bezüglich der Pathogenese über Vermutungen nicht hinausgekommen war. Infolgedessen entschloß man sich auch bei der Perniciosa — wie heute noch bei der Panmyelophthise — zu so verzweifelten therapeutischen Versuchen wie der Exstirpation der Milz, die in einzelnen Fällen durch eine gewisse Enthemmung der Knochenmarkstätigkeit zu Besserungen führte, an der wirklichen Krankheitsursache aber vorbeiging. Ob ein derartiger Mangelzustand bei der Panmyelophthise tatsächlich vorliegt und welcher Natur er sein könnte, wissen wir bis heute noch nicht.

23*

Die Erörterung der Pathogenese mußte sich darauf beschränken, die verschiedenen Faktoren der Blutbildung und die mehr oder weniger theoretischen Möglichkeiten ihrer Störung aufzuzählen und zu besprechen, welche für die Entwicklung der Panmyelophthise nach dem heutigen Stand unseres Wissens keine Rolle zu spielen scheinen und welche bei zukünftigen Untersuchungen besonders berücksichtigt werden sollten. Dabei ergab sich zusammenfassend folgendes Bild:

Die wesentliche Störung bei der Panmyelophthise besteht in der Unfähigkeit, reife Zellen zu bilden und an das Blut abzugeben.

Bekannte Krankheitsursachen sind Gifte, allergische Vorgänge, Infektionen und Schädigungen des Marks durch Strahlen, Tumoren, Osteosklerose und andere schwere chronische Erkrankungen. Als Sonderform ist die splenopathische Markhemmung abzugrenzen, die durch vermehrte Abgabe knochenmarkshemmender Substanzen aus der Milz entstehen dürfte.

Für die Entwicklung einer Panmyelophthise scheinen in manchen Fällen konstitutionelle Faktoren im Sinne einer anlagemäßigen Schwäche oder Anfälligkeit der blutbildenden Organe Voraussetzung zu sein. Vielfach ist ein Zusammentreffen von endogenen und äußeren Faktoren für die Manifestierung der Erkrankung maßgebend.

Innersekretorische oder zentrale Störungen sind, wenn überhaupt, bei der essentiellen Panmyelophthise nur von untergeordneter Bedeutung. Auch hemmende Einflüsse der Milz sind bei dieser nur sekundärer Natur. Das Vorliegen einer chronischen Markentzündung ist für die Mehrzahl der Fälle noch unbewiesen, verdient aber weitere Beachtung. Ein primär vermehrter peripherer Zelluntergang durch abnorme Hämolysine oder Leukolysine oder -toxine liegt zum mindesten bei der Masse der essentiellen Fälle nicht vor.

Am wahrscheinlichsten ist die endogene Ursache der Panmyelophthise entweder in der Bildung myelotoxischer Stoffe, wie sie im Darm, beim Eiweißabbau oder — allgemeiner — im intermediären Stoffwechsel entstehen können, zu suchen oder aber in einem spezifischen Mangelzustand, dem — wie bei der Perniciosa — keine alimentäre, sondern wiederum eine endogene Stoffwechselstörung zugrundeliegt. Eine Aufklärung ihrer Natur, die die Voraussetzung einer erfolgversprechenden Therapie ist, oder auch nur eine Entscheidung in dem einen oder dem andern Sinne ist bis heute noch nicht gelungen.

F. Therapie der Panmyelophthise.

Entsprechend unserer Unkenntnis über die Pathogenese der Panmyelophthise gibt es auch noch keine kausale Therapie. Ein empirisches Specificum ist ebenfalls nicht bekannt. Demzufolge ist die Zahl der Mittel, die versucht worden sind, groß; nennenswerte Erfolge sind ihnen bislang versagt geblieben.

Relativ günstig ist die Lage nur da, wo es möglich ist, äußere Ursachen wie Gifte, Medikamente oder Infektionen auszuschalten. Stoffe, die zwar als Allergene wirken können, für den vorliegenden Fall aber als Ursache nicht in Frage kommen, müssen nicht unbedingt vermieden werden, da solche Allergien meist streng spezifisch sind. So haben HURIEZ und DUMONT bei Salvarsan-Agranulocytose Sulfonamide ohne Schaden angewendet und BICKEL und DUBOIS-FERRIERE haben sogar Agranulocytosen, die unter Sulfapyridinbehandlung entstanden waren, unter Fortsetzung der Behandlung mit Sulfathiazol heilen sehen. Immerhin wird man mit Rücksicht auf die erhöhte konstitutionelle oder erworbene Empfindlichkeit des Marks die Indikation zu solchen Mitteln sehr streng stellen und z. B. das Salvarsan, das für die Behandlung essentieller Panmyelophthisen wertlos sein dürfte, nur dann anwenden, wenn die Panmyelophthise luischer Ätiologie ist und mit deren Bekämpfung gebessert werden kann (HEILMEYER [2]). Zur rascheren Neutralisierung von Giften sind bei akuten Intoxikationen—speziell durch Salvarsan—Thiosulfatpräparate (Tecesal) (KOCHS) und andere entgiftende Mittel angewendet worden, ohne daß die Erfolge überzeugend waren. Dagegen scheint das britische Kampfstoffentgiftungsmittel Bal (2, 3,-Dimercaptopropanol) bei Salvarsanschäden einen Fortschritt zu bedeuten, der darauf beruhen soll, daß das Bal mit Arsen Ringverbindungen bildet, die wenig toxisch sind und leicht ausgeschieden werden (CISCAR-RIUS, LOCKIE, NORCROSS und GEORGE, SULZBERGER und BAER, sowie WATERS und STOCK). (Ausführliche Literatur über Bal und „Bal-Intrav", eine Glucoseverbindung, bei GIESEN und KOELZER und VONKENNEL und SCHÖBERL.) Bei Thiouracilschäden soll Pyridoxin nützlich sein (GREENBERG und BRUYER). In den seltenen Fällen, in denen eine aplastische Anämie während und wahrscheinlich infolge einer Schwangerschaft auftrat, ist gelegentlich die Schwangerschaft unterbrochen und damit der bedrohliche Zustand behoben worden (STODTMEISTER und BAUM).

Wichtig ist die *Bekämpfung und Verhütung von Infektionen.* Bei akuten Zuständen (z. B. Agranulocytosen und den Salvarsan-Panmyelophthisen) vermag das Penicillin die Infektion so lange hintanzuhalten, bis Granulopenie und Abwehrlage sich wieder gebessert haben (WINKLE und Mitarbeiter). Bei echten Panmyelophthisen haben wir keine dauernden Erfolge gesehen (Fall 29, 32, 33); das gleiche gilt für die übrigen Antibiotica und die Sulfonamide (Supronal, Fall 31). Trotzdem wird man diese Mittel bei allen mit Fieber komplizierten Fällen in möglichst großen Dosen anwenden, um die Entwicklung tödlicher Allgemeininfektionen wenigstens eine Zeitlang zu verhindern. Nur beim Chloromycetin dürfte eine gewisse Zurückhaltung am Platze sein, da dieses nitrobenzolhaltig ist und zu tödlichen Knochenmarksaplasien führen kann (s. S. 338). Bei der Auswahl des Antibioticums vermag im übrigen die Resistenzbestimmung der beim Patienten gefundenen Erreger wertvolle Hinweise zu geben, wobei man sich aber darüber klar sein muß, daß die in vitro gewonnenen Ergebnisse nicht immer mit der Wirksamkeit in vivo übereinstimmen. Vor allem sollte in akuten und schweren Fällen der Beginn einer antibiotischen Therapie nicht durch das Abwarten irgendwelcher Laboratoriumsbefunde verzögert werden. Vorbeugend darf die Entfernung von künstlichen Gebissen und Pessaren, unter denen sich Nekrosen und Infektionen entwickeln können, und eine sorgfältige Pflege des besonders gefährdeten Mundgebietes nicht vergessen werden. Wie wichtig strengste Asepsis bei allen Eingriffen ist, zeigt HOFFs Fall einer von einer Blutentnahmestelle an der Fingerbeere ausgehenden tödlichen Sepsis. Die Neigung zu Infektionen und Nekrosen erschwert auch die Indikationsstellung zur Sanierung herdverdächtiger Organe. DUKE und WARR warnen wegen der Blutungs- und Infektionsgefahr vor Sanierungen, und auch THADDEA hat nach chirurgischen und zahnärztlichen Eingriffen meist Verschlechterungen und Rezidive gesehen. SCHMIDTMANN, LINNIG und CAMERER erlebten nach einer diagnostischen Zahnfleischexcision eine unstillbare tödliche Blutung. Nicht streng indizierte Eingriffe sind daher zu unterlassen. Wie lebensrettend aber die Beseitigung von Infektionen gelegentlich sein kann, beweist die schon erwähnte Heilung einer aussichtslos erscheinenden Panmyelophthise nach Beseitigung ausgedehnter Zahneiterungen (FULD und LOEHR). Hierher gehört auch der nach Tonsillektomie geheilte Fall einer Panmyelophthise bei einem Kleinkind von LEIBER. BANNES, FERRATA und STORTI und VEIL betonen die Wichtigkeit der Suche nach Ursachen einer Allergie, die sich unter Umständen durch eine nur im Knochenmark nachweisbare Eosinophilie zu erkennen gibt, und treten auch bei schlechtem Zustand für die Tonsillektomie ein, soweit die Tonsillenveränderungen nicht nur als sekundäre Folge der Erkrankung anzusehen sind, was oft nicht leicht zu entscheiden ist. Auch wir vertreten die Aufassung, daß alle verdächtigen Herde so weit wie irgend möglich beseitigt werden müssen; der beste Zeitpunkt für den Eingriff ist allerdings manchmal schwer zu bestimmen.

Transfusionsbehandlung: Unter den Maßnahmen zur Besserung der Blutbefunde steht die Bluttransfusion an erster Stelle, wenn auch ihre Wirkung im wesentlichen symptomatisch ist und den Krankheitsablauf nur verzögern kann. In Fällen, in denen nicht Nekrosen und Infektionen infolge der Leukopenie oder Blutungen infolge der Thrombopenie die Aussichten trüben, sondern die Anämie das Bild beherrscht, kann die Lebensverlängerung immerhin erheblich sein (SÖDERSTRÖM und GRIPWALL). Fälle, wie der von HURST und KARK, der unter 290 Transfusionen 11 Jahre lang lebte, sind allerdings große Seltenheiten. Soweit nicht schließlich doch eine hämorrhagische Diathese mit deletären Blutungen oder Infektionen hinzukommen, die auch durch Blutübertragung meist nur wenig beeinflußbar sind, scheitern die Transfusionen manchmal zuletzt an dem Zustand der Venen. Die vor allem von HENNING eingeführte und seitdem wiederholt empfohlene intrasternale Infusion (HEINRICH, KÖNIG und DRASNAR, LAMPRECHT und RICHARD, NAEGELI, ROITH) vermag in solchen Fällen noch etwas weiter zu führen (BATTISTONI, GIRAUD und DESMONTS, HURIEZ und DUMONT, HECKNER, TRAUTWEIN), jedoch ist die Zahl der auf diese Weise durchführbaren Blutübertragungen doch relativ beschränkt und der Zeitgewinn gering. Außerdem stoßen gerade bei Panmyelophthisekranken intrasternale Transfusionen oft auf sonst ungewohnte Schwierigkeiten (s. S. 300), die mit einer Unwegsamkeit des Marks zusammenzuhängen scheinen. Ein anderes, auch bei guter Transfusionstechnik nicht vermeidbares Hindernis für weitere Blutübertragungen ist die Entwicklung von Überempfindlichkeitssymptomen, die trotz Vorproben gelegentlich zum tödlichen Schock führen können (MOESCHLIN und ROHR [2]). Ihre Ursachen sind noch nicht völlig geklärt. Von besonderer Wichtigkeit ist die Berücksichtigung des Rh-Faktors, da bei Übertragungen Rh-positiven Bluts auf rh-negative Kranke Anti-Rh-Agglutinine gebildet werden können. Aber auch durch wiederholte Transfusionen ungleicher Untergruppen, vielleicht auch verschiedener M- und N-Faktoren, können Antikörper gebildet werden. Deshalb sollte von vornherein bei solchen Kranken nur Blut gleicher Untergruppe und gleichen Faktors Verwendung finden. Anaphylaktische Zwischenfälle durch die menschlichen Eiweißeigenschaften bei wiederholten Transfusionen von demselben Spender sind nach PIETRUSKY unwahrscheinlich. Auch wir haben Spender, deren Blut einmal gut vertragen wurde, gerne wiederholt genommen, aber doch gelegentlich eine zunehmende Unverträglichkeit beobachtet. Bei einigen Kranken, bei denen sich zunehmend anaphylaktische Symptome entwickelt hatten, so daß die Transfusionen zuletzt meist vorzeitig abgebrochen werden mußten, haben wir weder eine Bildung von Anti-Rh- Agglutininen noch sonst eine Ursache dieser Erscheinungen nachweisen können. Es scheint also noch andere, uns bisher nicht bekannte, irreguläre Agglutinine zu geben, deren Auftreten durch keine der genannten Vorsichtsmaßnahmen verhindert werden kann.

Mit der Bluttransfusion wird in manchen Fällen nicht nur das fehlende Blut ersetzt, sondern darüber hinaus anscheinend auch eine vorübergehende Besserung der Blutbildung erzielt. So folgte auch bei einer unserer Kranken (29) auf eine Periode besonders zahlreicher, großer Transfusionen ein Zeitabschnitt, in dem sich die Blutwerte deutlich länger hielten als sonst. HABELMANN glaubt, daß es unter dem Einfluß von Transfusionen zu einer Erholung des Marks und zur

Lösung einer Ausschwemmungssperre kommt; er fand nach Transfusionen jeweils eine Abnahme der Zellzahl im Mark bei Besserung des Blutbildes. WEBER und WEISSWANGE weisen darauf hin, daß der Hämoglobin- und Erythrocytenanstieg oft größer ist, als der transfundierten Menge entspricht, und nehmen wie SÖDERSTRÖM und GRIPWALL einen spezifischen Markreiz an. Schließlich dürfte das übertragene Blut trotz der von GROSS und STODTMEISTR und BÜCHMANN [6] geäußerten Zweifel auch gewisse hämostyptische Effekte haben.

Manche Autoren halten sehr kleine Transfusionen für besonders wirksam (KOCHS, ROF und BENITO, VONKENNEL). VONKENNEL gibt bei Salvarsanschäden nur 50—100 cm³ und KOCHS will bereits mit 10 cm³ Blut (!) in 50 cm³ Traubenzucker überraschende Erfolge gesehen haben. Dem können wir nach unseren Erfahrungen nicht beipflichten. Auch Leukocytenstürze, wie sie BAISCH, BRUGSCH, CHASSEL und DIMMEL nach großen Transfusionen zu sehen glaubten, haben wir bei unseren Kranken niemals erlebt. Tatsache ist aber, daß durch Transfusionen nur das rote Blutbild eindeutig gebessert wird, während das weiße weitgehend unbeeinflußt bleibt. Die Abb. 16 zeigt diese Verhältnisse bei einer Salvarsan-Panmyelophthise: Während es durch tägliche Transfusionen möglich war, den Hämoglobinwert in 6 Tagen von 32 auf 76% zu steigern, blieb die Leukocytenzahl praktisch unverändert(6—800); im Blutausstrich waren außer am ersten Tag keinerlei Granulocyten nachweisbar. BOCK hat bei Agranulocytosen die transfundierten Leukocytenmengen errechnet, die, ohne zu einer Erhöhung der Leukocytenzahl im Blut zu führen, anscheinend spurlos verschwinden; er fand erstaunlich hohe Zahlen, die sich durch die im Vergleich zu den Erythrocyten wesentlich kürzere Lebensdauer der weißen Blutkörperchen allein nicht er

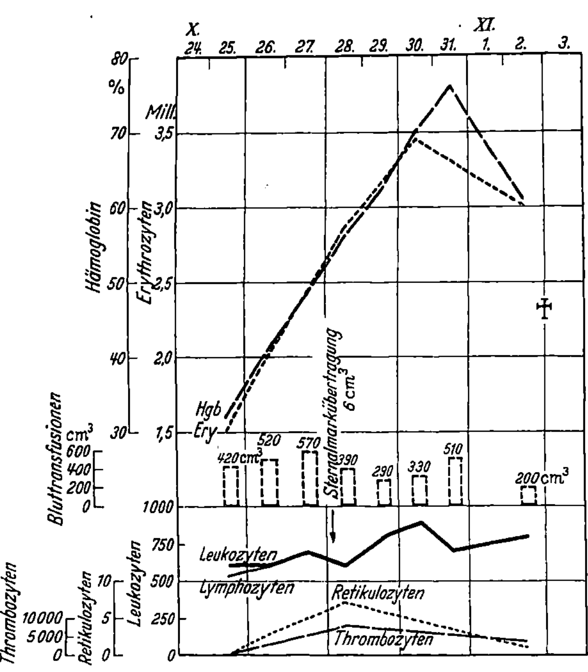

Abb. 16. Verhalten der Blutbefunde unter gehäuften Blutransfusionen bei akuter tödlicher Salvarsan-Panmyelophthise (Fall 31). Bei täglichen Transfusionen steiler Anstieg von Hämoglobin und Erythrocyten. Alle anderen Werte kaum beeinflußt.

klären lassen. Da bei der Panmyelophthise und den Agranulocytosen nicht nur ein hochgradiger absoluter Mangel, sondern infolge der meist begleitenden Infektionen ein stark erhöhter Bedarf an Leukocyten besteht, war daran zu denken, daß die übertragenen Zellen sofort von den Orten des Bedarfs in Anspruch genommen werden und in die Gewebe abwandern. Um den Leukocytenmangel auszugleichen, haben daher BOCK, LAINER und SCHITTENHELM die Übertragung von Leukämie- und Leukocytoseblut (das letztere soll nach LAINER auch durch seinen vermehrten Gehalt an leukopoetischen Reizstoffen wirken), KUHL die vorherige Behandlung der Spender mit Nucleotrat oder Granocytan, S. MEYER die Anwendung von Pyrifer beim Spender oder Transfusionen von Pneumonie- und Empyem-Kranken als angeblich erfolgreich vorgeschlagen. Da keine dieser Methoden überzeugende Ergebnisse erbracht hat und Blutübertragungen von Kranken nicht ohne Bedenken sind, haben sie sich nicht eingebürgert. Neuere Untersuchungen mit radioaktiv markierten, transfundierten Leukocyten haben nunmehr ergeben, daß diese, ebenso wie die Thrombocyten, im Empfängerorganismus meist rasch und zwar überwiegend in der Lunge abgefangen werden (WEISSBERGER und Mitarbeiter).

Blutbildungsfördernde Stoffe: Man hat versucht, die durch Transfusionen so wenig beeinflußbare Granulopenie durch Anwendung leukopoetischer Stoffe zu bessern. Leukocytenaufschwemmungen, wie sie Menkin und Lellan und Buron empfohlen haben, haben sich nicht bewährt (Borghi, Strumia). Dagegen sind Nucleinsäurederivate (Nucleotrat) besonders in Amerika (dort unter dem Namen Pentosenucleotide) viel verwendet worden. Sie führen im Tierversuch und beim Normalen zu Leukocytenvermehrungen in Blut und Knochenmark (Nakao), während rotes Blutbild und Reticulocytenzahl unbeeinflußt bleiben (Nordenson [3]). Bei uns sind neben einigen Erfolgen (v. Domarus, Glanzmann, Hotz u. a.), deren Stichhaltigkeit aber zweifelhaft ist, da sie vor allem bei akuten Agranulocytosen, die auch spontan häufig ausheilen, erzielt wurden, vorwiegend Mißerfolge beobachtet worden. Dagegen sind nach amerikanischen Autoren die Resultate günstiger. Doan hat an einem größeren Agranulocytosematerial bei unbehandelten Fällen eine Mortalität von 90 % festgestellt, die unter Nucleotidanwendung (44 Fälle) auf 25 % absank. Die Ursache dieser unterschiedlichen Beurteilung ist noch unklar, zumal die amerikanischen Präparate mit dem Nucleotrat angeblich identisch sind und Doan die von Librach und Cronin empfohlene, wesentlich höher dosierte und vielleicht wirksamere Methode des intramuskulären Dauertropfs nicht angewendet hat. Wir sind ebenso wie Rohr[3] und Ferrata und Storti schon bei Agranulocytosen wenig optimistisch und haben bei echten Panmyelophthisen zuletzt auf die Nucleotratanwendung meist verzichtet, da sie vielfach unangenehme lokale Infiltrationen, aber keine Besserung der Blutbefunde zur Folge hatte. Ein anderer leukocytärer Reizstoff, den Baumann aus Knochenmark, Darmschleimhaut, Leber und Blutserum gewonnen hat und der bei Leukämien stark vermehrt sein soll, ist das Granocytan. Es ist wasserlöslich und wärmestabil, gibt keine Eiweißreaktion und bewirkt beim Gesunden Leukocytenanstiege um 50—300 % (Bayer). Pfeiffer glaubt, daß das Granocytan, prophylaktisch gegeben, Bestrahlungsleukopenien verhindert, aber bei bereits geschädigtem Mark nicht mehr wirkt. Die von Bayer geschilderten Effekte bei Agranulocytosen und Panmyelophthisen sind wenig überzeugend. Rohr und Markoff lehnen die Substanz als therapeutisch wertlos ab. Wir haben trotz systematischer, wiederholter Behandlung mit hohen Dosen ebenfalls keine nachhaltige Wirkung feststellen können.

Behandlung mit Knochenmark: Die therapeutische Anwendung von Knochenmark und Knochenmarksextrakten ist im Tierexperiment (Nettleship, Caldwell und Mitarbeiter) und auch beim Menschen wiederholt versucht worden. Bei der Agranulocytose und Panmyelophthise des Menschen ist teils gelbes Knochenmark (Berlin, Giffin und Watkins, Marberg und Wiles), teils rotes Mark von wachsenden Tieren (Abicht und Stephan, Baumann, Giraud und Desmonts [2], Tudyka) verabreicht worden in täglichen Dosen von 50—200 g per os. Dabei wurden gute Erfolge angegeben, die nach W. Borchardt auf dem Gehalt des roten Rippenmarks junger Tiere an thermostabilen und nicht an Lipoidfraktionen gebundenen Hämatopoetinen beruhen sollen. Andere Autoren sahen keine Effekte (z. B. Seligman bei Thiouracilagranulocytosen). Nach einer Empfehlung von Schretzenmayr sind mit wechselndem Erfolg auch parenterale Applikationen von Markbrei vorgenommen worden (Abicht und Stephan, Giraud, Hoyer, Moeschlin und Rohr, Morrison und Samwick), und zwar sowohl intramuskulär als auch als intrasternale Injektion, während Osgood, Riddle und Mathews den Markbrei direkt intravenös injizierten.

Wir haben bei einer Anzahl von auf Leber und Eisen schlecht reagierenden Anämien und mehreren Panmyelophthisen die intrasternale Knochenmarksübertragung erprobt und sind dabei so vorgegangen, daß wir von 2—3 Spendern je etwa 5 cm³ möglichst markreichen Bluts aus dem Sternum aspirierten und dem Empfänger intrasternal injizierten. Die danach auftretenden Fieberreaktionen entsprachen denen bei Bluttransfusionen, z. T. waren sie geringer; andere Nebenwirkungen traten nicht auf. Bei der Mehrzahl der Fälle war keine eindeutige Beeinflussung des Blutbildes zu erkennen. Bei einzelnen Fällen jedoch traten gewisse Effekte auf. Insbesondere bei Fall 29 kam es mehrfach zu einem Wiederauftreten der sonst fast dauernd fehlenden Reticulocyten und zu deutlichen Granulocytenanstiegen, die jeweils am 2.—4. Tag nach der Sternalmarkübertragung begannen und etwa 6—12 Tage anhielten (Abb. 17). Einige andere Knochenmarksübertragungen, auch eine intramuskuläre und alle gegen Ende der Erkrankung durchgeführten, blieben auch bei dieser Patientin ohne Erfolg.

Die Erklärung der Wirkung solcher Knochenmarksübertragungen als echte Transplantation funktionstüchtiger Knochenmarkszellen, die sich im Sternum des Empfängers weiterentwickeln können, hat sich als nicht haltbar erwiesen, da die übertragenen Mengen zu gering und die Markräume zur Ansiedlung von Transplantaten im Gegensatz zu der ursprünglichen Meinung von JOSEFSON, sowie ROVERSI und TANTURRI anatomisch ungeeignet sein dürften (HENNING). Die Methode von HEINSEN und LEZIUS, die bei einer Panmyelophthise zur Erzielung einer genügenden Depotwirkung mehrere fingerlange Stücke aus dünner Corticalis, Spongiosa und rotem Mark eines jungen Kalbes an der Vorderseite des Femurs inplantierten und danach bei wenig verändertem rotem Blutbild einen Anstieg der Thrombocyten von 6—56000 auf über 200000, der Leukocyten von 800—2800 auf 7400 mit prozentualer Zunahme der Segmentkernigen und Monocyten sahen, ist bisher noch nicht nachgeprüft worden und dürfte sich allein schon wegen der jedem Eingriff entgegenstehenden Blutungs-, Infektionsund Nekrosengefahr bei Panmyelophthisen kaum einbürgern. VAN DEN BERGHE hat geglaubt, eine bessere Wirkung zu sehen, wenn er alle 8 Tage 20 cm³ Mark ins Os ileum injizierte. Wir haben zu einer solchen größeren Injektion einmal die Tibia gewählt, jedoch ohne Erfolg. Die Latenz und die Dauer der gelegentlich beobachteten Effekte macht es wahrscheinlich, daß es sich nicht um Ausschwemmungen, sondern um echte hämatopoetische Reize handelt, wobei allerdings bisher unklar ist, weshalb die eine Injektion Wirkungen zeigt und die andere nicht, auch beim gleichen Patienten und in scheinbar wahlloser Abwechslung; auch ein Vergleich der Sternalmarkbefunde der Spender führte zu keiner Erklärung.

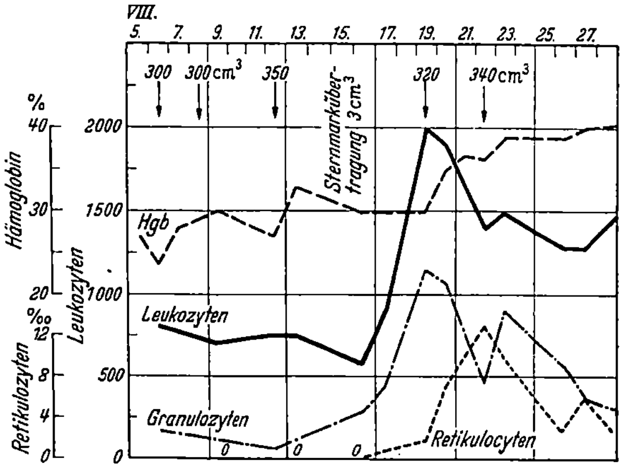

Abb. 17. Intrasternale Knochenmarksübertragung bei chronischer essentieller Panmyelophthise. (Fall 29). Deutlicher Anstieg der Granulocyten und Auftreten der vorher ständig fehlenden Reticulocyten für etwa 14 Tage. Bei Auswertung der Hämoglobinkurve. sind die gleichzeitigen Bluttransfusionen zu berücksichtigen. Nach der Sternalmarkübertragung bleibt der sonst zwischen den Transfusionen stets eintretende Hämoglobinabfall trotz Herabsetzung der Transfusionshäufigkeit aus.

Die beobachteten Blutbildungsreize nach Knochenmarksübertragung sind somit zwar von theoretischem Interesse, in ihrem Auftreten aber zu inkonstant und zu wenig durchgreifend und anhaltend, als daß das Verfahren in der derzeitigen Form für die praktische Therapie von Wert sein könnte.

Der Versuch, die gelegentlich festgestellte Wirkung hämatopoetischer Stoffe aus dem Blut auf die Regeneration bei Anämien (PIRWITZ, SAK-GORKI, TANZI [2]) durch subcutane Injektionen von Fremdblut (HOLLER) oder Eigenblut (NIPPERDEY und SAKURAI) ausnützen zu wollen, ist erst recht nicht aussichtsreich. Über im Ausland empfohlene Stoffe wie Reticulogen (DAVIS) und Lipoidextrakte aus Erythrocyten (LACROIX) fehlen uns eigene Erfahrungen.

Die Anwendung von Nabelschnurblut für Transfusionen soll nach ELLENBECK, FEUCHTINGER [2], HECHMANN und SALKINA nicht nur deshalb besonders wertvoll sein, weil es einen höheren Gehalt an roten und weißen Blutzellen hat, sondern weil ihm besondere immunbiologische und hormonale Wirkungen zugeschrieben werden; tatsächlich haben wir (BUTZENGEIGER und LANGE) nach LOESCHCKE und Mitarbeiter in Tierversuchen eine eindeutige hämatopoetische Wirkung des menschlichen Nabelschnurplasmas feststellen können. Während über Transfusionen von Nabelschnurblut, die ein verhältnismäßig kompliziertes Konservierungs- und Sammelverfahren voraussetzen, bei Panmyelophthise nichts

bekannt geworden ist, hat Freudenberg mit 10 intramuskulären Nabelschnur-
blutinjektionen von je 30—40 cm³ bei einem Kind mit angeborener Erythroblastophthise — nach $1^1/_4$ jähriger erfolgloser Behandlung mit den verschiedensten
Mitteln — einen prompten Anstieg der monatelang fehlenden Reticulocyten auf
$16^0/_{00}$ und eine entsprechende Besserung des roten Blutbildes gesehen; dabei
stieg der Prozentsatz der erythropoetischen Zellen im Mark von 12 auf 31, während
die Zahl der Reticulumzellen von 52 auf 2% absank. Moeschlin und Rohr [2]
haben dagegen bei einer reinen Erythroblastophthise eines Erwachsenen keinen
Erfolg erzielen können.

Auch wir haben eine unserer Panmyelophthisen (Fall 34) mit i.m.-Injektionen von 10 bis
30 cm³ frischen, unter Luftabschluß und in Natriumzitrat aufgefangenen Nabelschnurbluts
behandelt. Dabei stiegen zwar die Reticulocytenzahlen an, ohne daß jedoch eine wesentliche
Besserung des Krankheitsbildes erreicht werden konnte. Da die Injektionen zu recht schmerz-
haften Infiltraten führten, war eine Fortsetzung der Behandlung oder gar eine weitere Steigerung der Einzeldosen auf die von Freudenberg gegebenen, erstaunlich großen Mengen
(bis 40 cm³ bei einem 3 jähr. Kind) nicht möglich. Ob es gelingen mag, durch andere Appli-
kationsarten — Verwendung von Nabelschnurplasma oder -extrakten usw. — zu praktisch
nutzbaren therapeutischen Ergebnissen zu kommen, muß vorerst dahingestellt bleiben.

Metalle: Mit Eisen ist angesichts des ohnehin schon erhöhten Serumeisenspiegels der Panmyelophthise weder per os noch bei der als knochenmarkreizend
empfohlenen intravenösen Anwendung (Bannes, Beilicke, Cremer [1], Heilmeyer und Ploetner, Vuilleumier) ein Erfolg zu erwarten. Auch mit Arsen
und Kupfer konnte eine eindeutige Anregung der Marktätigkeit bei Panmyelophthisen bisher nicht beobachtet werden. Das Kobalt, mit dem sich im Tierexperiment starke erythropoetische Reize bis zur Polycythämie (näheres bei
Aschkénasy, Stanley, Hopps und Hellbaum) und bei benzolvergifteten Tieren
kräftige Reticulo- und Erythrocytenanstiege mit Hyperplasie des bei Kontroll-
tieren hypoplastischen Marks (Kleinberg, Gordon und Charipper) erzielen
lassen, hat nach älteren Versuchen von Waltner und Waltner erst neuerdings
größeres therapeutisches Interesse gefunden (Caussade und Mitarbeiter, Weissbecker und Maurer), zumal es sich unlängst als ein wesentlicher Bestandteil
des Antiperniciosastoffes herausgestellt hat. Mit Kobaltchlorid (150—200 mg
per os, bzw. 50 mg i.v.) konnten wir bei eisen- und leberrefraktären Fällen,
insbesondere Tumoranämien ebenfalls eindeutige Besserungen erreichen, während
eine Panmyelophthise (Fall 35) unbeeinflußt blieb. Über die jüngst auf den
Markt gebrachten, bezüglich der therapeutischen Breite günstigeren Komplex-
salze fehlen noch entsprechende Erfahrungen.

Röntgenreizbestrahlungen: Röntgenreizbestrahlungen der Röhrenknochen,
nach denen Friedemann bei einer Dosis von 1—3 mal $^1/_{20}$ HED erstmals 6 Agra-
nulocytoseheilungen gesehen zu haben glaubt, sind auch sonst noch gelegentlich
empfohlen worden (Abicht und Stephan, Davis, Kuhl, Micheli, Thaddea [3],
Tausseg und Schnoebelen, Tudyka). Andere Autoren haben keine eindeutigen
Erfolge der Bestrahlung beobachtet oder halten sie für gänzlich wirkungslos
(Chassel, Dimmel, Klima und Seyfried [1], Philiptschenko), da die angeblich
günstigen Effekte vorwiegend bei akuten Agranulocytosen mit spontaner Hei-
lungsmöglichkeit oder bei gleichzeitiger Anwendung anderer Mittel erzielt wurden.
Nach experimentellen Untersuchungen ist es überhaupt zweifelhaft, ob Röntgenbestrahlungen zu einer echten Markanregung führen können. Nach Töppner
entsteht bei kleinsten Dosen zwar ein indirekter Markreiz durch den Untergang
geschädigter Zellen, aber wahrscheinlich keine direkte Reizwirkung oder Wachs-
tumsförderung. Bannes, Heilmeyer und andere warnen vor der Anwendung von
Röntgenstrahlen ausdrücklich, ein Standpunkt, den wir völlig teilen, da die
anregende Wirkung unbewiesen ist, während der verödende Einfluß feststeht

und die Empfindlichkeit des Marks individuell sehr verschieden sein kann, besonders bei Knochenmarksinsuffizienzen. Man wird also unter Umständen mehr schaden als nützen.

Leber, Vitamine und andere Mittel: Obwohl es als das Kennzeichen der aplastischen Anämie gilt, daß sie nicht nur eisen-, sondern auch leberrefraktär ist, wird die Anwendung von Leberpräparaten in sehr hohen Dosen mangels besserem gelegentlich empfohlen, wobei die Rohleber meist vorgezogen wird (CORELLI, WINTROBE). NELSON und UPHAM haben fetale Kalbsleber gegeben, und PINEY hält Leber- und Vitamin B-Komplex zusammen besonders bei Leukopenien für wirksam. Die bei Anämien empfohlenen Vitamine des B-Komplexes (BALZAR und GIOVANNI, NEUWEILER, SINGER), die teils in Form von Kombinations-präparaten, teils durch natürliche Vitaminträger wie Weizenkeime und Bierhefe (HEILMEYER, OLMER, WINTROBE), teils in ihren Einzelfaktoren wie der Pantothensäure (ANNONI) gegeben wurden, haben sich kaum bewährt; nur HEILMEYER glaubt, von Hefe in großen Dosen etwas Nutzen gesehen zu haben. DAVIS und DAVIDSON und WHITBY und BRITTON beobachteten mit proteolytisch aus Hefe und Leber gewonnenen Präparaten gewisse Besserungen, die jüngst von BEGEMANN bestätigt wurden und weiterer Prüfung wert zu sein scheinen (W 1-Aminohepan, 100 cm³ täglich per os). Eigene Erfahrungen stehen noch aus. Die bei Megaloblastenanämien ähnlich wie Leberpräparate wirkende Folinsäure ist bei echten aplastischen Anämien entgegen der Meinung GENDELs wohl unwirksam (FEDTKE, RUDOLPH, SPIES, ZUELZER, eigene Untersuchungen). Dagegen soll sie nicht nur Leukopenien im Verlauf von makrocytären Anämien günstig beeinflussen (HEILMEYER), sondern auch solche durch Röntgenstrahlen und Ernährungsschäden (HAEHNER, JUKES, v. KAULLA, SPIES, WATSON und Mit-arbeiter). Bei Sulfonamidleukopenien sind die Meinungen über die Folinsäure geteilt; WINTROBE und AXELROD und DAFT halten sie für wirksam, v. KAULLA nicht. Bei echten Agranulocytosen ist ihr Wert ebenfalls zweifelhaft (FEDTKE, WINTROBE), wenn er auch von SPICER und Mitarbeiter anerkannt wird. Im ganzen scheint die Entdeckung der Folinsäure für die Therapie der aplastischen Knochenmarksinsuffizienzen ohne umwälzende Bedeutung zu sein. — Schließlich sind auch vom Vitamin C, das bei Benzolvergiftung (BORMANN, HAGEN, HUMPER-DINCK), Salvarsanschäden (KUHL) und auch bei echter Panmyelophthise als Adjuvans empfohlen worden ist (HEILMEYER), ebenso wie von allen anderen Vitaminen keine sicheren Effekte zu erwarten. Mit Ovarialhormonen, die nach FEUCHTINGER und TANZI [1] die Knochenmarkstätigkeit anregen, glauben SOIKA und CRAMER und BRODERSEN bei aplastischen Anämien, Leukopenien und Thrombopenien befriedigende Erfolge gesehen zu haben, während FEUCH-TINGER selbst zwar auf einige angeblich günstige Ergebnisse bei Agranulocytosen hinweist, aber bezüglich einer allgemeinen Therapie auf dieser Grundlage doch sehr zurückhaltend bleibt. Schilddrüsenpräparate vermögen zwar Anämien auf hypothyreotischer Grundlage zu bessern, entgegen der Meinung HOFFs [4] jedoch nicht solche, die zum Formenkreis der Panmyelophthise gehören (UNVER-RICHT, ZONDEK). Der Effekt von ACTH und Cortisone ist zweifelhaft (WHITBY und BRITTON); bei FANCONI-Anämien sah GASSER vorübergehende Besserungen. Bei echten Panmyelophthisen erscheint die Anwendung dieser letzteren Hormone wegen ihrer hemmenden Wirkung auf Antigen-Antikörperreaktionen und damit auf die Infektionsabwehr nicht unbedenklich; dagegen könnten wir uns — allerdings vorerst ohne konkrete eigene Erfahrungen — vorstellen, daß sie sich bei akuten, auf allergischen Vorgängen beruhenden Zuständen (aplastischen Krisen, Arzneimittelschäden) als nützlich erweisen werden. GIBSON empfiehlt Adrenalin, das nach WALTERSHOEFER im chronischen Versuch eine Reizung des

Marks, insbesondere der Myelopoese herbeiführt. Die von Klima eingeführte Stryphnonbehandlung der hämorrhagischen Diathese scheint mehr auf einer Capillarwirkung als auf einer Förderung der Thrombopoese zu beruhen; ihre Erfolge sind bisher unseres Wissens nur von Redondo bestätigt worden. Oki-naka, Asai und Ino haben außer bei anderen Anämien bei einer echten Panmyelophthise mit 45—225 mg Acetylcholin pro die eine Reticulocytenkrise von 7 auf 63⁰/₀₀ mit Anstieg von Hämoglobin, Erythrocyten, Leukocyten (besonders Monocyten, Lymphocyten und Stabkernige) und Thrombocyten beobachtet. Cremer [3] hat die gute Wirkung an zwei Fällen bestätigt, bei denen jedoch wegen der relativ hohen Reticulocytenausgangswerte und vor allem des niedrigen Serumeisenspiegels die Zugehörigkeit zu den aplastischen Anämien zweifelhaft ist, so daß auch hier noch weitere Nachprüfungen abgewartet werden müssen. Der Vollständigkeit halber sei noch erwähnt, daß Nick einen Patienten mit intravenöser Lecithinbehandlung gerettet zu haben glaubt. Im ganzen gesehen haben alle diese Mittel ebenso wie eine unspezifische Reizbehandlung mit Pyrifer oder Terpentinabscessen (Bayer) bei exakter Nachprüfung, soweit eine solche überhaupt schon erfolgt ist, bisher keinen Fortschritt gebracht.

Milzexstirpation: Mit der Milzexstirpation sind bei der splenopathischen Markhemmung eindeutige Erfolge zu erzielen (Blackburn, Calow, Carere-Comes, Cremer, Doan, Ferrata, Hannema, Heilmeyer, Hoff, Jasinski Nagel, Lauda, Lotz, Muether und Mitarbeiter, Nissen und Schilling, Nordenson und Roeden, Reissmann, Roehr, Schoonhoven und van Beurden, Selander, Undritz, Vannotti, Veil, Wiseman und Doan). Das gilt auch für die sog.,,Pancytopenia splenica''(s.S.343,Doan u.a.,Heinle und Holden,Lehndorff) und ganz besonders für die mit hämolytischer Hypersplenie kombinierten Fälle (Doan und Wright, Nagel, Roth und Jasinski). Die exstirpierten, bis zu 4 kg schweren Milzen (Hannema) zeigten durchweg eine ausgeprägte follikuläre Hyperplasie, manchmal auch vermehrte Phagocytose und Pigmentanhäufung. Auch die bei Milzvenenstenosen und splenomegalen Cirrhosen sich entwickelnden panmyelophthisischen Blutbilder können durch Milzexstirpation gebessert werden (Andrus und Holman, Dost, Heilmeyer, Mobitz, Patrassi, Schilling). Die Wirkung der Operation auf den übrigen Krankheitsverlauf und die Lebenserwartung beim M. Banti wird allerdings verschieden beurteilt (Barg und Dulin, Howell, Krumbhaar, Rousselot). Während Krumbhaar und Rousselot bei Nachuntersuchungen Splenektomierter diese zu einem großen Teil erheblich gebessert fanden, konnte Howell bezüglich der Lebensdauer keine wesentlichen Unterschiede gegenüber den nicht Operierten feststellen. Ähnlich liegen die Verhältnisse beim Feltyschen Syndrom, bei dem die Blutbildveränderungen durch die Milzexstirpation meist zum Rückgang gebracht werden können (Büchler, Cremer [2], Craven, Donner, Gyntelberg, Hanrahan und Miller, Rogers und Langley), während der Krankheitsverlauf im übrigen ziemlich unbeeinflußt bleibt; manchmal ist allerdings auch die Besserung des Blutbildes recht ungenügend (Böhlke, Hatch, Hirschboeck, Wintrobe).

Bei essentieller Panmyelophthise ist die Lage wesentlich ungünstiger. Während Ferrata und Fieschi, neuerdings auch Bock und Undritz [2] die Operation gelegentlich für erfolgreich halten und bei mehreren Fällen eine Heilung bzw. weitgehende Besserung beobachtet haben wollen, verhält sich die Mehrzahl der Autoren ablehnend, da ganz überwiegend über Mißerfolge berichtet wurde (Andrus und Holman, Anschütz, Gorke, Henschen und Jezler; eigene Fälle; weitere Angaben bei Hegler und Griesbach). In fast allen Fällen, in denen wesentliche Besserungen erzielt wurden, bestand ein mehr oder weniger deutlicher Milztumor, so daß es sich nicht um unkomplizierte essentielle Panmyelophthisen gehandelt haben dürfte (Bock und Wiede, Cattaneo, Gerlach, Gottlieb, Nissen und Schilling, Schulten). Einzelerfolge sind schließlich bei Benzol- und Röntgenschädigungen mit (sekundärer?) Milzvergrößerung beobachtet worden (Hegler, Hegler und Griesbach, Schilling, Schultz); sie sind aber als seltene Ausnahmen anzusehen.

Die Indikation zur Operation ist somit am klarsten bei allen Formen der splenopathischen Markhemmung, bei Milzvenenstenosen und anderen isolierten Milzerkrankungen; in den Frühstadien des M. Banti soll sie die Entwicklung einer fortschreitenden Lebercirrhose manchmal hintanhalten können. Wo eine solche bereits besteht, wird man sich zur Operation nur dann entschließen, wenn die Blutveränderungen so schwer sind, daß eine vitale Indikation vorliegt. Überhaupt sollte die Entscheidung für oder gegen eine Operation möglichst früh getroffen werden, da die Mortalität mit zunehmender Krankheitsdauer und Milzgröße erheblich ansteigt. In Fällen, in denen die Milz wegen ihrer Größe oder Verwachsungen nicht mehr entfernt werden konnte, ist die Unterbindung der Milzarterie (Blain und Blain, eigener Fall) oder die Milzbestrahlung versucht worden. Die Erfolge sind unsicher (in unserem Fall negativ). Cremer sah ausnahmsweise bei einer schweren Panmyelopathia splenica (Hb 19%, 2000 Leukocyten, 26000 Thrombocyten) mit zellreichem Mark nach Bestrahlung des großen Milztumors eine völlige Normalisierung des Blutbildes. Kontraindiziert ist die Exstirpation der kompensatorisch vergrößerten Milz bei Osteosklerose (extramedulläre Blutbildung); von 27 operierten Fällen Hicklings starben 24 innerhalb eines Jahres. Milztumoren auf dem Boden primärer Infektionen wird man ebenfalls im allgemeinen nicht angehen, mit Rücksicht auf die Rolle der Milz bei der Infektionsabwehr und wegen des häufig gleichzeitigen Befallenseins des übrigen RES und des Knochenmarks (z. B. bei Kala azar). Auch die Entfernung sekundär vergrößerter Milzen (Begleitinfektionen, spodogene Milzvergrößerungen) wäre kaum zu diskutieren, wenn nicht alle übrige Behandlung so aussichtslos wäre; unter diesem Gesichtspunkt wird man gelegentlich den Versuch wagen dürfen. Wir haben bei vier solchen Kranken die Indikation zur Splenektomie gestellt. Drei Kranke starben 4—16 Tage nach der Operation, ohne daß eine nennenswerte Besserung der Blutbefunde eingetreten wäre. Bei dem vierten, bei dem die hämorrhagische Diathese vorherrschend war, ging diese weitgehend zurück, so daß der Patient — allerdings bei niedrig bleibenden Zellzahlen (Erythrocyten um 1,5 Mill., Leukocyten um 3000, davon 70—80% Lymphocyten, Thrombocyten um 30000) — noch ein halbes Jahr erträglich leben konnte; dann starb er unter erneuten Blutungen. Sind schon diese Erfolge sehr dürftig, so ist die Entfernung nicht hyperplasierter Milzen — etwa zur Ausschaltung der experimentell gefundenen Hemmungswirkung der normalen Milz (Bock und Frenzel, Eppinger, Hirschfeld, Nakao, Pelloja, Reissmann) — als gänzlich aussichtslos anzusehen.

In Grenzfällen ist die richtige Einschätzung der Erfolgsaussichten der Operation recht schwierig und verantwortungsvoll. Der Adrenalinversuch, den Schilling heranziehen möchte, dürfte ein zu unsicheres Kriterium sein. Der Nachweis einer Reifungshemmung im Mark (Michel) bietet erst recht keinen ausreichenden Operationsgrund, da diese ja auch bei essentieller Panmyelophthise die Regel ist. Dagegen ergab sich uns aus der Sichtung der histologischen Milzbefunde, daß fast stets bei den erfolgreich operierten Fällen eine ausgesprochene Reticulumhyperplasie, z. T. mit Phagocytose und sonstigen Zeichen einer gesteigerten Tätigkeit bzw. eines Reizzustandes der Milz nachweisbar war. Es erscheint uns danach empfehlenswert, jeder Milzoperation, soweit die Diagnose der primären oder zusätzlichen splenopathischen Markhemmung nicht schon klinisch völlig gesichert oder die Entfernung der Milz noch aus anderen Gründen (Raumbeengung) erforderlich ist, eine Milzpunktion vorauszuschicken, um durch den Nachweis des Grades der Hyperplasie die Indikation zu festigen. Falls sich dabei eine als kompensatorisch zu deutende Myelopoese der Milz findet, so sollte die Operation unterbleiben (BOCK [6]). Selbstverständlich darf die Punktion bei Panmyelophthisen mit hämorrhagischer Diathese nur dort durchgeführt werden, wo die Operation notfalls gleich angeschlossen werden kann. Im ganzen ist bezüglich der Operationsindikation bei der essentiellen Panmyelophthise größte Zurückhaltung am Platze. Die akzessorischen Hemmungen durch sekundäre Milzveränderungen sind meist von so untergeordneter Bedeutung, daß der große, bei Blutkrankheiten besondere gefährliche Eingriff viel häufiger zu einer Lebensverkürzung als zu einer Erholung führt.

Das Ergebnis unserer gesamten bisherigen Therapie ist somit noch äußerst dürftig. Die Anwendung hämatopoetischer Substanzen, wie sie bei uns in Form von Sternalmarkübertragungen und Behandlungen mit Nabelschnurblut und Kobaltchlorid durchgeführt wurde, ist ebenso wie alle bislang erprobten Verfahren der Literatur ohne durchgreifende Wirkung geblieben. Wenn den verschiedensten Versuchen therapeutischer Beeinflussung aus Schrifttum und eigenen Erfahrungen trotz ihres durchweg negativen Resultats ein verhältnismäßig großer Raum zugebilligt wurde, so deshalb, um dem Rahmen dieser Arbeit entsprechend einen möglichst vollständigen Literaturüberblick zu geben und etwaige Möglichkeiten einer zukünftigen Weiterentwicklung aufzuzeigen. Es muß aber von vornherein zweifelhaft bleiben, ob ein Knochenmark, das auf physiologische Reize und auf Infektionen nicht mehr entsprechend zu reagieren vermag, durch irgendwelche unspezifische Maßnahmen zu erhöhter Tätigkeit angeregt werden kann. Eine wirklich wirksame Therapie wird wahrscheinlich erst nach Aufdeckung der eigentlichen Krankheitsursache der Panmyelophthise möglich werden. Vorerst sind noch häufige, große Bluttransfusionen und beim Auftreten von Infektionen und Nekrosen massive Dosen von Antibiotica die einzigen Mittel, mit denen wenigstens in einem Teil der Fälle von „essentieller Panmyelophthise" eine nennenswerte Lebensverlängerung erzielt werden kann.

Zusammenfassung.

Nach kurzer geschichtlicher und statistischer Einleitung werden die klinischen und hämatologischen Befunde der Panmyelophthise eingehend dargestellt. Dabei ergibt sich insbesondere in den Knochenmarksbefunden eine große Variabilität, die vom „scheinbar reifen" Mark über das unreife (zum Teil hyperplastische) und das zellarme (lymphatische oder reticuläre) Mark bis zum Fett-, Gallert- oder Fasermark reicht. Alle diese Marktypen werden als verschiedene Stufen eines einheitlichen Grundvorgangs, nämlich einer *Reifungshemmung des Knochenmarks* aufgefaßt. Aus diesem Grunde wird auch — an Stelle zahlreicher anderer Namensgebungen — das Wort „Panmyelophthise" nicht mehr im ursprünglichen, eine anatomische Aplasie des Marks bezeichnenden Sinne gebraucht, sondern als Sammelbegriff für alle klinischen Zustände, die durch einen primären *Schwund aller* aus dem *Mark* stammenden Zellen im *peripheren Blut* gekennzeichnet sind. Die Reifungshemmung kann die drei bei der Panmyelophthise stets betroffenen Zellreihen — Erythro-, Leuko- und Thrombopoese — in unterschiedlichem Grad befallen und im Verlauf der Erkrankung verschiedene Stadien und auch Remissionen durchlaufen, führt aber fast immer zum letalen Ausgang.

Unter den pathologisch-anatomischen Befunden ist die vielfach entstehende Hämosiderose bemerkenswert. Gelegentlich kommt es auch zur Entwicklung extramedullärer Blutbildungsherde, die zu differentialdiagnostischen Schwierigkeiten gegenüber leukämischen Prozessen führen können.

Die gelegentlich beobachteten Übergänge zwischen Panmyelophthise und akuter Leukämie lassen sich erklären, wenn man beide Krankheitsbilder in den Formenkreis der Knochenmarksinsuffizienz (HOFF, STODTMEISTER und BÜCHMANN) einordnet. Das Auftreten von Zellatypien und Unreife und Hyperplasie des Marks bedeutet — wie auch das Beispiel der dekompensierten perniziösen Anämie zeigt — noch nicht das Vorliegen einer Leukämie oder einer malignen Zelldegeneration. Eine extramedulläre Blutbildung kann immer dann entstehen, wenn im peripheren Blut ein Mangel an funktionstüchtigen Zellen herrscht, der vom Knochenmark nicht gedeckt werden kann.

Das gilt insbesondere für die verschiedenen Formen der Osteosklerose und auch die Knochencarcinosen, bei denen durch Ausschwemmung unreifer Zellen aus extramedullären Blutbildungszentren leukämische und erythroleukämische Bilder vorgetäuscht werden können. Wenn diese „kompensatorischen Organmetaplasien" nicht zustandekommen oder beseitigt werden — etwa durch Exstirpation der metaplastischen Milz —, so entsteht das Vollbild der Panmyelophthise.

Andere sekundäre Panmyelophthiseformen beruhen auf exogenen Intoxikationen (Benzolvergiftung), Arzneimittelallergien (Salvarsan u. a.), Strahlenschäden (Röntgen, Radium u. a. Atomzerfallsprodukte) und schweren oder chronischen Infektionen. Bei den Arzneimittelschädigungen kommt den modernen Cytostatica und z. T. auch den Antibiotica eine zunehmende Bedeutung zu.

Die splenopathische Markhemmung, die grundsätzlich bei allen mit Splenomegalie oder gesteigerter Milzfunktion einhergehenden Krankheiten entstehen kann, nimmt in pathogenetischer und therapeutischer Hinsicht eine Sonderstellung ein, da sie offenbar durch knochenmarkshemmende Einflüsse der Milz verursacht wird und durch Milzexstirpation zu beheben ist.

Für die Pathogenese der echten Panmyelophthise spielen derartige Milzwirkungen keine ausschlaggebende Rolle. Das gleiche gilt für nervale, humorale und hormonale Einflüsse; auch ein Mangel der bisher bekannten Vitamine kommt für die Entstehung der menschlichen Panmyelophthise nicht in Betracht. Dagegen ist mit konstitutionellen Momenten im Sinne einer anlagemäßigen Schwäche oder Anfälligkeit der blutbildenden Organe zu rechnen, die beim Hinzutreten anderer endogener oder exogener Faktoren die Manifestierung der Erkrankung begünstigen können. Als solche endogene Faktoren kommen einmal — nach gewissen tierexperimentellen Befunden — toxische Produkte aus einem pathologischen Intermediärstoffwechsel, zum anderen der Mangel an einem noch unbekannten spezifisch blutbildenden Stoff in Frage — ähnlich etwa, wie er für die Perniciosa im Leberprinzip gefunden wurde; Beweise hierfür stehen jedoch noch aus.

Infolgedessen ist auch die Therapie bisher noch vorwiegend symptomatisch. Die Milzexstirpation, die bei der splenopathischen Markhemmung Gutes zu leisten vermag, versagt bei der echten Panmyelophthise weitgehend. Die Behandlung mit irgendwelchen blutbildenden Stoffen, Leberpräparaten, Hormonen hat ebenfalls nicht weitergebracht. Wichtig hingegen ist, speziell bei den sekundären Panmyelophthiseformen, die Ausschaltung aller exogenen Noxen sowie die Bekämpfung von primären oder komplizierenden Infektionen unter Heranziehung der modernen Chemotherapie. Hierdurch und insbesondere durch eine intensive Transfusionsbehandlung, der nach wie vor das Hauptgewicht der Therapie zukommt, können wenigstens manchmal gewisse Remissionen mit Erholung des Knochenmarks und entsprechender Verlängerung des Lebens, ausnahmsweise, z. B. bei sekundären Panmyelophthisen, anscheinend auch Dauererfolge erreicht werden.